죽음학 교실

죽음학 교실
- 삶의 마무리에 대한 의료 이야기 -

고윤석(울산대학교 의과대학)
고수진(울산대학교 의과대학)
공혜정(건양대학교 의과대학)
권복규(이화대학교 의과대학)
권석만(서울대학교 심리학과)
김도경(동아대학교 의과대학)
김민선(서울대학교 의과대학)
김범석(서울대학교 의과대학)
김선영(전남대학교 의과대학)
김옥주(서울대학교 의과대학)
김재명(건양대학교 의과대학)
김정아(동아대학교 의과대학)
김현아(한림대학교 의과대학)
문재영(충남대학교 의과대학)
박혜윤(서울대학교 의과대학)
유상호(한양대학교 의과대학)
유성호(서울대학교 의과대학)
유신혜(서울대학교병원)
유은실(울산대학교 의과대학)
이명아(가톨릭대학교 의과대학)
이일학(연세대학교 의과대학)
정현채(서울대학교 의과대학)
허대석(서울대학교 의과대학)
홍진표(성균관대학교 의과대학)

시작하며

삶이 있으면 반드시 죽음이 있다는 사실은 누구나 알고 있다. 하지만 그 죽음의 시간이 언제가 될지, 또 죽음의 과정이 얼마나 힘들지는 아무도 알 수 없다.

죽음과 죽어감은 온전히 의학의 문제만이 아니고 개인의 삶의 여정, 개인이 속한 사회의 문화, 그리고 환자가 처한 제반 환경 등과 같은 다양한 맥락 안에서 일어나는 사건이다.

그런데 오늘날 삶의 마무리에 의사가 깊이 관여하지 않을 수 없게 된 것은 사망의 장소가 환자의 가정에서 의료기관으로 바뀌어 왔기 때문이다. 의료기관에서의 사망이 증가하게 되면서 생애말기돌봄에 의료인들의 개입은 피할 수 없게 됐다. 어쩔 수 없이 빈번하게 죽음을 마주해야 하는 현실에서 아무리 의료인이라 하더라도 한 사람의 삶을 종식시키는 연명의료 중단 같은 중요한 결정에는 가능한 관여하고 싶어하지 않는다. 이러한 현실에도 죽음이란 주제는 의학의 가르침에서 여전히 소외돼 있다.

고령화된 우리사회에서 이제는 더 나은 죽음에 대한 관심이 커지고 있고, 이런 사회 변화에 부응해 여러 종류의 죽음에 관한 책이 출판되고 있다. 그렇지만 환자를 돌보는 이들이 참고할 만한 죽음 전문 서적은 찾기 어렵고, 그래서 저자들은 의료인의 죽음교육에 도움이 될 수 있는 죽음학 책을 출간하기로 했다.

질병 상태가 말기로 진행되면 이미 행해지고 있던 의료나 필요성이 제기된 의료의 정당성이 불분명해지는 경우가 많다. 생애말기에는 의료행위로 기대되는 효과를 환자가 원하지 않거나 거절할 수도 있으며 의료비용이나 가족들의 간호 부담, 그리고 무엇보다도 환자의 남은 삶의 질을 중요하게 고려해야 한다. 환자의 상태를 개선하고자 하는 담당의료진들도 이 단계에서는 환자의 상태를 단순히 의학적 측면에서만 고려할 수는 없다.

의사라는 직업의 본질적 책무가 환자의 생명을 유지하는 것이므로 환자의 생명에 영향을 미칠 수 있는 특정 치료를 유보하거나 중단해야 할 때 의사들은 주로 의학적 관점에서 판단하게 된다. 이러한 경향은 죽음을 치료의 실패로 간주하는 의사들에게서 더 흔히 관찰된다. 임종에 이르는 마지막 순간까지 가능한 의료행위를 다하려는 의료진과 불필요한 고통은 원하지 않는 환자나 환자 가족 사이에 생애말기에 행해지는 의료의 의미에 대한 생각에는 큰 차이가 있을 수밖에 없다. 이런 이견을 좁히기 위해서는 환자와 의료인 사이에 제대로 된 의사소통이 필요하다. 실로 서로 마음을 열고 환자의 바람을 실현하는 협의와 합의의 과정이 이루어져야 한다.

의료인들은 환자나 환자 가족들과 진심어린 대화를 하기 위해서 죽음의 다양한 측면을 숙지해야 한다. 그래야 의료인들이 환자나 그 가족들에게 더 나은 생애말기 돌봄을 제공할 수 있기 때문이다. 환자와 가족들 역시 죽음에 이르는 과정이 극히 개인적인 일임에도 불구하고 실로 다양한 요인이 얽혀 있음을 이해하고 의료인들과 소통하는 것이 중요하다. 여기에 이 책의 의미가 있다.

이 책은 죽음의 다양한 정의, 죽음을 대하는 인간의 심리, 역사와 문화 속에서의 죽음, 죽음과 의료, 죽음 맞이하기, 죽음 이후의 문제들, 의료인의 죽음교육 등으로 구성돼 있다. 임상 사례가 독자들의 이해를 도울 수 있는 장에서는 저자들이 경험했거나 알고 있는 임상 사례를 제시했다. 그리고 별도로 의료 현장에서 경험하게 되는 죽음 관련 사례를 모아 사례별로 주요 현안과 해설을 추가해 토론수업에 활용할 수 있도록 했다.

저자들은 이 책이 예비의료인들, 이미 의료인으로서 의료 현장에서 근무하는 이들, 그리고 다양한 분야의 보건의료 종사자, 나아가 우리 사회에서 더 나은 삶의 마무리를 위해 사회운동을 하는 분들과 생애말기에 관심을 가진 모든 분들에게 도움이 되기를 바란다. 독자들이 이 책을 읽고 생애말기환자들의 돌봄을 다시 한 번 숙고하고, 자신의 죽음에 대해서도 성찰하는 시간을 갖게 됐으면 좋겠다. 나아가 생애말기 돌봄을 담당하는 의료인들이 사랑하는 이를 떠나보낸 가족들의 아픔도 배려할 수 있기를 기대한다.

저자들을 대표해 고윤석 씀.

차례

시작하며	5
1장 죽음의 철학적, 사회적 의미	**17**
1. 죽음에 대한 철학적 논의	18
2. 금기의 대상이 된 죽음 – 병원에서의 죽음	19
3. 죽음의 인칭	20
2장 죽음의 종교적, 영성적 의미	**23**
1. 종교 전통에 따른 죽음 이해	24
2. 하나의 신에 대한 믿음 : 메시아, 부활, 심판	25
3. 하나의 우주적 원리에 대한 믿음 : 윤회와 해탈	27
4. 현대 사회의 영성적 죽음 이해	30
5. 죽음을 대하는 의료인의 자세	33
3장 의학 역사 속의 죽음	**35**
1. 서양 의학 역사 속의 죽음	36
2. 한국 의학 역사 속의 죽음	38
3. 현대 의학 역사 속의 죽음	40
4장 죽음의 의학적 정의	**43**
5장 죽음과 전통문화	**45**
1. 전통 사상과 우리나라의 사생관	45
2. 유교에서 바라보는 죽음과 상례	48
3. 전통문화의 죽음관이 오늘날 임종과정에서 갖는 의의	49
6장 죽음은 왜 두려운가?	**52**
1. 죽음불안의 정의와 구성요소	52
2. 죽음불안의 개인차	54

    3. 죽음불안과 관련된 정신병리   57
    4. 죽음불안의 완화 방법   58

7장 우리는 죽음에 어떻게 대처하는가?   62
    1. 죽음에 대한 다양한 대처   62
    2. 죽음에 대한 태도   64
        1) 죽음에 대한 거부적 태도   65
        2) 죽음에 대한 수용적 태도   65
    3. 죽음부정에서 죽음수용에 이르는 심리적 과정   67
        1) 부정 단계   67
        2) 분노 단계   67
        3) 협상 단계   68
        4) 우울 단계   69
        5) 수용 단계   69

8장 생애 주기와 죽음   71
    1. 연령별 사망원인   71
    2. 영아기 및 신생아의 죽음   72
    3. 소아청소년기의 죽음과 죽음에 대한 인식   73
    4. 청년기의 죽음과 죽음에 대한 인식   75
    5. 중년기와 노년기의 죽음과 죽음에 대한 인식   76
    6. 초고령기의 죽음과 죽음에 대한 인식   77

9장 사고사   79
    1. 국내 사고사의 현황   80
    2. 사고사와 관련된 심리사회적 특성   82
    3. 사고사로 가족을 잃은 유가족의 심리   83
    4. 충격적 사고사를 겪은 유가족에 대한 접근   84

10장 자살   87
    1. 국내 자살 현황   88
    2. 자살기도자의 심리   90
    3. 자살기도자의 평가와 처치   91
    4. 자살 예방 대책   92
    5. 자살유가족의 심리와 삶   93

11장 의료기관에서의 죽음   96
    1. 죽음을 맞는 장소   96
    2. 의료기관에서의 죽음과 자택에서의 죽음   97
    3. 집에서의 죽음 맞이를 위한 준비   102

12장 생애말기 의료 결정을 둘러싼 개념들   106
    1. 존엄사와 연명의료 중단   107
    2. 죽을 권리와 치료거부권   109
    3. 자율성 존중의 원칙과 선행의 원칙의 충돌인가?   110

13장 자율성과 자기결정권   113
    1. 자율성   114
    2. 관계적 자율성   115

14장 환자의 치료 거절   122
    1. 치료 거절의 원인   123
    2. 담당 의사의 역할   124
    3. 접근 방식   127

15장 안락사와 의사조력자살   130
    1. 안락사의 개념과 분류   132
    2. 안락사의 법적, 임상적 측면   133
    3. 의사조력자살   134
    4. 죽음을 요청하는 환자의 상담 원칙   135

16장 호스피스·완화의료의 정의와 역할 및 역사   137
    1. 호스피스·완화의료의 정의   137
    2. 호스피스·완화의료의 역할   138
    3. 호스피스·완화의료의 역사   139
    4. 국내 호스피스·완화의료의 역사 및 현황   141

17장 말기환자의 사회적, 영적 돌봄   143
    1. 말기환자의 사회적 돌봄   144
    2. 말기환자의 가족 돌봄   146
    3. 말기환자의 영적 돌봄   148

18장 연명의료결정법   152
    1. 임종과정에서 발생하는 법적, 사회적 문제들   154
       1) 보라매병원 사건   154
       2) 김 할머니 사건   154
    2. 연명의료결정의 법적 절차   156
       1) 의료진   156
       2) 환자   157
       3) 가족의 역할   157
       4) 이행 절차   158

                5) 대상 의료행위   158
        3. 법적 제도만으로 해결하기 어려운 문제들   159
        4. 다른 나라의 법체계와 차이점   160
                1) 말기환자를 대상으로 한 제도   160
                2) 지속식물상태까지 반영한 제도   160
                3) 안락사까지 허용하는 제도   161
        5. 개선할 사항   161

19장 임종기 판단과 예후 판정   163
        1. 임종과정에서 나타나는 변화와 증상   164
        2. 임상 경과 및 임종기 판단   166

20장 임종기 판단과 의료 윤리   171
        1. 임종기 판단을 둘러싼 문제   172
        2. 연명의료 유보·중단 결정을 둘러싼 갈등   175
        3. 연명의료 유보·중단 의사결정의 윤리적 근거와 원칙   178
        4. 의료기관윤리위원회의 역할   179

21장 뇌사와 지속식물상태   182
        1. 뇌사의 개념과 종류   182
                1) 전뇌사   183
                2) 뇌간사   184
                3) 대뇌사   184
        2. 뇌사와 지속식물상태   185
        3. 지속식물상태의 연명의료 중단   186

22장 뇌사 후 장기 공여   189
        1. 국내 뇌사 판정의 기준과 절차   189
        2. 뇌사 후 장기공여와 심장사 후 공여의 차이   191
        3. 뇌사 후 장기공여 동의에서의 윤리적 문제   192
        4. 뇌사 후 장기공여 분배에서의 윤리적 문제   193

23장 죽음과 관련한 영적 현상   195
        1. 근사체험   196
        2. 삶의 종말체험   199

24장 좋은 죽음이란   202
        1. 좋은 죽음의 의미   203
        2. 좋은 죽음의 구성 요소   204

3. 좋은 죽음 관련 소통   206
  4. 좋은 죽음 관련 윤리   208
  5. 좋은 죽음의 의의   211

25장 좋은 죽음 맞이하기   213
  1. 죽음 준비가 필요한 이유와 배경   213
  2. 건강할 때 준비할 일   215
    1) 오늘의 삶을 잘 준비하자   215
    2) 내가 하고 싶은 것(bucket list)과 하고
       싶지 않은 것(duck-it list)을 정리해 보자   216
    3) 오랫동안 즐길 수 있는 취미를 꾸준히 발전시켜
       새로운 경력이 되도록 해 보자   216
    4) 식탁 위에서 죽음을 이야기하자   216
    5) 간접적인 죽음 경험을 해 보자   217
    6) 죽음과 관련된 서류를 미리 작성해 두자   218
    7) 의료 문제를 의논할 주치의를 정하고 의료대리인 제도에 대한
       인식을 새롭게 하자   218
    8) 자신이 원하는 마지막 모습을 그려보고 좋은 죽음을 맞이하기 위해
       구체적으로 계획을 세우자   219
  3. 환자일 때 준비할 일   220
    1) 사전돌봄계획을 의료인과 상의해 준비하고 가족과 공유하자   220
    2) 마무리 짓지 못한 일을 마무리하고 주변을 정리하자   222
    3) 가족과 많은 시간을 함께 보내고 미리 작별인사를 해두자   223
  4. 죽음 준비의 의의   224

26장 사전돌봄계획 수립   227

27장 말기환자의 신체적 돌봄   234
  1. 신체 증상 관리   235
    1) 통증   235
    2) 호흡곤란   237
    3) 오심, 구토   240
    4) 변비   241
    5) 피로와 전신 쇠약감   243
  2. 완화적 진정   244
  3. 임종 전 신체적 변화와 돌봄   245

28장 말기환자의 심리적, 정신적 돌봄   252
  1. 말기환자가 경험하는 심리적 고통   253
  2. 말기환자의 정신 질환   254

  1) 우울장애   255
  2) 불안장애   256
  3) 섬망   257

29장 생애말기에 나타나는 오해와 편견   261

30장 장례의 의미와 현황   269
 1. 장례의 의미   270
 2. 장례문화의 다양성   272
  1) 매장   272
  2) 화장   273
  3) 노출장   274
 3. 한국 사회의 장례문화   276
  1) 유교식 장례 절차   276
  2) 천주교(가톨릭) 장례 절차   278
  3) 개신교 장례 절차   279
  4) 불교식 장례 절차   280
 4. 죽음의 의료화와 의료인의 자세   281

31장 유족의 사별돌봄   284
 1. 사별 관련 용어의 정의 개념   285
 2. 정상적인 애도 반응   285
 3. 애도 반응에 영향을 미치는 요소   287
 4. 애도 과정에 관한 이론적 이해   288
 5. 복합성 애도   289
 6. 애도상담   291
  1) 애도 과정의 과업과 평가   291
  2) 개입   291

32장 죽음교육의 역사   294
 1. 현대 죽음학의 도입과 발전   294
 2. 현대 서양에서 죽음교육의 역사   297
 3. 현대 한국에서 죽음교육의 역사   299

33장 죽음교육의 현황   303
 1. 죽음교육의 현황   303
 2. 현대 사회에서 부각된 죽음교육의 필요성   304
 3. 의료인으로서의 죽음교육의 필요성   307
 4. 다양한 죽음교육   309

34장 죽음교육, 어떻게 할 것인가?   **311**
    1. 의과대학에서 죽음교육의 필요성   311
    2. 죽음교육의 내용 구성   313
    3. 죽음교육의 방법론: 누가, 어떻게 가르칠 것인가?   314
    4. 역량 중심의 교육   316
       1) 이론적 틀을 활용한 접근   316
       2) 다학제적 접근과 환자 참여   317
       3) 학생 주도의 학습   317
    5. 교육 방안: 통합 교육을 위한 리더십   317

35장 사망선언과 사망진단서 작성   **320**
    1. 사망선언   320
    2. 사망진단서 작성   322

36장 사례 토의(1)   **327**

37장 사례 토의(2)   **341**

부록 : 호스피스·완화의료 및 임종과정에 있는 환자의 연명의료결정에 관한 법률(약칭: 연명의료결정법)   353

색인   369

THANATOLOGY CLASS

삶의
마무리에 대한
의료 이야기

죽음학 교실

1장 죽음의 철학적, 사회적 의미

김도경 | 동아대학교 의과대학 의료인문학교실

우리는 타인의 죽음을 마주하거나 자신의 죽어감을 경험하면서 삶과 죽음의 의미를 생각하고 어떻게 살아야 할지, 어떤 죽음이 좋은 죽음인지 고민하면서 죽음을 알아간다. 누구도 죽음 그 자체를 경험할 수 없으며 경험한다 하더라도 이를 전달할 수 없기 때문이다. 이러한 낯설고 두려운 죽음은 고대부터 지금까지 동서양을 막론하고 일상이나 철학, 예술 등에서 가장 오랫동안 고찰돼 온 주제다.

의료 현장은 치료와 재활이 일어나는 현장이기도 하지만 죽어감과 죽음이 목격되는 장소이기도 하다. 의료인은 죽음에 대한 지식을 통해 죽음을 정의하고 인지하며 선언한다. 하지만 이 지식은 죽음 전후 신체에 나타나는 물리적 변화에 대한 앎과 그에 대한 추론으로 구성된 것일 뿐, 의사 역시 죽음이 무엇인지, 삶에서 어떠한 의미를 차지하는지, 죽음을 맞닥뜨린 사람이 어떤 상황에 처하는지 알지 못한 채 죽어가는 환자를 돌보며 가족과 함께 죽음을 목격해야 한다.

이 장에서는 죽음에 대한 철학적 담론들을 간단히 정리하고 이 시대의 병원에서 일어나는 죽음의 특성을 소개한다. 이러한 짧은 글로 죽음의 정의와 의미를 모두 알 수는 없지만, 의료인들이 말기와 임종기 환자를 돌보며 죽음의 담론에 참여하기 위해 기본적으로 갖추어야 할 지식과 태도를 고민하는 계기가 되기를 기대한다.

1. 죽음에 대한 철학적 논의

고대 그리스 철학자 플라톤(BCE 428/427-348/347)은 소크라테스의 이야기를 통해 죽음에 대한 자신의 생각을 전한다. 그는 영혼이 불멸하다는 입장을 취하며 죽음을 통해 영혼이 자유를 얻게 된다고 생각하고 죽음을 꿈 없는 쾌적한 잠, 혹은 영혼이 다른 장소로 여행하는 것으로 표현한다. 이에 반해 에피쿠로스(BCE 341-270)는 육체 없이는 영혼이 존재할 수 없다고 여기며 죽음을 개인의 완전한 끝으로 보았다. 에피쿠로스는 죽음과 함께 지각능력이 끝나기 때문에 죽음 그 자체를 지각할 수 없고, 따라서 죽음을 두려워하는 것은 불필요하며 좋은 삶에 방해가 된다고 주장한다.

로마 철학자 세네카(BCE 4-CE 65)는 "인간은 죽음으로 삶의 짐을 벗을 수 있다"며 "누구에게나 죽음은 일어나지만 경험할 수는 없는 일이다. 그러므로 죽음을 두려워하지 말라"고 조언한다. 중세유럽 기독교사회에서 죽음 논의의 전제는 영혼의 불멸성으로 불멸하는 영혼은 육체의 죽음 이후 자신이 영위한 삶에 대해 심판을 받는다. 영혼은 심판에 따라 천국에서 신을 직관하며 영생하는 상을 받거나 지옥에서 벌을 받게 된다. 죽음 이후의 행복은 삶에서 결정되기 때문에 신을 믿고 선한 삶을 산 사람에게 죽음은 두려움의 대상이 될 수 없다.

근대 철학의 죽음 담론에서 영혼의 불멸성 문제는 점차 논의의 장 밖으로 밀려나갔다. 죽음의 문제에 몰두한 근대 철학자 쇼펜하우어(1788-1860)는 "동물과 달리 삶에 대한 맹목적 의지를 가진 인간은 죽을 운명을 의식하고 있어 두려움을 가지고 살아갈 수밖에 없다"며 죽음의 불안에서 벗어나기 위해 죽음에 대한 적극적 성찰을 강조한다. 쇼펜하우어는 불교적 죽음관을 받아들이며 탄생과 죽음의 순환 속에서 모든 생명체가 자연으로 돌아가지만 사물의 내적 본질은 사물의 죽음에 영향을 받지 않는다고 본다.

동시대를 살았던 키르케고르(1813-1855) 역시 죽음을 진지하게 다룰 것을 주장한다. 그는 죽음을 진지하게 관찰하면 남은 삶의 시간에 가치를 높이며 활력을 준다고 주장한다. 죽음에 대해 진지해진다는 것은 구체적으로 '매일을 마지막 날인 동시에 첫 번째 날처럼' 사는 것이며 덧붙여 죽음에 대한 설명을 자제하는 것이 죽음에 진지한 태도라고 말한다. 하이데거(1889-1976)는 현존재를 죽음을 향하는 존재로 규정한다. 죽음은 현존재의 장차 될 수 있는 어떠한 가능성을 종료시킨다는 의미에서 존재의 완료, 현존재의 상실을 의미한다. 죽음은 다른 사람이 대신할 수 없으며 세상과의 단절을 의미하며 존재에 대한 근원적인 불안을 야기한다. 그는 "사람들이 죽음을 자신과는 상관없고 다른 사람에게만 해당되는 것처럼 대하는 것에 대해 현존재가 죽음에 대해 지속적으로 도주하고 회피하는 관계를 맺는다"고 말한다.

고대 철학자들이 주로 죽음을 중립적으로 보거나 삶의 짐에서 자유로워질 수 있다는 점에서 좋은 것으로 보았다면, 20세기 여러 철학자는 죽음을 부정적으로 해석하는 경향이 있다. 죽음으로 인해 삶을 통해 경험하는 재화나 감정의 박탈, 역량의 상실 등이 일어나기 때문이다. 인지능력을 상실한 경우에는 삶이 지속된다 하더라도 실현할 수 있는 가치가 없기 때문에 죽음을 항상 나쁘게 여길 수만은 없으며 죽음을 개별적으로 평가해야 한다는 주장도 있다. 이러한 주장들은 삶의 말기에 있는 환자에게 행해지는 치료의 의미나 중단 여부의 논의와 연결된다.

2. 금기의 대상이 된 죽음 – 병원에서의 죽음

19세기까지만 하더라도 죽음은 일상에서 일어나는 일이었고 죽음을 둘러싼 여러 의례들은 죽어가는 사람과 가족이 함께 수행했다. 사람들은 살아있을 때 미리 수의를 만들어 놓고 묘자리를 준비했으며 죽음에 즈음해 후손들에게 마지막 당부의 인사를 하고 가족과 친척들에 둘러싸여 집에서 삶을 마감했다. 이러한 죽음의 문화는 그 장소가 병원으로 옮겨지면서 변화한다. 환자들이 생애말기를 병원에서 보내고 병원에서 사망하게 되면서 집, 가정, 일상에서 죽음을 관찰하기 어려워졌고 삶은 점점 죽음과 무관한 것처럼 다루어지게 됐다. 필리프 아리에스(1914-1984)는 《죽음의 역사》에서 이러한 현상에 대해 죽음이 금기의 대상이 됐다고 표현한다.

병원에서 환자는 세심한 돌봄을 받지만 자신이 얼마나 심각한지 예감하지 못하고 의료전문가에게 자신의 상태를 문의한다. 하지만 의사나 가족은 환자에게 죽음이 가까워 왔음을 알리는 것을 주저한다. 죽음의 과정에는 병원에서 의사들이 판단하기에 무익하다고 여겨지는 치료를 중단하는 일이 일어난다. 죽음을 예견하고 죽음의 순간에 함께하는 것은 전문가들이 관여하는 기술적 현상이 됐다. 과거에는 환자 자신이 죽음을 예견하고 가족에 둘러싸여 자기 주도하에 유언이나 마지막 인사 등의 죽음 전 의식을 가졌다면, 오늘날 병원에서의 죽음은 일정 부분 전문가들의 판단과 결정에 영향을 받게 됐고 가족들과 함께하는 죽음의 의식이 종종 생략된다. 이제는 죽음이 낯설고 죽음을 준비하지 못한 채 생애말기를 보내는 사람들에게 죽음을 인지하고 받아들이도록 하는 것이 의료의 한 역할로 인식되고 있다.

3. 죽음의 인칭

블라디미르 장 켈레비치(1903-1985)는 죽음과 관련된 현상을 설명하는 데 인칭의 관점을 도입하여 죽어가는 사람과 맺는 나의 관계를 1, 2, 3인칭으로 구분한다. 1인칭 죽음은 '나의 죽음'으로 '나'는 죽음을 경험할 수 없고 아무것도 말할 수 없다. 경험은 불가능하지만 죽음은 '나'를 떠나지 않아 '나'는 불안, 공포, 혐오 등의 여러 감정을 겪으며 사후에 대한 상상을 한다. 2인칭 죽음은 가까운 사람의 죽음, '나'와 '너'의 관계에서 '너의 죽음'이다. 타인이지만 나와 친밀한 '너의 죽음'은 남의 일이 되지 않으며 깊은 상실감을 준다. 3인칭 죽음은 나와는 직접적 관계가 없는 '타인의 죽음'이다. 객관적으로 대상화되며 통계로 수치화되는 죽음, 지식으로서의 죽음, 누구에게든 일어날 수 있는 죽음으로 불안이나 공포, 상실의 감정을 불러일으키지 않는다. 고대부터 지금까지 철학자들이 논한 죽음, '카플란메이어곡선(Kaplan-Meier Curve)'을 가지고 의사가 환자에게 설명하는 죽음 등은 모두 3인칭 죽음이다.

혹자는 질병을 겪는 환자는 3인칭의 죽음에서 신체성을 띤 1인칭의 죽음을 생각하게 된다고 말한다. 말기환자는 '언젠가', '누군가'의 3인칭 죽음이 '지금', '나 자신'의 1인칭 죽음으로 불쑥 다가오는 것을 경험한다. 죽음이 1인칭의 위상을 갖는다는 것은 죽음을 알게 됐다기보다는 회피하고 싶은 죽음을 타인의 일이 아닌 나의 일로 마주하게 됐다는 것이다. 나와 무관한 죽음이나 나와 무관하기를 바라는 죽음이 1인칭이 될 때 환자들은 불안과 공포, 고독을 경험하게 된다. 엘리자베스 퀴블러 로스(1926-2004)가 제시한 죽음의 5단계-부정, 분노, 협상, 우울, 수용-는 죽음의 위상이 환자에게 1인칭으로 되어가는 과정에서 발생하는 감정이라고 할 수 있다. 또한 호스피스·완화의료는 환자가 1인칭 죽음을 마주할 수 있도록 돕는 역할을 한다. 의사에게 환자의 죽음은 3인칭의 위상을 차지한다고 한다. 하지만 오랫동안 돌보던 환자가 사망했을 때 의사는 '환자의 죽음'을 2인칭으로 경험하기도 한다.

고대로부터 지금까지 죽음은 우리 삶과 철학의 주요 주제이지만, 아무도 죽음을 경험할 수 없기에 여전히 알 수 없는 미지의 영역으로 남아 있다. 생애말기돌봄은 우리가 경험하지 못하는 극단의 상황에 처한 사람들을 돌보는 것이다. 설령 돌봄 제공자에게 질병 경험이 있더라도 이것은 개인적이며 개별적이기에 우리의 앎과 경험이 환자에게 직접적으로 도움이 되지 않을 수 있다. 죽어가는 사람들의 다양한 목소리를 들으며 임종 연구에 탁월한 업적을 남긴 엘리자베스 퀴블러 로스조차 자신의 말년에 자신의 활동이 자신의 죽음을 준비하는 데 도움이 되지 못한다고 고백한다.

의료인에게 환자의 죽음이 3인칭이라고 하지만, 환자를 돌보며 완화의료를 시행하는 입장에서 죽음의 위상은 2인칭과 3인칭을 오가게 된다. 어떠한 인칭의 죽음을 경험하든 의료인은 1인칭 죽음을 마주한 환자의 감정이나 상황을 모두 헤아릴 수 없다. 결국 의료인이 죽어가는 환자를 돌보며 가져야 하는 기본적인 태도는 죽음에 임박한 환자의 고통을 다 알 수 없다는 것을 인정하며 환자들을 돌보는 데 더 신중해야 한다는 것일 것이다. 환자가 어떤 상황에 처했으며 무엇이 환자에게 최선인지 알지 못한다 하더라도 회피하지 않고 함께 있어 주며 작은 필요에도 반응하고자 하는 모습, 이러한 태도가 말기환자 돌봄에 요청된다.

| 참고문헌 |

1. 구미래. 존엄한 죽음의 문화사. 서울: 모시는사람들, 2015.
2. 박찬국. 하이데거의《존재와 시간》강독. 서울: 그린비, 2014.
3. 블라디미르 장켈레비치. 죽음에 대해-철학자 장켈레비치와의 대화. 변진경 역. 파주: 돌베개, 2016.
4. 시마조노 스스무, 다케우치 세이치. 사생학이란 무엇인가. 정효윤 역. 파주: 한울 아카데미, 2010.
5. 정동호 외. 철학 죽음을 말하다. 서울: 산해, 2004
6. 필리프 아리에스. 죽음의 역사. 이종민 역. 서울: 동문선, 2010.
7. 카타리나 라키나. 죽음. 김해숙 역. 서울: 이론과 현실, 2014.

2장 죽음의 종교적, 영성적 의미

김재명 | 건양대학교 의과대학 의료인문학교실

모든 사람이 언젠가 육체적으로 죽는다는 것은 자명한 사실이다. 인간이 육체적으로 죽는다는 것은 물질적인 몸이 소멸한다는 것을 뜻한다. 그런데 인간의 몸은 죽어 소멸하지만 육체 이상의 그 무엇은 사라지지 않고 영속한다는 믿음이 인류의 오랜 역사 속에 존재해 왔다. 다음 인터뷰는 '질병체험이야기 연구팀'이 발간한 《호스피스로 삶을 마무리하는 사람들》에서 일부를 인용한 것인데, 각각 기독교인과 불교인의 사후에 대한 믿음을 보여준다.

"영적으로 하나님과 소통이 되면 어떠한 고통이 있어도 그게 이겨내 지더라고요. 반대로 내가 영적으로 가라앉으면 힘들어지는 거죠. 어떻게 콕 집어서 말을 할 수는 없지만, 그게 참 많은 도움이 돼요. 나는 예수를 믿음으로 인해 구원받았다는 확신이 있고 천국이라는 좋은 곳으로 갈 거니까 전부 다 감수가 되는 것 같아요."
(106쪽)

"내가 전생에 죄를 많이 지었으니까 이런 몸을 받은 거예요. 전생에 죄가 없이 복을 지어 놓고 덕을 많이 쌓아 놓았더라면 이런 몸을 안 받았겠죠. (중략) 그래서 '전생의 업으로 인한 죄는 전부 다 이 금생에서 소멸시키고 내생에는 건강한 몸을 받아서 어린 시절부터 부처님께 출가해 기도 열심히 하고 수행에 정진해 모든 중

생을 제도할 수 있도록 해주세요' 하고 기도했어요."(140쪽)

비록 구체적인 내용에는 차이가 있지만, 죽음이 끝이 아니라는 생각은 동일하다. 이러한 믿음의 진위를 판별하거나 증명하는 것이 우리의 목적은 아니다. 본 장에서는 그러한 믿음을 오늘날에도 많은 사람들이 지니고 있다는 사실을 인정하면서 죽음의 종교적, 영성적 의미를 살펴보고 이를 의료 상황에 적용해 본다.

1. 종교 전통에 따른 죽음 이해

우리가 흔히 '종교'라 부르는 것은 '세계종교' 혹은 '제도종교'를 뜻한다. 즉, 종교란 힌두교, 불교, 유대교, 기독교, 이슬람교 등 오랜 세월을 거쳐 세계의 주요한 문명과 전통이 된 제도이자 세계관을 일컫는다. 대부분의 종교는 자신들의 고유한 믿음과 경전을 가지고 이 신념을 표현하는 저마다의 예배와 의례를 행하며 믿음과 의례를 공유하는 자신들만의 공동체를 꾸린다. 여러 종교에서 신앙되는 초월적인 실재나 성스러운 대상에 대해서는 존재의 진위 여부를 검증하기 어렵다. 일반적으로 그것은 과학적 증명의 대상이기보다 믿음의 영역에 속하기 때문이다. 하지만 그런 믿음을 지닌 사람들과 그들의 공동체, 곧 제도화된 종교는 추적과 관찰이 가능하다. 종교는 탄생하고 발전하며 소멸하기도 했던 역사가 존재하기 때문이다. 이렇게 검증이 가능한 종교의 탄생 배경에는 죽음의 문제에 대한 고민이 중요하게 자리하고 있다.

고통과 죽음은 인간 삶에서 가장 어려운 문제 중 하나이면서 인간 존재에게 고유한 본질적인 요소다. 종교는 이러한 문제들을 이해 가능하고 극복 가능한 것으로 설명하면서 의미를 부여하는 세계관을 제공한다. 이러한 노력의 기원을 밝히는 것이 그리 간단한 일은 아니다. 하지만 기록으로 남겨진 인간의 역사에서 우리가 확인할 수 있는 흔적이 존재하는데, 수많은 종교가 탄생하고 성장했으며 때로는 쇠락해 사라지기도 했기 때문이다. 예컨대 조로아스터교는 기원전 500년경 고대 페르시아제국의 국교였다. 오늘날의 이란과 중앙아시아 지역에서 광범위하게 신앙되던 종교였지만, 점차 교세가 쇠락해 현재는 인도 일부 지역에만 존재하는 거의 사라진 종교가 됐다. 반면, 기독교는 약 2000년 전 이스라엘에서 유대교의 개혁운동이자 소종파운동으로 시작됐다. 그런데 오늘날 기독교는 유럽을 비롯해 전 세계로 퍼져 세계적인 교세를 갖게 됐다. 이외에도 수많은 종교가 역사 속에서 존재했다가 사라졌으며 또한 현재도 곳곳에서 새로운 종교가 등장하고 있다.

본 장에서는 모든 종교를 다루기보다 인류 역사에서 비교적 굵직한 영향을 주었던 두 가지 큰 흐름을 다룬다. 그것은 인간 삶의 가장 어려운 문제인 고통과 죽음에 대해 오늘날까지 전 세계에 광범위하게 영향을 미치고 있는 두 가지 세계관이다. 하나는 이른바 서양인들의 세계관을 대표하는 아브라함계 종교들이고 다른 하나는 이른바 동양인들의 세계관을 대표하는 힌두교와 불교다. 이들 각각은 하나의 신에 대한 믿음(유일신론)과 하나의 우주적 원리에 대한 믿음(일원론)으로 특징된다. 이러한 구분에는 다소 지나친 단순화의 위험성이 따르지만, 죽음에 대한 이해를 위한 큰 그림을 그리는 데는 도움이 될 것이다. 한국 사회에서도 기독교(천주교와 개신교)와 불교는 한국인들이 신앙하는 주요 종교로서 한국인들의 죽음관과도 밀접한 관련이 있다.

2. 하나의 신에 대한 믿음 : 메시아, 부활, 심판

유대교, 기독교, 이슬람교는 유럽과 중동지역에서 오랜 세월 동안 서로를 적대시하면서 전쟁까지 치른 깊은 갈등의 역사를 지녔다. 세 종교 간 분쟁은 오늘날까지도 세계 각지에서 여전히 진행 중일 정도로 이들은 사뭇 다르다. 하지만 사실 이들 모두는 아브라함을 자신들의 선조로 여기는 같은 셈족 계열의 종교들이다. 또한 세 종교 전통에서는 아브라함이 믿었던 우주 창조의 신을 동일하게 자신들의 신앙 대상으로 여긴다. 즉, 유대인(히브리인)의 지도자였던 모세에게 십계명을 주었던 신, 곧 자신을 '스스로 있는 자'라고 밝힌 '야훼(여호와)'가 세 종교 전통에서 믿는 초월적 존재다. 영어권에서는 이것을 'God'이라 부르고 이슬람교에서는 '알라(Allāh)'라 일컫는데, 한국어로 번역하면 모두 '하나님' 혹은 '하느님'이다. 세 종교 전통은 동일한 창조의 신을 섬기기 때문에 인간의 삶과 죽음도 창조의 신과 연관해 이해한다. 하지만 세 종교 전통의 탄생 시기가 달랐듯이 죽음관 역시 완전히 일치하는 것은 아니다. 게다가 한 종교 전통에서조차 시대에 따라 죽음관이 조금씩 변해 왔다.

유대교는 기본적으로 죽음을 형벌이 아니라 창조의 일부로 여긴다. 히브리성서를 보면, 『창조의 신(들)은 우리의 형상을 따라 우리 모양대로 사람을 만들자』(창세기 1:26)고 했고, 『땅의 흙으로 사람을 지은 후 그의 코에 '생명의 기운'을 불어넣었다』(창세기 2:7)고 한다. 죽음이란 흙으로 만들어진 육체 이전에 이미 존재했던 생명의 기운이 원래 있던 곳으로 돌아간 것에 지나지 않는다. 죽음은 슬픈 것도 아니고 형벌도 아니며 사후의 생이 존재하는 것도 아니다. 하지만 이런 초기 유대교의 죽음관은 시대가 지나면서 점차 유대공동체를 구원할 메시아에 대한 희망과 연결돼 부활의 개념이 중요하게 등장하게 됐다.

기독교(그리스도교)는 예수를 '그리스도', 즉 구원자이자 메시아로 믿는 종교를 말한다. 후대에 기독교인이라 불린 일부 유대인은 유대교에서 대망하던 메시아가 바로 예수라고 고백했다. 예수는 인간이면서 동시에 창조의 신인데, 야훼께서 친히 인간의 몸으로 이 땅에 구원자로 오셨다는 것이다. 따라서 자신의 죄를 회개하고 예수를 믿으면 그를 통해 최후 심판과 종말의 날에 새로운 몸으로 부활해 예수와 함께 영원한 '하나님의 나라'에 거하게 된다고 믿는다. 여기에서 '죽음'은 죄의 결과이며 최후 심판의 날을 위한 잠정적인 유보 상태를 의미한다.

이슬람교는 무함마드가 마흔이던 610년 천사 가브리엘로부터 알라의 계시를 받아 시작됐다고 전해진다. 이때 아랍어로 계시된 것을 무함마드가 암송해 받아 적어 편집한 책이 이슬람교의 경전 《꾸란》이다. 그래서 이슬람교 신자들, 곧 무슬림은 아랍어를 신의 언어로 여기며 무함마드를 알라의 예언자로 여긴다. 이슬람교는 유대교와 기독교로부터 많은 것을 계승하는데, 알라께서는 아담부터 시작해 역사적으로 총 28명의 예언자를 보내셨다고 믿는다. 그 중에서 가장 중요한 다섯 명은 노아, 아브라함, 모세, 예수, 무함마드이며 마지막 예언자인 무함마드가 특히 중요하다. 하지만 무함마드를 신으로 섬기지는 않는데, 신은 오직 알라 한 분뿐이기 때문이다. 《꾸란》은 『알라께서 "죽음과 생명을 제정하시어 그것으로 너희가 선을 행하는지 시험하고자" 하셨다』(67:2)고 전한다. 삶의 목적은 영생을 준비하는 것인데, 사람이 죽으면 잠자는 상태에 있다가 최후의 날에 부활해 심판을 받는다고 한다. 최후의 심판 날에는 저마다 행한 것에 대한 상벌로 천국과 지옥으로 가게 된다고 한다. 기독교의 죽음관과 매우 비슷하지만 천국과 지옥에 대한 묘사가 좀 더 강조된다.

3. 하나의 우주적 원리에 대한 믿음 : 윤회와 해탈

인도에는 3억3,000만 신이 있다고 할 정도로 힌두교에서 신앙되는 신의 종류는 매우 다양하다. 하지만 힌두교에는 대표적인 3신이 있는데, '브라흐마', '비쉬누', '쉬바'가 그것이다. 세상을 창조한 신 '브라흐마'는 동서남북으로 난 네 개의 머리를 가졌는데, 세상을 창조한 후 특별한 역할이 없어 인도에서는 그리 인기가 많지 않다. 인도에서 가장 대중적으로 신앙되는 신은 '비쉬누'와 '쉬바'다. 비쉬누는 이 세상을 보존하는 사랑과 자비와 용서의 신인데, 인간을 돕기 위해 여러 신분의 사람이나 동물 등의 아바타로 변신해 등장한다. 쉬바는 파괴와 죽음의 신인데, 파괴는 새로운 창조와 건설의 토대가 되기 때문에 쉬바는 창조의 힘까지 겸비하여 널리 숭배된다. 특히 쉬바의 여러 부인 중 칼리 여신이 쉬바보다 훨씬 인기가 높은데, 칼리는 해골로 된 목걸이를 하고 참수한 머리를 들고 있는 무시무시한 모습이지만 대중적인 숭배의 대상이다.

힌두교에서는 수많은 신이 다양하게 숭배되지만, 신들조차 우주의 궁극적인 실재인 '브라흐만(brahman, 梵)'이 표출된 형태에 지나지 않는다고 믿는다. 힌두교에서는 신들을 포함해 우주에 존재하는 모든 것이 바로 이 우주적인 원리가 형태를 갖춘 것에 불과한 것이다. 이때 형태를 갖춘 모든 존재는 우주적 원리를 개별화한 '아트만(ātman, 我)'을 갖는다고 한다. 즉, 개별 존재의 원리인 아트만과 우주적 원리인 브라흐만은 그 본질적 속성이 같다. 이 사상은 후에 중국 불교에서 '범아일여(梵我一如)'로 불리는데, 힌두교와 불교에서는 바로 이 진리를 깨닫는 것이 '목샤(mokṣa)', 곧 '해탈(解脫)'이라고 보았다.

힌두교에서는 모든 생명체의 삶이 한 번에 끝나는 것이 아니라 죽으면 다시 태어난다는 '삼사라(saṃsāra)', 즉 '윤회(輪廻)사상'을 믿는다. 다음 생에서 어떤 존재로 태어날지는 현생에서 쌓은 '카르마(karma)', 곧 '업(業)'에 따라 결정된다고 한다. 인도에는 오늘날까지도 '카스트(caste)'라는 종교적 신분제도가 있는데, 선한 일을 해 좋은 업을 쌓으면 다음 생에 더 나은 신분으로 태어나고 나쁜 일을 해 악업이 쌓이면 낮은 신분이나 동식물로 태어난다고 믿는다. 우주의 모든 존재는 이처럼 끊임없이 윤회하게 되는데, 이 윤회의 고리를 끊어 영원한 속박에서 해방되는 것이 바로 '목샤'다.

힌두교의 최종 목표인 목샤에 이르는 방법을 '요가(yoga)'라 하는데, 크게 세 가지 갈래가 있다. 첫째는 '즈냐나 요가'인데 지혜의 길이다. 브라흐만과 아트만이 동일하다는 진리를 공부와 수련을 통해 지혜로 깨닫는 방법인데 가장 빠르지만 가장 어려운 길이다. 둘째는 '카르마 요가'로 행동의 길이라 한다. 지혜를 통한 길보다는 좀 더 대중적인데, 좋은 일을 많이 해 선한 업을 쌓는 방법이다. 셋째는 '박티 요가'인데 신애(信愛) 혹은 봉헌의 길이라 한다. 가장 대중적인 방법으로 신을 온 정성을 다해 사랑하고 섬기는 것으로 인도인들은 '뿌자(puja)'라는 예배를 많이 드린다. 이 세 가지 길은 힌두교의 신분 제도를 따라 저마다의 형편에 맞게 실천 가능한 것을 택하면 된다.

불교는 기원전 500년경 고타마 싯다르타에 의해 인도에서 일종의 힌두교 개혁운동으로 탄생했다. 기원전 300년경 마우리아제국이 등장하기 전까지 고대 인도에서는 부족국가들이 각축을 벌였다. 그중 샤캬족의 왕자였던 싯다르타가 왕위를 포기하고 출가해 생로병사 고통의 비밀을 밝힌 후 '깨달은 자', 곧 '붓다(Buddha)'가 돼 시작된 것이 불교다.

싯다르타는 처음에는 힌두교의 전통을 따라 6년 동안 고행을 통해 목샤를 추구했다고 한다. 하지만 피골이 상접할 정도의 극도의 단식과 고행으로도 해답을 얻을 수 없었다. 그러던 어느 날 육체적 고행 수련에 문득 회의가 들었고 마침 한 소녀가 건넨 우유 한 그릇을 먹고 힘을 얻은 후에 극단적 고행보다는 '중도(中道)'가 바른 길임을 깨달았다고 한다. 싯다르타의 가르침은 인도에서는 큰 성공을 거두지 못하고 오히려 힌두교에 흡수돼 붓다는 비쉬누의 아바타 중 하나로 수용됐다. 하지만 1세기경 중국으로 불교가 전파되면서 불교는 동아시아에서 크게 성장했다.

붓다의 가르침이 압축적으로 표현된 것이 '사성제(四聖諦)'와 '팔정도'(八正道)'다. 사성제는 '고집멸도(苦集滅道)'로 네 가지 높은 가르침을 뜻하는데 윤회의 원인과 해탈의 방법을 제시한다. '고(苦)성제'는 우주는 고통으로 가득하다는 의미다. 이 세상은 윤회의 사슬로 인해 생로병사가 끊임없이 반복된다는 현실 진단이라 할 수 있다. '집(集)성제'는 고통의 원인이 욕망과 집착, 곧 갈애(渴愛)에 있다는 것이다. 갈애로 인해 번뇌가 생기고 생로병사의 고통이 파생된다는 것이다. '멸(滅)성제'는 바로 고통의 근본 원인인 욕망과 집착을 버리고 깨달음을 얻는 것을 뜻한다. 근본 원인이 사라지면 연이어 발생하는 생로병사의 모든 고통이 사라진다는 것이다. '도(道)성제'는 곧 팔정도를 의미하는데, 이러한 깨달음을 얻기 위한 수행 방법을 여덟 가지로 제시한 것을 말한다.

유대교, 기독교, 이슬람교의 유일신론에서는 대체로 천국과 지옥의 개념이 주요하게 등장했던 반면, 힌두교와 불교의 일원론에서는 우주적 원리로서 윤회의 고통과 이것으로부터의 해탈이 제시됐다. 이렇게 보면 두 전통 사이에는 별다른 접점이 없이 사뭇 다르다는 인상을 준다. 하지만 인간의 삶은 어느 지역 어느 시대에서나 비슷한 측면이 있기 마련이다. 실제로 유일신론 전통에서도 윤회 개념이 전혀 없었던 것은 아니며 마찬가지로 일원론 전통에서도 실제 민간신앙에서는 자신이 믿는 신이 더 중요하고 천국과 지옥의 개념도 중요하게 등장한다. 앞서 제시된 설명들은 대체로 주요한 맥락만을 언급한 것이라는 점을 유념할 필요가 있다.

종교의 차이에도 공통적으로 확인할 수 있는 것은 오랜 세월 동안 인류는 죽음에 대한 진지한 고민을 통해 나름의 해답을 제시해 왔다는 점이다. 그것은 인간의 죽음이 단순한 끝이 아니며 우주적인 차원에서 영속되는 어떤 것과 연결돼 있다는 세계관이다.

4. 현대 사회의 영성적 죽음 이해

전통적인 종교적 세계관이 여전히 많은 사람에게 영향을 주고 있지만, 현대 사회에서는 이러한 전통 종교의 세계관을 거부하거나 반대하는 사람도 적지 않다. 예컨대, 아래처럼 자신의 신념을 표현하는 사람도 있다. 본 장 서두에서 언급했던 《호스피스로 삶을 마무리하는 사람들》에서 다시 인용한 내용이다.

"나는 무신론자입니다. 신을 믿지 않아요. 믿지 않는다기보다 신보다 위대한 것을 믿는 거죠. 그건 바로 '스스로 세상의 중심이 돼라. 남한테 손가락질 받지 않고 남한테 업신여김을 받지 않으면서 내 힘으로 내 스스로 내 인생을 개척해 나가는 것이 진짜 종교다.' 하는 거예요." (109쪽)

무신론자는 신의 존재를 믿지 않는 사람을 뜻하는데 유일신론 세계관과는 정반대의 입장에 서있다. 하지만 이것이 힌두교나 불교에서 말하는 우주적 원리까지 모두 부정한다고 볼 수는 없다. 신의 존재는 거부해도 윤회를 인정할 수 있고 나아가 기(氣)나 에너지 등의 우주적 원리를 수용할 수도 있다. 또한 무신론이 반드시 과학적 세계관과 일치하는 것만도 아니다. 실제로 오늘날에는 진화론과 과학을 수용하면서도 창조의 신을 믿는 사람이 적지 않다. 현대 과학으로도 여전히 밝혀지지 않은 영역이 많이 존재하고 이러한 미지의 영역은 종교적 세계관과 연결될 가능성이 있기 때문이다.

오늘날 현대 사회에서는 무신론자뿐 아니라 극단적 무신론과 전통종교 사이에 위치한 사람들도 등장했다. 이렇게 제3의 영역에 속한 사람들은 자신의 정체성을 "종교적이지는 않지만 영성적인(spiritual but not religious, SBNR)"이라고 밝힌다. 여기에서 '종교적'은 주로 유일신론을 주장하는 제도종교를 의미하는데, 이들은 특정 종교가 신봉하는 유일신의 존재에 거부 반응을 보인다. 유대교, 기독교, 이슬람교가 믿는 신이 평화의 신이라면 인류의 역사에서 그토록 잔인한 일들을 행했을 리가 없다는 이유에서다.

모든 종교는 기본적으로 평화를 가르치고 협력과 공존을 기본 이념으로 한다. 하지만 이러한 신념이 적용되는 범위가 특정 종교 내부에만 한정되고 다른 종교에게는 배타적인 태도를 취할 경우 폭력과 파괴를 불사하기도 한다. 이른바 '근본주의(fundamentalism)'로 불리는 이러한 흐름은 많은 종교에서 발견된다. 근본주의의 목소리가 높을 때 그 종교는 자신들만의 정당성을 주장하면서 다른 종교를 적대적으로 대해 갈등과 분쟁을 일으킨다. 역사적으로 이런 일들이 반복적이고 지속적으로 발생했기 때문에 이런 부정적인 모습에 환멸을 느낀 사람들이 전통적인 제도종교에 등을 돌리고 있는 것이다.

하지만 제3의 영역에 속한 사람들이 초월적 실재를 전면적으로 거부하는 것은 아니다. 비록 특정 종교가 주장하는 신에는 반대하지만 극단적인 무신론에도 찬성하지 않는다. 어떤 면에서는 일원론적 전통종교와 유사한 입장에서 우주적 원리에는 깊은 공감을 보낸다. 죽음에 대한 태도도 부정적이지 않으며 죽음 이후에도 연결되는 세계와 존재가 있다고 여긴다. 그렇지만 이들이 불교나 힌두교 신자인 것은 아니다. 이들은 많은 경우 과학적 세계관을 수용하면서도 물질 이면에 존재하는 어떤 영적인 세계와 존재가 있다고 보면서 이를 '영성(spirituality)'이라 표현한다.

여기에서 '영성'과 '종교'는 많은 부분을 공유하지만 같은 의미는 아니다. 종교가 제도화된 조직을 통칭한다면, 영성은 특정 종교적 신념에 얽매이지 않고 느슨한 형태로 공유된 어떤 신념을 지칭한다. 그래서 어떤 면에서 '영성'은 '종교성(religiosity)'에 근접하지만 동일하지는 않은데, '종교성' 개념에는 이미 제도종교적인 맥락이 내포돼 있기 때문이다. 실제로 영성을 강조하는 사람들은 제도종교와는 거리를 두며 자신들의 조직을 꾸리기보다는 비슷한 신념을 지닌 사람들과 느슨하게 연결된 형태를 이룬다.

'영성' 개념은 오늘날 의료계에서 '영적 돌봄(spiritual care)'이라는 맥락에서 적극적으로 수용되고 있다. 이른바 세속사회에서는 특정 종교에 치우치지 않는 '영성' 개념이 보다 수용되기 수월하기 때문이다. 그래서 의료계에서는 '영성' 개념이 '종교' 개념을 포괄하는 넓은 의미로 사용되는데, 2013년 스위스 제네바에서 개최된 '전인적인 돌봄에서 영적 차원 향상에 대한 국제컨퍼런스'에서는 영성을 이렇게 정의했다.

『영성은 인간성의 역동적이고 본질적인 차원이다. 인간은 영성을 통해 궁극적 의미, 목적, 초월을 추구한다. 또한 인간은 영성을 통해 자신, 가족, 타인, 공동체, 사회, 자연 등 중요하거나 성스러운 것과의 관계를 체험한다. 영성은 믿음, 가치, 전통, 실천을 통해 표현된다.』

여기에서 '영성'은 제도종교를 포함해 인간성을 구성하는 본질적인 요소로 제시된다. 그렇기 때문에 '영적 돌봄'은 전인적인 건강을 위해 반드시 포함돼야 한다는 것이다. 이를 반영해 호스피스·완화의료에서는 영적 돌봄을 중요하게 여기면서 이에 대한 연구와 교육에 많은 힘을 쏟고 있다.

5. 죽음을 대하는 의료인의 자세

미국의 철학자 셸리 케이건(Shelly Kagan)은 《죽음이란 무엇인가》에서 "인간은 '놀라운' 기계에 불과하고 영혼은 존재하지 않는다"고 자신의 신념을 밝힌다. 나아가 "오래 사는 것이 전체적으로 내게 좋은 것인 한 죽음은 나쁜 것"이라고 말한다. 지금껏 우리가 살펴 본 종교적이고 영성적인 죽음 이해와는 결이 많이 다른 주장이다. 하지만 그는 동시에 "영생은 축복이 아니라 저주에 가깝다"면서 "정말 중요한 것은 잘 사는 것"이라고 강조한다. 또한 "두려움과 환상에서 벗어나 죽음과 직접 대면하라"고 당부한다.

케이건은 유물론의 입장에서 영혼의 존재와 사후세계를 인정하지 않지만 그가 강조하는 초점은 사후세계에 대한 막연한 두려움에 머물지 말고 살아 숨쉬는 순간에 집중하라는 의미일 것이다. 이런 차원에서 본다면 그의 태도가 지향하는 목적지는 종교적이고 영성적인 태도와 크게 다르지 않다. 종교와 영성의 입장에서도 영혼과 사후세계에 대한 신념을 근거로 결국 현실 세계의 고통과 죽음을 의미 있는 것으로 바꾸어 이해하려 하기 때문이다. 종교적이든 영성적이든 물질주의적이든 최소한 공통점은 현재 삶의 중요성을 강조하고 어떤 형태로든 죽음은 거부하거나 두려워하거나 피할 필요가 없는 것이라고 받아들인다는 것이다.

현대 의료에서는 '영적 돌봄'이라는 이름으로 이러한 고민들을 적극적으로 수용하고 있다. 따라서 의료인은 이러한 다양한 죽음 이해를 염두에 두고 환자를 대해야 할 것이다. 때로는 의료인 자신의 세계관과 환자의 세계관이 극단적으로 다를 수도 있을 것이다. 하지만 이럴 경우 나의 세계관의 정당성을 주장하기보다는 임종을 앞둔 환자의 남은 삶이 최대한 고통 없이 평온하도록 돕는 것이 중요함을 잊지 말아야 하겠다.

| 참고문헌 |

1. 니니안 스마트. 종교와 세계관. 김윤성 역. 서울: 이학사, 2000.
2. 리처드 할러웨이. 세계 종교의 역사. 이용주 역. 서울: 소소의책, 2018.
3. 마크 콥 외. 헬스케어 영성 1권 ~ 5권. 용진선 외 역. 서울: 가톨릭대출판부, 2016.
4. The 2013 international conference on improving the spiritual dimension of whole person care: The transformational role of compassion, love, and forgiveness in health care
5. 셸리 케이건. 죽음이란 무엇인가. 박세연 역. 파주: 엘도라도, 2012.
6. 오강남. 세계 종교 둘러보기. 서울: 현암사, 2013.
7. 존 바우커. 죽음의 의미. 박규태 유기쁨 역. 파주: 청년사, 2005.
8. 질병체험이야기 연구팀. 호스피스로 삶을 마무리하는 사람들. 서울: 한빛라이프, 2015.
9. 케네스 폴 크레이머. 죽음의 성스러운 기술. 양정연 역. 파주: 청년사, 2015.
10. Puchalski CM, Vitillo R, Hull SK, Reller N. Improving the spiritual dimension of whole person care: reaching national and international consensus. J Palliat Med 2014; 17(6): 642-56.

3장 의학 역사 속의 죽음

공혜정 | 건양대학교 의과대학 의료인문학교실
김옥주 | 서울대학교 의과대학 인문의학교실

"인간은 왜 죽는가", "죽음을 어떻게 맞이할 것인가", "죽은 후에는 어떻게 되는가" 등의 죽음에 대한 다양한 물음은 인간의 삶이 지속하는 한 반복되는 질문이다. 죽음은 동서고금을 막론하고 다음의 여섯 가지 특성을 가진다: (1)모든 인간은 죽은 후 이전의 삶의 영역으로 돌아올 수 없다는 불가역성(不可逆性), (2)누구에게나 죽음이 찾아온다는 보편성(普遍性), (3)영원히 살 수 없다는 유한성(有限性), (4)죽음의 세계는 미지의 세계이고 입증되지 않았다는 불가지성(不可知性), (5)죽음은 모든 물리적인 기능을 정지시킨다는 부동성(不動性), (6)죽음이 발생하는 생물학적 요인이 존재한다는 인과성(因果性).

이러한 죽음의 전형적인 특징 때문에 시대적, 문화적 차이에도 죽음에 대한 인식과 이해에서는 서로 공통점이 많다. 예를 들어 인간 삶의 본질은 육체와 영혼의 결합이고 죽음이란 이들 요소의 분리라고 생각하는 영·육의 이원론적 견해는 서양과 동양의 많은 문화권에서 공유하고 있는 가치체계다. 그럼에도 의학 역사에서 죽음은 시대적, 사회적, 문화적, 의학 및 의료적 맥락에 따라 차이점을 보이며 인식됐다. 이런 맥락에서 의학 역사 속에서 죽음과 죽은 이에 대한 이해가 어떻게 의료에 영향을 미쳤고, 다양한 역사적, 문화적 맥락에서 어떻게 인식됐는지 고찰하고자 한다.

1. 서양 의학 역사 속의 죽음

고대부터 근대까지 서양 의학의 역사에서 죽음은 인간의 힘으로 범할 수 없는 신(神)의 영역에서 의학 기술의 힘을 빌려 조절이나 조정할 수 있는 과학의 영역으로 변화했다. '의학의 아버지'로 알려진 그리스의 히포크라테스(Hippocrates)와 히포크라테스 의학을 완성했다고 알려진 로마의 갈레노스(Galenus)는 인간의 몸에는 체액(혈액, 점액, 황담즙, 흑담즙)이 존재하며 질병은 체액 간 균형이 깨질 때 발생한다고 믿었다. 고대 그리스 의사들은 '대자연의 힘'으로 병이 낫기를 바랐고 식이요법, 환경, 운동을 강조하는 전인적 치료를 추구했다. 따라서 가장 중요한 의사의 역할은 자연치유의 힘을 가진 대자연의 역할을 돕는 것이어서 침습적인 치료를 자제했다. 이러한 비침습적인 태도는 죽음과 관련해서도 나타났다.

히포크라테스선서에는 『나는 환자가 원한다고 하더라도 독약을 주지 않을 것』이라고 돼 있다. 히포크라테스와 그의 학파는 죽음을 요구하는 환자를 돕는 '안락사'나 '의사조력자살'을 금지해 환자가 죽도록 내버려 두었고, 환자를 고통 없이 죽도록 하는 일에 능숙했던 다른 그리스의 의사들과 자신들을 차별화했다. 고대인들이 환자의 죽음을 도와주는 태도를 보이게 된 가장 큰 이유는, 그들은 생명이 자연적인 한계를 가지고 있고 이 한계를 넘어 더 오래 살려고 노력하는 것은 어리석은 것으로 여겼기 때문이다. 고대인들은 인간의 운명이 미리 정해져 있다고 믿었고, '피할 수 없는 죽음, 죽을 수밖에 없는 운명적 죽음'의 신인 모르스(Mors)의 존재는 이러한 믿음을 반영한 것이었다.

4세기에 기독교가 로마의 국교가 되면서 죽음과 사후세계에 대한 인식에 큰 변화가 생겼다. 기독교가 지배했던 중세 서양의 초기 병원은 수도원에서 운영했다. 병원은 신의 사랑을 구현하는 자선의 장소로 수도회가 운영하는 종교시설이었다. 이곳에서 약재를 중심으로 한 의료적 처치가 이루어지긴 했지만 의료는 신의 은총을 경험하는 영역이었다. 이곳은 주로 순례자나 빈민들이 머무는 돌봄(care)이 일어나는 장소였다. 중세 후기로 가면 병원은 기존의 돌봄 역할 외에도 나병(한센병)환자를 수용하는 라자레토(lazarettos)와 14세기 흑사병이 유행할 때 환자를 격리·통제하는 '격리병원(pest house)' 역할을 추가했다. 11세기 이후 대학에서 의학교육을 받은 의사들이 등장했고 14세기에는 볼로냐대(Universita di Bologna)에서 최초의 공개 해부가 행해졌다. 신학과 의학을 동시에 공부했던 중세 의사들은 죽음을 의학적으로보다는 신앙적으로 수용했고 불가피한 것으로 간주하고 순종적으로 받아들였다.

15세기에 쓰여진 《죽음의 기술(Ars moriendi)》(1415)이라는 죽음 준비 안내서는 죽음에 좋은 면이 있고 죽음은 두려워할 일이 아니라는 점을 역설하였고, 생애말기환자를 괴롭히는 유혹(믿음 부족, 절망, 조급함, 영적 교만, 탐욕)을 극복하는 법, 가족과 친지의 임종 때 해야 할 행동규칙, 마지막 숨을 거두는 순간이나 숨을 거둔 후 기독교의 신이 내리는 심판의 시련을 어떻게 준비할 것인지 등을 다루었다.

르네상스시대에는 기독교의 신 중심인 신본주의(神本主義)에서 인간의 존재와 가치를 중시하는 인본주의(人本主義, humanism)로의 전환이 일어났다. 이 시기에 일어난 또 다른 큰 변화는 해부학적 정밀함과 예술성을 결합한 베살리우스(Vesalius)의 《인체의 구조에 대해(De humani corporis fabrica libri septem)》가 출판돼 해부학이 '의학의 꽃'으로 부상한 것이다. 그러나 한편 시체를 해부하는 의학은 혐오와 잔혹함, 도덕적 타락의 온상이 되기도 했다. 즉 의과대학생들과 의사들은 해부를 하기 위해 시신을 암거래했고 묘지를 파헤치거나 살인하는 일까지 발생했다. 이제 죽음은 자연스러운 삶의 일부라는 개념을 넘어 과학적·의학적 연구를 위한 대상물을 제공하는 기회로 여겨졌다.

17세기에 이르러 인체에 대한 기계론적 이해와 광학현미경의 발명 등의 과학 혁신은 의학의 모습을 변화시켰다. 이러한 과학 혁신으로 질병 때문에 인체의 장기에 나타난 병리적 변화를 의미하는 '병변'이 의학의 중요한 연구 대상이 되었다. 18-19세기 시민혁명을 거치면서 병원은 거주지나 보호자도 없는 환자들로 가득 찼고 의지할 데 없는 사람들이 죽으러 가는 '죽음의 집(death house)'이 됐다. 특히 환자들은 병원에서 완쾌되기보다는 원인 불명의 감염, 즉 '병원질병(hospitalism)'을 얻어 사망하는 일이 빈번했다. 19세기 중반 이후 프랑스의 파리임상학파(Paris Clinical School)는 환자가 살아있을 때에는 시진, 촉진, 타진, 청진 등 면밀히 관찰을 통해 병변을 발견했고, 환자가 사망한 후에는 사체 부검을 통해 임상기록을 바로잡거나 재차 확인하였다. 이제 환자들의 삶과 죽음은 병원이라는 장소에서 의료적으로 이해되기 시작했다.

19세기 중·후반, 비루효(Virchow)의 세포병리학과 루이 파스퇴르(Louis Pasteur)와 로베르트 코흐(Robert Koch)의 세균론(germ theory)이 등장하면서 죽음에 대한 인식이 또다시 변화했다. 세균론의 영향을 받아 상처 감염과 세균의 관계를 파악한 조지프 리스터(Joseph Lister)는 석탄산에 의한 소독법을 도입했고, 이후 무균수술이 가능해졌다. 20세기에 이르면 병원은 살균장치를 갖춘 수술실, 객담과 혈액, 소변 등을 배양할 수 있는 실험실, 조직을 검사하는 판독실, X-ray 등의 각종 진단기구를 구비한 진단실 등으로 구성된 복합 공간이 됐다. 임상의학과 실험의학의 중심이 된 병원은 이제는 병든 빈민들이 죽음을 기다리는 장소가 아니라 첨단 의술로 치료(cure)되는 장소, 즉 '삶이 연장되는 장소'가 됐다.

2. 한국 의학 역사 속의 죽음

한국 의학 역사는 시기적으로 한의학 중심의 전근대와 19세기 후반 서양 의학이 도입된 근대로 구분된다. 전근대 한국 의학 역사 속의 죽음에 대한 인식은 시대마다 특징을 보이나 대체로 무속신앙, 불교, 유가 사상 등이 누적되고 혼재된 사상의 영향을 받았다. 전근대 한국 의학 역사에서 의료는 국가를 통치하는 중요한 도구이자 지배자가 피지배자에게 베푸는 시혜(施惠)의 하나였다.

선사(先史)시대인 고조선(BCE 2333 - CE 108)의 의학기술과 의료에 대해 알려주는 기록은 거의 없다. 고조선의 시조인 단군왕검의 탄생 과정을 알려주는 단군신화에 짐승이 사람으로 변하기 위해 먹어야 할 것으로 쑥과 달래 등의 약초가 나온다. 또한, 기원전 12세기 무렵 한반도 북부에서 침통(鍼筒)이 발굴된 것으로 보아 선사시대부터 한국에서는 약초와 침술을 기반으로 의료가 행해졌음을 알 수 있다. 이 시대에 질병 치료는 의무(醫巫)가 담당했고 질병에 의한 죽음은 마땅히 받아야 할 신의 징벌로 이해했을 것으로 보인다. 고조선이 멸망하고 기원전 2세기부터 중국과의 접촉이 늘어나면서 한국 고유의 의학은 중국의 영향을 받게 됐다. 고대 삼국, 즉 고구려(BCE 37 - CE 558), 백제(BCE 18 - CE 660), 신라(BCE 57 - CE 935)의 의사는 국가로부터 품계를 받는 의료 관리였고 귀족이나 부자를 찾아가 치료하고 고가의 치료비를 받았다. 삼국시대에 불교와 함께 수용된 불교의학은 인도 의학에 뿌리를 둔 불교를 전파하기 위한 선교의학의 성격을 가졌다.

고려시대(918 - 1392)의 의료체계는 관료제 속에서 운영됐고 일반인을 위한 의료제도는 주로 전염병 통제나 빈민 구휼(救恤)을 위한 것으로 상류층인 귀족들을 위한 제도보다 매우 제한적이었다. 이 시기에는 질병을 무속 신앙적 원귀론(冤鬼論), 유가 사상의 재이론(災異論), 도가사상과 불교사상 등 다양한 이해 방식으로 이해했다. 불교를 국교로 삼은 고려시대에 불교 사찰은 서양 중세의 수도원처럼 의학적(약초, 침술, 차 등), 종교적(설법과 불공 등) 치료를 하는 의료기관의 역할과, 병자와 연로한 이들의 심신 안정을 위한 요양시설의 역할을 담당했다. 일부 상류층 귀족 중에는 임종 후 사찰에 빈소를 마련해 손님을 치르거나 망자를 위한 불공을 드렸고, 화장하면 유골을 수습해 사찰에 모셨다가 매장하기도 했다. 이상과 같이 '임종-빈소-화장 후 유골 안치-유골 매장'을 담당했던 고려시대 사찰은 오늘날 병원과 장례식장의 역할을 담당했다.

조선(1392 - 1897)이 건국되면서 불교 대신 유가사상, 특히 신유학(新儒學)인 성리학(性理學)이 죽음 인식과 의학에 영향을 미쳤다. 조선시대 의료체제의 가장 큰 특징은 국가의 정치적, 사회경제적 기반이자 생산의 주체인 백성을 위한 의료에 중점을 두었다는 점이다. 현세를 중시하는 유가 사상은 생(生)과 사(死)를 구분하기보다는 "사는 것은 곧 죽어가는 것, 또 죽어가는 것이 곧 사는 것"이라는 논리를 강조했다. 이러한 죽음관은 죽음과 삶을 동일시하는 생사일여(生死一如), 생사불이(生死不二), 생사불이(生死不異)로 설명된다. 이 사상은 도가사상이나 불교에서도 공통으로 발견되고 있다. 또한 천명(天命)사상에 의거해 인간의 도의와 인덕을 주체적으로 지키기 위한 죽음, 특히 국가에 대한 충(忠)이나 부모에 대한 효(孝)를 수호하기 위한 죽음은 '바람직한 죽음'으로, 이를 지키지 못한 죽음은 '바람직하지 않은 죽음'으로 간주했다. 대다수 조선시대 사대부는 성리학을 통해 의학을 공부한 유의(儒醫)였고, 심신이 쇠약하거나 혼미한 상태에서 수동적으로 죽음을 맞이하는 것이 아니라 자발적으로 죽음을 수용하고 준비하는 자세를 바람직하게 보았다.

19세기 후반 이후 서양 의학이 유입되면서 의료에서 죽음에 대한 인식은 더욱 복잡한 양상을 보이게 됐다. 유가사상, 불교사상, 무속신앙 등이 혼합돼 나타난 전통적인 죽음 인식은 서양 선교사들과 함께 유입된 기독교의 영향을 받았다. 근대 한국 의학의 성립과 발전은 대한제국(1897-1910)에 의한 자체적 노력, 서양 선교사에 의한 선교의학, 일본 식민 정부에 의한 식민의학(1910-1945)의 결과였다. 해방 이후 미군정기(1945-1948)와 한국전쟁(1950-1953)을 거치면서 한국에서의 의학과 의료는 미국의 영향을 직·간접적으로 받게 됐다. 이상과 같이 한국 의학 역사 속에서 죽음 인식이 하나의 의학 지식이나 사회적 이데올로기가 작동한 것이 아니라 다양한 요소가 복합적으로 영향을 미쳤다고 할 수 있다.

3. 현대 의학 역사 속의 죽음

전통적으로 서양이나 한국에서나 죽음이란 숨이 멈추고 맥박이 뛰지 않는 상태, 즉 심폐기능이 비가역적으로 멈추는 상태를 의미했다. 그러나 1950년대와 1960년대 심폐기능을 보조하는 '인공호흡'과 망가진 심장 대신 다른 사람의 건강한 심장을 이식하는 '심장이식' 기술의 발전으로 죽음의 기준이 변하기 시작했다. 즉, 의료기술의 발전으로 심폐기능을 유지해 과거의 자연스러운 죽음이 닥쳐오는 시간을 연장했다. 1960년대 후반 심폐사와 더불어 뇌 기능의 정지로 회복할 수 없는 상태인 '뇌사'를 죽음의 기준으로 인정하자는 움직임이 생겨났다. 2000년대에 이르러 다수가 심폐사와 함께 뇌사를 죽음의 기준으로 인정하고 있다.

현대 첨단 의학기술의 발달로 전통사회의 '자연스럽게 수용하는 죽음'보다는 '부자연스러운 삶의 연장'이 중요해지면서 더 이상 죽음은 친숙하지 않고 예측할 수 없게 됐다. 1970년대부터 영유아 사망률이 낮아지고 평균 수명이 늘어나면서 노인의 죽음에 관심이 쏠리기 시작했다. 의학기술의 발전으로 인간의 생명을 인위적으로 연장하는 연명의료와 이에 따른 폐해에 대한 우려의 목소리 역시 높아졌다. 이에 죽음에 대한 자기 성찰과 앞으로 겪게 될 자기 죽음을 선택하는 결정권을 행사하려는 움직임이 생겼다. 이러한 움직임의 일환으로 존엄한 죽음을 부활시키려는 호스피스·완화의료와 '죽음교육'에 대한 관심이 커지고 있다.

| 참고문헌 |

1. 건양대 웰다잉 융합 연구회. 웰다잉의 이해와 실제. 파주: 수문사, 2018.
2. 구미래. 존엄한 죽음의 문화사. 서울: 모시는사람들, 2015.
3. 김달수. 죽음학과 임종의학개론. 고양: 인간사랑, 2020.
4. 김승일. 韓·中·日 三國의 殉國에 관한 意識比較연구. 철학사상문화 2011; 11: 150-174.
5. 여인석, 이현숙, 김성수 외. 한국의학사. 서울: 역사공간, 2018.
6. 이강서. 죽음을 생각한다는 것: 고대 희랍의 죽음이해. 서울: 모시는사람들, 2015.
7. 여인석, 이현숙, 김성수 외. 한권으로 읽는 의학콘서트. 서울: 빅북, 2018.
8. 이용주. 죽음의 정치학: 유교의 죽음 이해. 서울: 모시는사람들, 2015.
9. 전남대 아시아문화원형연구사업단. 동아시아의 생사관. 광주: 전남대, 2009.
10. 정현채, 정진홍, 법타 외. 삶과 죽음의 인문학. 서울: 석탑출판, 2012.

11. 정효운. 한국생사학의 현황과 과제: '호모후마니타스사생학' 구축을 위한 제언을 중심으로. 동북아문화연구 2009; 21: 167-181.

12. 조계화, 이윤주, 이현지. 죽음학 서설. 서울: 학지사, 2006.

13. 한림대 생사학연구소(편). 동양 고전 속의 삶과 죽음. 서울: 박문사, 2018.

14. 한림대 생사학연구소(편). 생과 사의 인문학. 서울: 모시는사람들, 2015.

15. 한림대 생사학연구소(편). 죽음 의례와 문화적 기억. 서울: 모시는사람들, 2015.

16. 한림대 생사학연구소(편). 죽음을 두고 대화하다: 동아시아 생사학을 위해. 서울: 모시는사람들, 2015.

17. 한림대 생사학연구소(편). 죽음의 정치학: 유교의 죽음 이해. 서울: 모시는사람들, 2015.

18. Ariès P. 죽음의 역사. 이종민 역. 서울: 동문선, 1999.

19. Ackernecht EH. Death in the history of medicine. Bulletin of the history of medicine 1968; 42(1): 19-23.

20. Bynum WF. 서양의학사. 박승만 역. 파주: 교유서가, 2017.

21. Carrieri MP., Serraino D. Longevity of popes and artists between the 13th and the 19th century, Int J Epidemiol 2005; 34(6): 1435–1436.

22. Jones P. 메멘토모리: 나이듦과 죽음에 관한 로마인의 지혜. 홍정인 역. 파주: 교유서가, 2019.

23. Laqueur TW. The work of the dead: a cultural history of mortal remains. Princeton: Princeton University Press, 2015.

24. Pence GE. 고전적 사례로 본 의료윤리. 김장한, 이재담 공역. 서울: 지코사이언스, 2007.

25. Porter R. (ed). 의학: 놀라운 치유의 역사. 여인석 역. 서울: 네모북스, 2010.

26. Risse GB. Mending bodies saving souls: a history of hospitals. Oxford: Oxford University Press, 1999.

27. Ruggeri A. Do we really live longer than our ancestors? BBC Future 100 year life. 2018. 10. 3. Available from: https://www.bbc.com/future/article/20181002-how-long-did-ancient-people-live-life-span-versus-longevity [cited 2021 July 1]

28. Scot S, Duncan C. 흑사병의 귀환. 황정연 역. 서울: 황소자리, 2005.

29. Talbot M. 생명윤리학. 강철 외 역. 서울: 청담미디어, 2010.

30. Vanderpool HY. Palliative care: the 400-year quest for a good death. Jefferson, North Carolina: McFarland & Company, Inc., 2015.

4장 죽음의 의학적 정의

고윤석 | 울산대학교 의과대학 내과

 죽음은 한 생명체의 생물학 기능의 영구 정지로 초래된 생명의 종식이다. 보편적으로 심장으로 대표되는 혈류 순환과 호흡계 기능의 완전한 정지를 사망의 기준으로 간주하지만 생명유지 의술의 발전으로 호흡 기능은 기계환기기로, 심장 기능은 체외막산소요법 등과 같은 기계 장치로 어느 수준까지는 유지할 수 있게 되어 사망의 정의가 더 모호하게 되었다. 이에 미국의 Uniform Determination of Death Act에서는 "한 인간에게 불가역적 혈액순환과 호흡 정지가 있거나 혹은 뇌간을 포함한 뇌 전체 기능의 불가역적인 정지가 있으면 사망"으로 규정하였다. 그리고 이러한 판정은 승인된 의학적 표준에 따라 이루어져야 한다고 규정하고 있다.

 생명체 활동의 필수 장기들의 기능이 완전 정지된 이후에도 장기를 구성하는 일부 세포들은 일정 시간 동안 대사작용을 지속할 수도 있는데 이런 세포들의 세포사를 사망의 기준으로 하지 않는다. 이는 부분적인 세포들의 생존이 그 생명체의 유기적인 기능에 의미 있는 영향을 줄 수 없기 때문이다. 흔히 심장과 호흡 기능의 완전 소실에 의한 사망을 심폐사, 그리고 뇌간을 포함한 뇌 전체 모든 기능의 완전 정지를 뇌사로 정의한다.

 혈액 순환과 호흡이 생명 자체는 아니나 혈액 순환과 호흡은 각 세포로 구성된 장기의 생존에 필수 기능이고 일반인들도 명시적으로 그 기능의 정지를 파악할 수 있어 사망의 진단 기준으로 가장 흔히 활용되어 왔다. 또한 한 생명체의 의식을 포함한 여러 기관들의 기능을 체계화하고 조정하는 것은 뇌간을 포함한 뇌 전체의 기능이므로 여러 나라에서 뇌사도 사망의 기준으로 하고 있다. 우리나라는 민법에서 죽음을 정의한 규정은 없으며 "장기등 이식에 관한 법률" 제 4조 5항에 ["살아있는 사람"이란 사람 중에서 뇌사자를 제외한 사람을 말하고, "뇌사자"란 이 법에 따른 뇌사판정기준 및 뇌사판정절차에 따라 뇌 전체의 기능이 되살아날 수 없는 상태로 정지되었다고 판정된 사람을 말한다]로 규정하고 있다. 그러나 이 법의 제5조 적용범위에서 "이 법은 다른 사람의 장기등의 기능회복을 위하여 이식할 목적으로 살아있는 사람 등으로부터 적출·이식되는 장기등에 적용한다"로 규정하고 있다. 즉, 우리사회에서는 형법이나 민법에서는 '심장사'를 사망의 기준으로 하고 있고 뇌사는 장기공여자에서만 예외적으로 사망으로 인정하고 있어 죽음의 판정이 장기 공여 여부에 따라 이원화되어 있다고 할 수 있다. 이로 인하여 의료현장에서는 뇌사환자의 가족들이 기계환기기 등과 같은 집중 치료를 지속하기를 원할 때 치료의 무익성에 대한 의료진과 환자 가족 사이의 갈등도 일어난다. 사망선고는 의료법 제 17조에 따라 의사, 한의사, 치과의사만이 사망선고와 사망진단서 또는 사체검안서를 발부할 수 있으며 조산사는 자신이 조산한 태아의 사망선고는 할 수 있다.

| 참고문헌 |

1. Uniform Determination of Death Act. National Conference of Commissioners on Uniform State Laws, USA. 1981
2. 장기등 이식에 관한 법률
3. 의료법 제17조(진단서 등)

5장 죽음과 전통문화

권복규 | 이화대학교 의과대학 의학교육학교실

1. 전통 사상과 우리나라의 사생관

태어남과 죽음(生死)만큼 인간의 본질적인 문제는 없다. 인간은 다른 동물처럼 생물학적 탄생과 소멸이라는 물질적 차원의 삶을 영위하지만, 동시에 상상과 상징의 세계를 살아간다. 자신의 정체성을 인지하고 자신이 죽을 존재임을 아는 것만큼 인간을 다른 동물과 구별하는 능력은 없다. 사실 자신의 죽음을 인지하는 것은 인간이 가지는 근원적 공포이자 불안이므로 이를 해결하기 위해 인간 사회는 어떤 식으로든 이를 수용할 인지적 기제를 만들었으니, 이를 '문화'라 한다. 문화의 여러 영역 중에서도 특히 종교는 생사에 대한 근원적인 해명을 시도해 그 종교를 따르는 인간으로 하여금 죽음의 불안과 공포를 극복하고 이를 삶에 통합시키게끔 도와준다.

여기서 종교(宗敎)는 신이나 어떤 초월적 존재를 상정할 수도 있고 그렇지 않을 수도 있다. 신이나 초월적 존재의 유무, 혹은 숭배와 무관하게 삶과 죽음의 이유와 의미를 제공하는 해석 체계를 일단 '큰 가르침(종교)'이라 부르도록 하자. 한국 문화는 무속(샤머니즘)을 기반으로 해 삼국시대에 불교와 유교를 받아들였고 무속과 불교를 통해 삶과 죽음을 이해해 오다가 조선에 이르면서 일종의 초월적 자연신학이라 할 수 있는 신유학(neo-confucianism), 즉 성리학을 받아들여 국가와 사회 운영의 기반으로 삼으면서 신유학의 생사관이 깊이 뿌리내린 역사를 가지고 있다.

조선 후반에 이르면 신유학의 '리(理)'를 능동적이고 도덕적인 최고의 힘으로 이해한 남인 계열 성리학자들은 명대 이후 중국에서 선교했던 예수회 선교사들이 전파한 천주교(西學)사상을 가깝게 느끼고 적극적으로 받아들였다. 이는 후에 우리나라에서 천주교는 물론 개신교 신앙이 동아시아 국가 중 가장 널리 뿌리내리게 되는 계기를 제공했다. 오늘날 한국의 대표적인 3대 종교가 불교, 개신교, 천주교가 된 이유도 이와 무관하지 않다. 그런데 이 종교들의 토대에는 뿌리 깊은 무속적 사고방식이 있고, 이들 종교는 언제나 무속과 교감하면서 영향을 주고받으며 이 땅의 문화를 형성했다. 어찌 보면 한국 문화의 원류는 불교도, 유교도, 기독교도 아닌 무속 신앙이라고 할 수 있을 것이다. 한민족의 뿌리를 단군(檀君)에 귀속시키는 것도 이 때문인데, 단군은 정치적 지배자이자 하늘의 아들로서 하늘에 대한 제의를 주관하는 무군(巫君)이다.

무속은 기본적으로 이 세상과 저세상을 구분한다. 이 세상은 현세적 영역이고 저세상은 신과 영혼이 거주하는 세계다. 이 우주는 이 세상과 함께 층층이 맞물린 다양한 위계의 신과 영혼의 세계로 구성돼 있다. 사람이 죽으면 그 영혼은 이 세상을 떠나 신과 조상의 세계인 저세상으로 간다. 그리고 저세상은 이 세상에 긍정적이든 부정적이든 영향을 미치며 그 반대도 마찬가지다. 이를 중개하는 인물이 무당(巫)이다. 무당은 특별한 훈련과 경험, 그리고 타고난 운명으로 저제상과 이 세상을 중개하는 일을 하며 이 세상의 부정적인 현상들, 즉 가뭄이나 홍수 등의 자연재해, 기근, 전염병, 개인의 질병 같은 것의 원인이 저세상에 있다고 믿는다. 즉, 저세상에서 '맺힌' 것을 풀어야 하며 이것이 성공적으로 달성되면 이 세상의 비극도 사라진다. 무당이 벌이는 굿은 바로 이를 위한 제의적 행위다.

무속신앙은 사실 사후세계에는 큰 관심이 없다. 사람이 죽으면 영혼은 신과 조상의 세계로 들어가지만, 그들의 존재는 이 세상에 영향을 미칠 때나 의미가 있을 뿐이다. 어떤 저주나 비극의 결과로 그들의 영혼이 제대로 저세상에 안착하지 못하거나 이승에 어떤 미련이나 한이 있어 지속적으로 부정적인 영향을 보내게 되면 바로 그것이 문제인 것이다. 즉, 무속의 세계에서 방점은 항상 저세상이 아닌 이 세상이다.

무당의 존재는 산 사람들을 잘 살게 하려는 것이고 죽은 자의 영혼을 살피는 것도 죽은자를 위해서가 아니라 현세의 삶을 위해서다. 그러므로 항상 복을 비는 것, 즉 기복(祈福)이 가장 중요하다. 단군설화에 나타난 홍익인간(弘益人間)의 사상 역시 인간세상에 이익을 주는 것을 중시하는데, 풍백, 운사, 우사의 이야기에서 볼 수 있듯이 그 이익이란 농사가 잘 돼 풍요한 삶을 사는 것이다.

　　삼국시대에 불교가 수입되면서 한국인의 생사관은 보다 심화됐다. 불교는 스스로의 죽음을 인식하는 자아의 존재를 근본적으로 부정한다. 존재하는 모든 것의 실상은 사실 무한한 연기(緣起)의 사슬에 불과하다. 따라서 비존재와 구분되는 존재나 죽음과 구분되는 삶은 사실상 아무런 의미가 없다. 이러한 사실을 확연 투철하게 깨닫는 것이 불교가 설파하는 열반의 경지다. 불교의 생사관에서 삶은 죽음에 의존하며 죽음 또한 삶에 의존한다. 오로지 각자의 업(業)이 쌓이고 연기의 법칙에 의해 생멸할 뿐이다. 불교는 포교의 방편으로 윤회전생이나 사후에 가는 극락세계, 또는 서방정토와 지옥의 존재를 설하기는 하지만 이러한 가르침은 높은 수준의 진리를 깨닫기 어려운 중생(衆生)의 신심을 끌어내기 위한 초보적인 가르침일 뿐이다. 그렇지만 한반도에 들어와 토착 무속사상의 영향을 깊이 받은 불교는 착한 일을 하면 극락에 가고 악한 일을 하면 '삼악도(三惡道)', 즉 지옥에 떨어지거나 짐승으로 태어나거나 아귀가 된다는 사후세계에 대한 가르침을 설파했다. 또 불공을 드리거나 기도를 해 조상의 영혼이 극락왕생해야 후손들이 탈 없이 잘 된다는 '영가천도(靈駕薦度)'의 개념도 생겨났다.

　　한편으로 불교는 뭇 생명을 차별 없이 사랑해야 한다는 자비의 개념과 불살생의 개념을 심어 주었고 초기에는 불교 포교를 위해 승려들이 의약을 공부하고 의술을 베풀기도 했다. 이러한 생각은 후대에 이르기까지 한국인의 정신세계에 심오한 영향을 주었다.

2. 유교에서 바라보는 죽음과 상례

고전 유교는 삼국시대부터 한반도에 전파됐지만, 고려시대에 이르러 과거제도가 확립되면서 지배계층의 교양으로 깊게 뿌리내렸다. 그러나 이것이 불교를 능가해 한국인의 정신세계를 완전히 지배하게 된 것은 신유학에 입각한 조선왕조가 탄생한 이후의 일이다. 신유학, 즉 성리학은 이전까지 유교에 부재했던 존재의 근원에 대한 '이해와 깨달음을 얻은 이(君子)'가 되기 위한 수양의 방식을 지적으로 결합시켰다. 성리학은 현세를 넘어서는 어떤 초월의 세계도 부정한다. 오로지 있는 것은 '리(理)'와 '기(氣)'의 끊임없는 활동이며, 인간은 '리'의 가장 순수한 형태를 얻어 사고와 도덕 판단 능력이 있는 우주의 가장 영명한 존재다. '리'와 '기'의 끊임없는 순환이 바로 생명(生)의 본질이며, 인간 역시 가족, 가문, 지역, 국가, 세계로 확산되는 인류의 공동체를 끊임없이 이어가야 할 책임과 스스로의 본질(性)이 바로 '리'의 순수한 형태임을 깨달아 도덕적으로 완성된 자가 돼야 한다는 의무를 지니고 있다. 그러한 도덕적으로 완성된 자만이 국가를 통치할 수 있다는 것이 신유학자의 믿음이었다.

신유학에 따르면 생명의 본질은 바로 변화(易)이므로 삶 뒤에 죽음이, 죽음 뒤에 삶이 있는 것은 너무나 당연한 현상이다. 인간은 개체의 삶을 사는 것이 아니라 조상부터 이어져 내려와 후손에게로 이어질 영원한 생명의 흐름을 사는 존재다. 그러므로 죽음에 대해 불안해할 것도 두려워할 것도 없다는 것이 유학자의 생각이다. 그리고 인간은 생명을 신으로부터 받는 것이 아니라 부모로부터 받기에 효(孝)가 중요해진다.

한편, 신유학은 특별한 초월세계, 성직자나 승려 계급, 특별한 성소(聖所)의 존재를 인정하지 않으며 일상을 종교화, 의례화하려는 입장을 취하고 있는데, 이것이 바로 '경(敬)'이라는 것이다. 모든 일상의 행위가 일종의 의례가 돼야 하며 이에 경건한 자세로 임해야 '예(禮)'이며 예를 지켜야 '리(理)'와 하나가 되는 경지에 이를 수 있다. 이것이 바로 '거경궁리(居敬窮理)', '극기복례(克己復禮)'의 뜻이다. 예 중에서도 가장 중요한 것은 혼례, 관례, 상례, 제례, 즉 관혼상제의 예식인데 이것이 바로 인간의 삶을 지배하는 가장 중요한 예식들이기 때문이다. 유교는 이기론에 입각해 죽음은 개체를 이루던 '기'가 해체돼 세계로 돌아가는 과정이라고 본다. 즉, 혼(魂)은 가벼운 기라 하늘로 올라가고 백(魄)은 무거운 기라 땅으로 흩어진다. 유교의 상례는 상당한 시간을 들인 죽음의 확인 과정, 유족들의 애도 과정, 애도 과정에서 각자의 신분과 관계의 확인, 자연으로 돌아가는 과정 등으로 짜여져 있으며 이 안에서 각종 의례 절차는 종교적, 사회적, 심리적 역할을 수행한다. 한편으로 상례는 제례와 맞물려 자손의 효심을 확인하고 망자의 삶의 의의를 선포하는 기능 또한 수행한다.

유학자의 생각에 죽음이란 다시 생명의 시작으로 돌아가는 것(原始反終)이었다. 따라서 죽음을 피하려고 애를 쓰는 것은 오히려 생명과 우주의 질서에 반하는 일이었으며 천수를 다한 뒤 수명이 다했다고 느낄 때는 정침에 누워 곡기를 끊고 자연스럽게 임종을 맞는 것이 오히려 선비다운 모습이었다. 다만 이러한 자세는 부모의 장수를 바라는 효와는 상반되는데 자식 입장에서는 어떻든 부모가 오래 살기를 바라는 것이 효의 정신이었기 때문이다. 하지만 효의 본질은 부모의 의사에 순종하는 것이기 때문에 부모 스스로가 완강하게 죽음을 맞겠다고 할 때 이를 부정할 수는 없었다.

3. 전통문화의 죽음관이 오늘날 임종과정에서 갖는 의의

우리나라 전통문화의 죽음관이 오늘날 미치는 영향은 크게 세 가지로 정리된다. 첫째는 지극한 현세주의, 두 번째는 연명의료에 대한 집착, 세 번째는 사체 훼손에 대한 금기다. '개똥밭에 굴러도 이승이 좋다'는 속담은 한국인의 죽음에 대한 태도를 잘 보여준다. 한국인은 불교나 기독교 같은 고등종교도 현세의 구복을 위한 수단으로 환원시키려는 강력한 경향이 있다. 심지어 깨달음을 위해 산으로 들어간 승려조차도 국가가 위기에 처했을 때는 무기를 들고 일어나야 한다는, 아시아에서 유례를 찾을 수 없는 호국불교의 전통 또한 인간의 구체적 삶에 도움이 되지 않는 종교는 무용하다는 인식의 소산임을 부정하기 어렵다. 이 지극한 현세주의로 인해 한국 사회에서는 '죽음'에 대한 담론 자체가 매우 어렵고, 임종기 혹은 말기환자와 그 가족들에 대해서도 죽음에 대해 터놓고 말하기가 거의 불가능하다. 이는 '죽음을 기억하라(memento mori)'는 모티프가 각종 예술의 소재가 됐으며 예배 자체가 신의 죽음과 부활을 기리는 행위인 기독교문화와는 상이한 모습이다.

이 현세주의적 태도는 연명의료에 대한 집착과도 관련이 크다. 연명의료에 대한 집착은 현세주의적 태도 외에 유교적 효의 영향, 그리고 진료에 대한 의사결정이 당사자보다 가족에게 맡겨져 있는 우리나라의 의료 문화에 기인한 바가 크다. 죽음, 그리고 사후 처리에 대해 부모와 자식 간에 진솔한 대화가 거의 불가능하고 부모가 의사결정이 어려운 상태에 빠졌을 때 많은 자식들은 연명의료에 집착한다. 물론 사회경제적 여건 등 다른 요인이 작용할 때는 이러한 태도가 크게 달라질 수 있지만, 기본적으로 친인척을 비롯한 많은 주변 사람의 보는 눈이 있으므로 자식들의 의사결정은 이를 의식할 수밖에 없다. 또한 유교의 타락한 형태인 과시적 도덕주의의 영향이 여전히 크게 남아있기 때문에 효자임을 보여주어야 한다는 사회적 압력도 상당하며 이는 연명의료와 관련된 의사결정을 쉽게 왜곡시킨다.

사체 훼손에 대한 금기는 사후 장례 및 제사 등과도 관련이 깊다. 전통 유교에서는 부모의 시신을 양지바른 곳에 잘 매장해 자연으로 돌아가게끔 하는 것이 효의 발현이라 보았다. 이러한 사고는 도교의 도참 및 풍수지리 사상과 결합해 오래전부터 우리나라에 비보풍수(裨補風水)와 도참에 대한 믿음이 유행하는 결과를 낳았다. 즉, 묘자리를 어디에 쓰느냐에 따라 후손의 운명이 달라진다는 것인데, 이는 유교와는 사실 관련이 별로 없는 것이지만 오늘날에도 수많은 사람이 믿고 있다. 부모의 신체를 훼손하는 것은 불효이자 불인(不仁)한 행위라는 유교적 사고방식으로 인해 사후 부검 및 사체 장기기증이 매우 드문 것도 언급할 필요가 있다. 비록 매장지를 구하기 어렵고 분묘의 사후 관리도 쉽지 않아지면서 사후에 화장을 하고 납골당에 안치하는 경우가 늘어났지만, 사회적으로 상위에 있는 계층에서는 부모나 조상의 묘를 명당 자리를 찾아 화려하게 조성해야만 후손이 잘된다는 믿음이 여전히 사라지지 않고 있다.

연명의료를 둘러싼 의료행위는 전통과 근대가 가장 첨예하게 부딪는 의료의 영역이다. 근대란 생명을 비롯해 자신의 신체에 대한 결정을 스스로 할 수 있다는 개체의 자율성을 인정하고 수용하는 합리적인 세계를 의미하지만, 우리에게 이러한 형태의 근대화는 여전히 진행되고 있는 과제라고 할 수 있다. 경제와 과학기술 등 물질적인 차원에서는 근대화가 이루어졌다고 할 수 있지만, 여전히 전통 사상과 문화가 현대 한국인에게 깊은 영향을 미치고 있다.

그런데 대다수는 그 사실을 잘 알지 못하고 겉으로 드러나 있는 전통문화의 나쁜 영향, 예컨대 과시적인 제사 행위나 번거로운 상장례 같은 것을 비난하고 있을 뿐이다. 그러나 우리가 제대로 된 근대화를 달성하기 위해서는 우리의 사고방식 중 어떤 부분이 여전히 전근대의 영향을 받고 있는지 알 필요가 있으며 그런 의미에서 전통 사상에 대한 현대적인 이해와 해석은 반드시 필요하다.

| 참고문헌 |

1. 권복규. 유교와 장묘문화. 문학과 의학 2019; 13: 23-36.
2. 권복규. 유학에 입각한 생명윤리학에 관한 연구. 한국학중앙연구원 한국학대학원 박사학위논문, 2018.
3. 이상목. 한국인의 죽음관과 생명윤리(석당학술총서 11). 동아대 석당전통문화연구원. 부산; 세종출판사, 2005.

6장 죽음은 왜 두려운가?

권석만 | 서울대학교 사회과학대학 심리학과

　　인간은 '반드시 죽는다'는 확실성과 더불어 '언제 어떻게 죽을지 모른다'는 불확실성 속에서 '죽음불안(death anxiety)'을 지니며 살아간다. 심각한 질병을 지닌 환자들은 더욱 강렬한 죽음불안을 느끼며 고통을 겪는다. 이 장에서는 죽음불안의 실체, 죽음불안의 개인차와 부적응적 영향, 그리고 죽음불안을 완화할 방법을 살펴본다.

1. 죽음불안의 정의와 구성요소

　　'죽음불안'은 미래에 언젠가 자신에게 다가올 치명적인 위험, 즉 죽음에 대한 두려움을 말한다. 넓게 정의하면 죽음불안은 죽음에 대한 생각으로 인해 유발되는 불안을 의미하며 자신의 죽음뿐 아니라 타인의 죽음, 시체, 장례식, 화장터, 무덤과 같이 죽음과 관련된 주제에 대한 생각으로 인해 느끼게 되는 불쾌한 정서를 뜻한다. 그러나 죽음불안의 핵심은 언젠가 닥쳐올 자신의 죽음에 대한 두려움이다.

　　죽음불안은 자기 존재에 대한 상상적 위협에 의해 유발된 자신의 죽음과 죽어감에 대한 두려운 감정과 더불어 그에 수반하는 생리적 반응을 경험하는 상태라고 정의될 수 있다. 죽음불안은 네 차원, 즉 (1)죽음과 죽어감(dying) 또는 죽음과 관련된 사건에 대한 반복적인 생각, (2)자신의 죽음과 죽어감을 생각할 때 경험되는 걱정과 공포의 감정, (3)불안과 관련된 생리적 반응, (4)죽음이나 죽어감과 관련된 생각이나 사건에 대한 회피로 구성된다.

죽음불안은 매우 다차원적인 복합적 구조를 가진 심리적 현상이다. 마운트(Mount)는 죽음불안이 세 가지의 서로 독립적인 공포, 즉 (1)죽어가는 과정에 대한 두려움(고통, 존엄성 상실, 타인에게 짐이 되는 것), (2)죽음 자체에 대한 두려움(자신의 삶에 대한 통제력, 추구하던 과업의 완성 및 다른 사람과의 관계를 상실하는 것), (3)죽음 이후에 일어날 것에 대한 두려움(육체의 운명, 사후세계의 심판, 완전한 소멸)으로 구성된다고 주장했다.

데켄(Deeken)은 죽음공포의 구체적인 내용을 다음과 같이 10가지로 세분해 제시하고 있다: (1)고통에 대한 공포, (2)고독에 대한 공포, (3)존엄 상실에 대한 공포, (4)짐이 되는 것에 대한 공포, (5)통제 상실에 대한 공포, (6)불확실성에 대한 공포, (7)미완성의 삶에 대한 공포, (8)인격 소실에 대한 공포, (9)사후 징벌에 대한 공포, (10)공포에 대한 공포.

죽음불안의 이유를 죽음이 진행되는 시간적 순서, 즉 죽어가는 과정, 죽음 자체, 죽음 이후의 결과에 대한 것으로 구분해 살펴보면 다음과 같다. 첫째, 죽음불안의 중요한 요소는 죽어감의 과정에서 겪게 될 다양한 부정적 경험(육체적 고통, 자존감과 존엄성의 훼손, 타인에게 짐이 되는 것)에 대한 두려움이다. 케나인(Canine)에 따르면 죽어감에 대한 공포는 '죽어감의 과정을 품위 있게 맞이하고 싶은 소망'과 '삶을 좀 더 오래 지속하고 싶은 소망' 사이의 갈등을 반영한다. 대부분의 경우, 안락사나 존엄사를 원하는 사람들은 죽어가는 과정에서 겪게 될 여러 가지 고통을 최소화하기 위해 자신의 삶을 스스로 단축하려는 것이다.

둘째, 죽음불안의 가장 중요한 구성요소는 죽음 자체에 대한 두려움일 것이다. 죽음은 자기존재와 자기의식의 소멸을 의미하기 때문이다. 죽음으로 인해 의식이 소멸하면 모든 고통은 사라진다. 그러나 죽음으로 인해 자기존재가 영원히 소멸되는 것, 그리고 의식과 통제력을 상실하는 것에 대한 두려움이 죽음불안의 핵심을 이룬다. 죽음이 두려운 또 다른 중요한 이유는 가족을 비롯한 사랑하는 사람들과의 관계가 영원히 단절되기 때문이다. 사랑하는 사람과의 영원한 이별, 즉 애착관계의 단절은 죽음불안의 핵심 요소 중 하나다.

마지막으로, 죽음불안은 죽음 이후에 발생할 부정적 사건에 대한 두려움을 포함하고 있다. 그 첫째는 자신의 육체가 훼손되는 것에 대한 공포로서 매장돼 부패하거나 화장돼 소각되는 것에 대한 두려움을 의미한다. 둘째는 자신이 죽고 난 후에 가족이 처할 심리적 고통과 경제적 곤란 등에 대한 두려움이다. 또한 자신의 존재가 가족과 사람들로부터 망각되는 것에 대한 두려움이 존재한다. 셋째, 사후생을 믿는 사람은 사후세계에서 심판과 징벌을 받는 것에 대한 두려움을 지닐 수 있다. 사후생에서 자신의 죄가 드러나 가혹한 심판을 통해 혹독한 징벌을 받거나 지옥에 떨어져 고통받게 될 것을 두려워할 수 있다. 사후생과 신의 심판을 믿는 종교인의 경우에는 사후의 심판과 처벌을 두려워한다. 이 밖에도 자신이 죽은 후에 자녀나 가족이 자신의 유언이나 신변 정리에 대한 지시를 따르지 않는 것에 대한 불안이 존재할 수 있다.

2. 죽음불안의 개인차

죽음불안을 체험하는 빈도와 강도는 사람마다 다르다. 죽음을 두려워하는 이유도 개인마다 다를 뿐 아니라 죽음불안에 대처하는 방식 역시 개인차가 존재한다. 죽음불안은 개인의 삶에 영향을 미치는 방식에 따라 여러 가지 유형으로 구분될 수 있다.

첫째, 죽음불안은 의식에 침투하는 빈도나 지속 기간에 따라서 일시적 죽음불안과 만성적 죽음불안으로 구분할 수 있다. 둘째, 죽음불안은 죽음에 대한 생각으로 인해 유발된 막연한 두려움에서 부터 강렬한 공포에 이르기까지 다양한 강도로 경험될 수 있다. 셋째, 죽음불안은 자각되는 정도에 따라 의식적인 죽음불안과 무의식적인 죽음불안으로 구분된다. 넷째 죽음불안은 개인의 삶에 미치는 영향과 결과에 따라 적응적 죽음불안과 부적응적 죽음불안으로 구분할 수 있다.

죽음불안은 다차원적인 복잡한 심리 현상으로서 매우 다양한 요인에 의해 영향을 받는다. 대부분의 사람은 어느 정도 죽음불안을 느끼고 있지만, 일부는 매우 높은 수준의 죽음불안을 보고한다. 죽음불안은 개인의 발달 단계, 생활 사건과 인생 경험, 종교를 비롯한 사회문화적 요인에 의해 영향을 받는다. 예컨대, 생명 위협적 사건, 재난, 질병, 가족이나 친구의 죽음 등 부정적인 생활사건들은 죽음불안을 증가시킨다. 노인의 경우, 특히 건강 문제가 죽음불안과 밀접하게 연관되지만 사회적 지지, 대처 방식, 종교적 신념 등에 따라 죽음불안의 영향이 다른 것으로 나타났다.

지금까지 죽음불안에 영향을 미치는 여러 요인에 대한 많은 실증적 연구가 이루어졌지만 매우 산발적으로 진행됐다. 앞에서 살펴본 연구 결과들을 기반으로 해 죽음불안에 영향을 미치는 여러 요인의 관계를 통합적으로 정리해 살펴보면 〈그림1〉과 같다.

죽음불안과 가장 밀접한 관련성을 지니는 심리적 요인은 죽음 관련 태도로서 개인이 죽음에 대해 지니는 생각, 지식, 이해, 믿음을 의미한다. 인간이 경험하는 대부분의 불안은 미래에 발생할 위협에 대한 인지적 해석과 평가에 의해 강력한 영향을 받는다. 죽음은 무엇을 의미하는지, 죽어감의 과정에서 어떤 부정적 사건들이 발생할 것인지, 그러한 부정적 사건들이 얼마나 고통스러울지, 그리고 그러한 사건에 직면해 자신이 얼마나 잘 대처할 수 있을지에 대한 주관적 예상과 평가가 죽음불안에 영향을 미친다. 또한 자신의 삶을 의미 있는 것으로 통합하는 정도는 후회와 미련을 감소시킴으로써 죽음을 덜 위협적인 것으로 여기며 수용하는 데 긍정적인 영향을 미치게 된다. 이러한 점에서 죽음태도와 죽음수용, 죽음대처 유능감, 자아통합 등이 죽음불안에 영향을 미치는 중요한 심리적 요인으로 주목받고 있다.

이러한 죽음 관련 태도는 매우 다양한 요인에 의해 영향을 받는다. 우선, 연령, 성별, 종교, 결혼 여부, 사회경제적 지위 같은 인구학적 특성들이 죽음수용을 비롯한 죽음 관련 태도에 영향을 미칠 수 있다. 또한 신경과민성과 개방성을 비롯한 성격의 5요인, 비관주의와 낙관주의, 일반적인 자기효능감 같은 성격적 요인 역시 죽음 관련 태도에 중요한 영향을 미친다. 이러한 요인들은 죽음 관련 태도를 통해 죽음불안에 영향을 미치는 배경적 요인이라고 할 수 있다.

부정적 생활 사건은 개인으로 하여금 죽음에 대한 생각을 유발하는 죽음불안의 촉발 요인이라고 할 수 있다. 매우 다양한 부정적 생활 사건이 죽음불안을 촉발할 수 있다. 특히 가족과 친구를 비롯한 친밀한 사람의 죽음, 자신 또는 가족의 치명적 질병, 많은 사람의 죽음을 초래한 재난은 죽음불안을 증폭시킬 뿐 아니라 죽음 관련 태도에도 심각한 영향을 미치게 된다. 이 밖에도 실직, 은퇴, 실패, 좌절, 고립 등 같은 다양한 부정적인 생활사건은 불안과 우울을 유발할 뿐 아니라 죽음과 관련된 생각을 증가시켜 죽음불안과 죽음 관련 태도에 영향을 미치는 것으로 알려지고 있다.

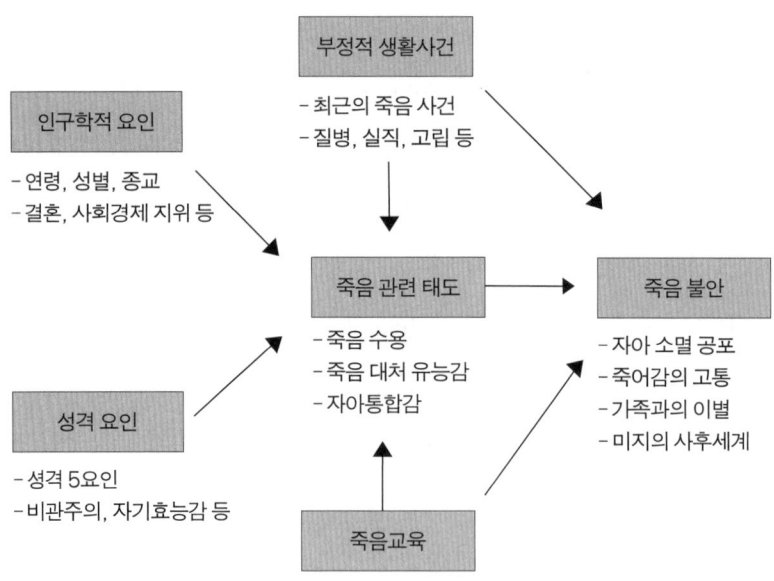

그림 1 | 죽음불안에 대한 통합적 모델

3. 죽음불안과 관련된 정신병리

대부분의 정신병리 기저에는 '죽음불안'이 존재한다. 죽음불안을 달래며 방어할 능력은 정신건강에서 필수적인 것이다. 그러나 죽음불안의 방어기제를 습득하지 못하거나 방어기제가 심리적 충격으로 손상되면 죽음불안이 의식으로 침투하며 다양한 정신병리를 유발할 수 있다. 또한 죽음불안의 방어기제에 과도하게 집착하면 개인의 삶이 편향적이고 경직된 방향으로 흘러 부적응 상태를 초래할 수 있다. 죽음불안은 '건강염려증(hypochondriasis)', '신체증상장애(somatic symptom disorder)'를 비롯해 불안장애, 강박장애, 외상 후 스트레스 장애, 우울장애, 섭식장애 같은 다양한 정신장애에 영향을 미치는 것으로 알려지고 있다.

죽음불안은 건강염려증같이 신체적 증상에 과도하게 집착하고 염려하는 심리적 장애의 중심적 특성이다. 특히 개인이 자신의 신체적 건강상태에 대해 과도한 관심과 걱정을 나타내는 건강염려증은 죽음에 대한 병리적 불안과 관련돼 있다. 건강염려증과 밀접하게 연관된 '질병불안장애(illness anxiety disorder)'는 자신이 심각한 질병에 걸렸다는 집착과 공포를 나타내는 경우를 말한다. 이러한 장애를 지닌 사람들은 자신의 신체적 건강상태나 증상에 과민하게 반응하며 건강과 관련된 과도한 행동(질병의 증거를 찾기 위한 반복적인 검사 등)을 보이거나 부적응적 회피행동(의사와의 면담 약속 회피 등)을 나타낸다.

'신체증상장애'는 질병불안장애와 유사하지만 다른 정신장애로서 한 개 이상의 신체적 증상을 고통스럽게 호소하거나 그로 인해 일상생활이 현저하게 방해받는 경우를 의미한다. 이러한 장애를 지닌 사람들은 통증을 비롯한 여러 가지 신체적 증상에 집착하고, 이러한 증상의 심각성을 과도하게 평가하며, 지속적인 불안을 나타내면서 신체 증상과 건강 염려에 많은 시간과 에너지를 투여한다. 이처럼 질병불안장애나 신체증상장애를 지닌 사람들은 병원을 비롯한 의료기관을 반복적으로 방문해 치료비를 과도하게 지출하는 경향이 있다.

건강염려증이나 신체증상장애를 지닌 사람들은 자신의 건강에 대한 염려와 불안 수준이 높아서 자신의 신체에 과도한 주의를 기울임으로써 사소한 신체 감각을 증폭시켜 지각한다. 이러한 신체 감각을 심각한 질병(암, 간경화 등)의 징표로 잘못 해석하고 그에 집착해 건강에 대한 염려와 질병에 걸렸다는 생각이 점점 더 굳어지게 된다. 또한 이러한 장애를 지닌 사람들은 좋은 건강이란 신체증상이 하나도 없는 상태라는 비현실적인 믿음을 가지고 있어서 사소한 신체 증상에도 예민하게 주의를 기울이고 신체 증상을 심각한 것으로 여긴다.

이 밖에도 죽음불안은 불안장애를 비롯해 강박장애, 외상 후 스트레스 장애, 우울장애, 섭식장애 같은 다양한 정신장애에 영향을 미치는 것으로 알려지고 있다. 특히 공황장애는 죽음불안과 매우 밀접히 관련된 것으로 알려지고 있다. 공황장애는 갑자기 엄습하는 강렬한 불안을 반복적으로 경험하는 장애를 말한다. 공황장애를 지닌 사람들은 예상하지 못한 상황에서 갑작스럽게 밀려드는 극심한 공포, 즉 죽지 않을까 하는 강렬한 불안을 경험하며 심장박동 증가, 진땀 흘림, 손발 떨림, 질식감, 가슴통증, 구토감 같은 다양한 신체적 증상을 나타낸다.

이 밖에도 죽음불안은 다양한 정신장애에 영향을 미치는 것으로 알려지고 있다. 예컨대 약물중독, 도박중독, 게임중독, 섹스중독, 일중독을 비롯한 다양한 중독행동의 기저에도 죽음불안이 존재하는 것으로 여겨지고 있다.

4. 죽음불안의 완화 방법

죽음불안의 완화에 가장 널리 적용되는 방법은 인지행동치료(cognitive behavior therapy)다. 캐나다의 임상심리학자인 퓨러와 동료들(Furer, Walker & Stein)은 건강염려증과 신체증상장애를 치료하기 위해 죽음불안에 초점을 맞춘 인지행동치료를 개발했다. 14주 동안 집단치료의 형태로 실시되는 인지행동치료는 체계적 평가, 통합적 사례 이해, 맞춤형 개입 방법의 적용을 중시한다. 우선 환자의 현재 증상을 비롯해 성장 과정, 병력, 가족 관계, 심리사회적 적응 상태 등에 대한 체계적 평가를 시행한다. 이러한 폭넓은 평가 자료에 근거해 환자가 현재 증상을 나타내고 심한 죽음불안을 지니게 된 원인 및 관련 요인들에 대한 통합적 사례 분석을 시도한다. 마지막으로 이러한 환자의 통합적 이해를 바탕으로 개인별로 치료 계획을 수립하고 적절한 치료 방법을 적용하게 된다.

인지행동치료에서 사용하는 주요한 치료 방법은 불안 자극에 대한 노출, 인지적 재구성, 부적응적 행동의 제거, 적응적 행동의 학습 등이 있다. 죽음불안의 치료를 위해서는 죽음과 관련된 염려와 상황에 대한 노출, 죽음에 관한 부적응적 신념에 대한 도전, 죽어감의 불가피성에 대한 인지적 수용, 삶의 만족감과 즐거움 증가 같은 인지행동적 기법을 사용한다. 이러한 인지행동치료를 통해 죽음불안을 현저하게 감소시켰을 뿐 아니라 건강염려증 증상도 현저하게 개선됐다.

말기환자들이 직면하게 되는 죽음불안을 완화해 임종기의 삶의 질을 향상시키기 위한 심리치료적인 개입법이 다양하게 개발되고 있다. 죽음불안을 완화하는 개입법은 대부분 '인생 회고', '존엄성 증진', '의미 발견', '실존적 초점을 둔 부부치료', '암 관리하며 의미 있게 살기(managing cancer and living meaningfully)'에 초점을 두고 있었다. 대체로 인생의 의미감과 영적 웰빙을 통합적으로 증진하는 단기적 개입 방법이 가장 효과적인 것으로 나타났다. 현재 말기환자의 죽음불안을 완화하기 위해 가장 널리 사용되고 있는 대표적인 개입법으로는 존엄치료, 의미중심적 심리치료, 인지-실존적 집단치료 등이 있다.

존엄치료(dignity therapy)는 캐나다의 정신과 의사이며 완화의료 전문가인 초치노프(Chochinov)에 의해 개발됐다. 존엄치료는 말기환자들이 겪고 있는 심리사회적·실존적 고통을 완화하기 위해 개발된 심리치료적 단기 개입법이다. 말기질환을 앓고 있는 일부 환자들은 삶의 고통 속에서 빨리 죽기를 원하는 반면, 일부 환자들은 평온함을 느끼며 인생의 마지막 날들을 즐기려는 마음을 갖는다. 초치노프는 이러한 두 유형의 말기환자들이 나타내는 차이점을 실증적으로 조사해 7개의 주제(생산감, 자기 지속성, 역할 유지, 자존감 유지, 희망감, 미래 염려, 치료 태도)를 발견했다. 그리고 이러한 일곱 가지 주제를 증진하는 개입을 강조하는 완화의료의 존엄모델을 제시했다.

|표 1| 존엄치료의 질문 목록

1	당신의 인생에 대해 말해주세요. 특히 당신이 가장 잘 기억하고 있거나 가장 중요하다고 생각하는 부분에 대해서요. 당신은 언제 가장 살아있다는 것을 느꼈나요?
2	당신에 대해 당신의 가족들이 알기 원하는 특별한 것들이 있나요? 당신에 관해 가족들이 기억해 주기를 원하는 특별한 것들이 있나요?
3	당신의 인생(가족 역할, 직장 역할, 공동체 봉사활동 등)에서 가장 중요한 역할은 무엇이었나요? 그것이 당신에게 왜 중요한가요? 당신은 그러한 역할에서 무엇을 성취했다고 생각하시나요?
4	당신이 이룬 가장 중요한 성취는 무엇인가요? 그리고 당신은 무엇을 가장 자랑스럽게 느끼나요?
5	당신이 사랑하는 사람들에게 말하고 싶은 특별한 것이 있나요? 당신이 시간을 내어 다시 한번 더 말하고 싶은 것들이 있나요?
6	당신이 사랑하는 사람들에게 바라는 희망과 꿈은 무엇인가요?
7	당신이 인생에서 배우거나 깨달은 것 중에서 다른 사람들에게 남기고 싶은 것은 무엇인가요? (당신은 인생에서 무엇을 배웠나요? 다른 사람들에게 남기고 싶은 인생의 교훈은 무엇인가요?) 당신은 사랑하는 사람들(아들, 딸, 남편, 아내, 부모 등)에게 어떤 조언이나 충고를 전하고 싶나요?
8	당신이 가족에게 전하고 싶은 말이나 지시 사항이 있나요? 가족이 미래를 위해 준비하는 데 도움이 되도록 가족에게 전하고 싶은 말이나 지시 사항이 있나요?
9	이러한 영원한 기록을 만드는 데 있어서 당신이 꼭 포함되기를 원하는 다른 것들이 있나요?

존엄치료는 흔히 정신과 의사, 완화의료 간호사, 심리학자에 의해 진행되며 존엄모델에 근거한 주제들에 관해 면담이 이루어진다. 존엄치료는 말기환자로 하여금 그에게 가장 중요한 주제들, 즉 죽음이 가까이 다가옴에 따라 다른 사람들이 가장 기억해주기를 원하는 것들에 대해 말할 기회를 제공한다. 치료자들은 〈표1〉에 제시된 9개의 질문을 중심으로 환자와 면담을 진행한다. 대부분의 경우, 면담은 환자가 머물고 있는 병실의 침대 옆에서 이루어지며 30~60분 정도 진행된다. 면담 내용을 녹음해 전사한 후에 그 주된 내용을 편집해《성취기록물》이라는 책자 형태로 만들어 환

자에게 전달한다. 환자는 《성취기록물》을 원하는 사람들과 함께 공유하며 이야기를 나누거나 가족 또는 친구들에게 유산으로 증여하게 한다.

이 밖에도 말기 암환자의 죽음불안을 완화하기 위해 삶의 의미, 영적 웰빙, 삶의 질을 향상시키는 의미중심적 심리치료(meaning-centered psychotherapy)가 있다. 또한 유방암 초기 환자들이 겪는 심리적 고통(죽음불안, 무력감, 우울감)의 감소에 초점을 두고 있는 인지-실존적 집단치료(cognitive-existential group therapy)도 있다.

| 참고문헌 |

1. 권석만. 삶을 위한 죽음의 심리학. 서울: 학지사, 2019.
2. Breitbart W, Rosenfeld B, Gibson C, et al. Meaning-centered group psychotherapy for patients with advanced cancer: A pilot randomized controlled trial. Psychooncology 2010; 19(1): 21-28.
3. Breitbart W, & Poppito S. Meaning-centered group psychotherapy for patients with advanced cancer: A treatment manual. Oxford: Oxford University Press, 2014. (이재헌, 황진숙 역, 진행성 암환자를 위한 의미중심 집단정신치료. NUN, 2019).
4. Cai W, Tang YL, Wu S, et al. Scale of death anxiety (DSA): Development and validation. Frontiers in Psychology 2017; 31(8): 858.
5. Canine JD. The psychosocial aspects of death and dying. New York: Appleton & Lange, 1996.
6. Chochinov HM. Dignity-conserving care-a new model for palliative care: helping the patient feel valued. JAMA 2002; 287(17): 2253-2260.
7. Deeken A. The need for death education. Gan To Kagaku Ryoho 1992; 19(9): 1247-1252.
8. Furer P, Walker JR, Stein MB. Treating health anxiety and fear of death: A practitioner's guide. New York: Springer, 2007.
9. Iverach L, Menzies RG, Menzies RE. Death anxiety and its role in psychopathology: reviewing the status of a transdiagnostic construct. Clin Psych Rev 2014; 34: 580-593.
10. Kissane DW, Love A, Hatton A, et al. Effect of cognitive-existential group therapy on survival in early-stage breast cancer. J Clin Oncol 2004; 22(21): 4255-4260.
11. Mount E. Individualism and fears of death. Death Education 1983; 7: 25-31.

7장 우리는 죽음에 어떻게 대처하는가?

권석만 | 서울대학교 사회과학대학 심리학과

　　인간은 탁월한 지능으로 만물의 영장이 되는 축복을 누렸지만 죽음이라는 미래의 필연적 운명을 자각하는 저주를 받았다. 죽음불안을 느끼며 살아가는 것은 고통스러운 일이다. 인간은 죽음의 운명에 대처하고 죽음불안을 회피하기 위해 다양한 방법을 고안해냈다. 죽음에 대처하는 방식은 개인마다 다를 뿐 아니라 문화에 따라 각기 다르다. 이러한 죽음의 대처 방식은 개인의 삶과 더불어 사회의 문화에 강력한 영향을 미친다. 인간이 죽음에 어떻게 대처하는지를 살펴보면 개인의 삶과 사회의 문화체계에 대한 좀 더 심층적인 이해가 가능하다.

1. 죽음에 대한 다양한 대처

　　인간은 죽음을 극복하고 영원히 살고자 하는 집요한 욕망을 지니고 있다. 영원한 생존을 위한 모색, 즉 불멸을 향한 욕망은 인류가 문명을 창조하는 성취의 원동력이다. 인류의 문명은 인간 존재의 유한성, 즉 육체와 정신의 영원한 소멸을 부정하기 위한 다양한 방법이라고 할 수 있다. 케이브(Cave)는 인류문명에 나타난 불멸 추구의 네 가지 방식을 소개하고 있다.

　　첫째는 불로장생을 통해 육체적 영생을 추구하는 것이다. 인간은 육체를 지닌 존재 그대로 영원히 살기를 원한다. 죽음의 진격을 막을 수 있는 불로초(不老草)를 구하기 위해 심혈을 기울였던 진시황의 경우처럼 인간은 육체적으로 영원히 살 수 있는 방법을 찾기 위해 온갖 노력을 기울였다. 육체적 영생을 위한 모든 노력은 실패했지만, 불로장생과 무병장수를 위한 의학적 발전으로 이어지고 있다. 질병을 치료하고 노화를 방지하는 다양한 약품과 의술이 발전해 인간의 수명은 비약적으로 증가했다. 현대인의 경우 100세를 넘어 120세, 150세의 장수를 추구할 뿐 아니라 다양한 생명 연장의 기술이 발전하고 있다. 인류는 여전히 과학적 혁신을 통해 질병과 노화를 극복하고 영원히 살고자 하는 육체적 영생의 꿈을 포기하지 않고 있다.

둘째는 죽었다 다시 살아나는 것으로 육체적 부활을 추구하는 것이다. 죽음의 특징은 누구나 죽음을 피할 수 없을 뿐 아니라 한 번 죽으면 다시 살아날 수 없다는 것이다. 그러나 인간은 죽음을 피할 수는 없지만 다시 살아날 수 있다는 부활의 희망을 키워 나갔다. 이집트의 미라에서 볼 수 있듯이 이집트인들은 사망한 육체가 부활할 수 있다는 믿음에서 육신을 그토록 정성스럽게 보존하려고 노력했다. 또한 죽은 사람이 저세상에서 부활해 삶을 영위할 수 있도록 그의 애장품과 필수품을 함께 매장했다. 대부분의 종교는 육체적 부활을 주장하고 있다. 특히 기독교는 예수의 부활을 통해 인간 모두가 사망으로부터 부활할 수 있는 가능성을 제시하고 있다. 티벳불교에서 주장하는 환생의 개념도 죽은 사람의 영혼이 새로운 육체를 얻어 삶을 이어 나가는 일종의 부활이라고 할 수 있다. 현대사회에서도 부활의 희망은 인체냉동보존술(cryonics) 같은 과학기술적 방법을 통해 추구되고 있다.

셋째는 정신적 존재로 살아남으려는 추구다. 인간은 자신의 육신이 썩어 없어지더라도 영혼은 불멸할 것이라는 희망을 지니게 됐다. 이러한 희망은 인간 존재가 물질적인 육체와 비물질적인 영혼으로 이루어진다는 가정에 근거하고 있다. 물질로 구성된 육체는 영생과 부활이 불가능하더라도 정신적 존재인 영혼은 영원히 살아남을 것이라는 믿음을 의미한다. 동서고금의 여러 문화권에서 인간을 구성하는 비물질적인 무형의 자아가 존재한다는 주장이 제기되고 있는데, 이는 영혼, 영체, 신비체, 아트만(atman), 혼백, 귀신, 프시케 등의 다양한 용어로 지칭되고 있다. 현대인 중에도 영혼의 존재와 더불어 죽음 이후에 영적인 차원에서 자신의 존재가 지속된다고 믿는 사람들이 있다. 정보통신기술이 발전하면서 인간의 뇌 안에 존재하는 모든 정보를 스캔해 업로딩하고 그 정보를 다른 육체나 디지털 아바타 속으로 다운로딩하는 컴퓨터적 부활(computational resurrection)이 논의되고 있다.

    넷째는 자신의 흔적, 즉 유산(legacy)을 남기는 것이다. 유산 남기기는 육체적 영생이나 불멸의 영혼 같은 개념을 필요로 하지 않는다. 개인의 존재가 미래로 연결돼 확장되는 간접적인 방식으로 불멸을 추구하는 것이다. 인류 역사에서 많은 사람이 목숨을 버리고 불멸의 명예를 선택했다. 성취와 업적을 통해 영웅이나 위인으로 역사에 이름을 남김으로써 상징적 불멸을 이룰 수 있다. 육체적 소멸의 운명을 지닌 자연의 세계에서 벗어나 상징적인 문화의 세계에서 세대를 초월해 영원히 살아남을 수 있다고 믿는 것이다. 자손을 남기는 것도 자신의 흔적과 유산을 미래로 연결하는 하나의 방법이라고 할 수 있다. 이처럼 인간은 자신이 사라진 후에도 자신의 존재를 이어갈 다양한 유형의 유산을 통해 불멸을 추구하고 있다.

2. 죽음에 대한 태도

    사람마다 죽음을 대하는 태도가 다르다. 죽음을 대하는 태도에 따라 죽음불안에 대한 경험이 달라질 뿐 아니라 삶의 자세도 달라진다. 개인이 죽음에 어떤 태도를 지니고 있는지 이해하는 것은 그의 삶을 이해하는 데 매우 중요하다. '죽음태도(death attitude)'는 죽음을 대하는 마음자세로 개인이 죽음에 대해 지니고 있는 긍정적-부정적 관점과 접근적-회피적 자세를 의미한다. 캐나다의 심리학자인 웡과 동료들(Wong, Reker & Gesser)은 죽음을 대하는 태도의 개인차를 연구하기 위해 '죽음태도척도(death attitude profile)'를 개발해 죽음태도를 크게 '거부적 태도'와 '수용적 태도'로 구분하고

5가지 유형으로 세분했다.

1) 죽음에 대한 거부적 태도

죽음에 대한 거부적 태도는 죽음공포(death fear)와 죽음회피(death avoidance)로 구분된다. 이러한 두 가지 태도는 죽음에 대한 직면이라는 측면에서 다르다. 죽음공포는 죽음을 회피하지 않고 직면하지만 그에 대해 공포감을 느끼는 태도를 뜻하고, 죽음회피는 죽음의 직면 자체를 회피하는 태도를 의미한다.

죽음공포는 죽음에 대해 두려움과 공포를 느끼는 태도로 죽음의 상태와 죽어감의 과정에 대한 부정적인 사고와 감정을 의미한다. 죽음공포의 태도를 지닌 사람들은 죽음을 회피하지 않고 직면하지만 죽음을 수용하지 못한 채 죽음에 대한 지속적인 공포감을 경험한다.

죽음회피는 죽음에 대한 불안과 공포를 회피하기 위해 죽음에 관한 생각을 하지 않으려는 죽음부정의 태도다. 이러한 태도를 지닌 사람들은 무의식적으로 죽음에 대한 강한 불안을 지니고 있으며 이러한 죽음불안과의 직면을 두려워한다. 이들은 죽음에 관한 생각이나 대화를 회피할 뿐 아니라 죽음을 떠오르게 하는 자극이나 상황을 외면한다. 죽음회피는 죽음을 의식에서 멀리 밀어내려는 방어적 태도라고 할 수 있다.

2) 죽음에 대한 수용적 태도

죽음에 대한 수용적 태도는 '중립적 수용(neutral acceptance)', '도피적 수용(avoidance acceptance)', '접근적 수용(approach acceptance)'으로 세분된다. 중립적 수용은 죽음에 대한 이성적 수용으로서 죽음을 모든 삶의 불가피한 종말로 여기며 이성적으로 수용하는 것을 의미한다. 삶과 죽음은 동전의 양면처럼 불가분의 관계에 있는 것이다. 살아있다는 것은 죽음, 그리고 죽어감과 함께 살아가는 것이다. 이러한 태도를 지닌 사람들은 죽음을 두려워하지도 환영하지도 않는다. 단지 죽음을 우리 삶의 불가피한 사실로 수용하고 최선을 다해 유한한 삶을 살려고 노력한다. 중립적 수용은 죽음에 대한 초연한 태도라고 할 수 있다.

중립적 수용은 단일한 태도가 아니라 죽음을 촛불이 꺼지는 것으로 인식하는 것에서부터 문화와의 동일시, 삶의 목표 완성, 유산의 남김같이 더 긍정적인 것으로 받아들이는 다양한 태도를 포함한다. 실존적 또는 인본주의적 심리학자들은 자기실현을 죽음 수용의 중요한 조건으로 여긴다. 자기실현을 이룬 사람들은 죽음을 두려워하지 않는다. 삶의 의미를 발견하는 것도 죽음공포를 제거하고 행복감을 증가시킨다.

도피적 수용은 죽음을 고통스러운 존재에 대한 더 나은 대안으로 선택하는 것을 말한다. 자살은 도피적 수용의 한 표현이다. 사람들은 대처하기 힘든 고통이나 기능의 상실을 경험할 때 자신의 삶을 스스로 끝내고자 한다. 이러한 사람들에게 죽음의 공포는 삶의 공포보다 덜 고통스러울 수 있다. 사람들이 고통에 의해 압도될 때, 그리고 그러한 고통이 완화될 가능성이 보이지 않을 때 죽음은 유일한 도피처가 될 수 있다.

접근적 수용은 죽음을 더 나은 사후생으로 나아가는 통로로 수용하는 것을 뜻한다. 예컨대, '나는 죽음을 영원하고 축복된 곳으로 옮겨가는 것이라고 생각한다', '죽음은 신과의 합일이며 영원한 축복이다', '나는 죽은 후에 내 사랑하는 사람들과 재결합할 것을 기대한다' 같은 믿음과 연결돼 있다. 접근적 수용은 행복한 사후생에 대한 믿음과 관련돼 있다.

3. 죽음부정에서 죽음수용에 이르는 심리적 과정

　스위스 출신으로 미국에서 활동한 정신과의사인 엘리자베스 퀴블러 로스(Elizabeth Kübler-Ross)는 200여 명의 죽어가는 말기환자를 대상으로 면담한 자료에 근거해 그들이 나타내는 심리적 변화를 5단계로 나누어 제시했다. 연구결과를 소개한 저서 《죽음과 죽어감》에 따르면, 말기환자들은 5단계의 심리적 변화과정, 즉 (1)부정(denial), (2)분노(anger), (3)협상(bargaining), (4)우울(depression), (5)수용(acceptance)을 나타냈다.

1) 부정 단계

　말기 질병의 선고를 받은 사람들이 처음 나타내는 공통적 반응은 부정이다. 부정은 충격적인 현실을 인정하지 않고 사실이 아니라고 부인하는 것이다. 대부분의 사람들은 시한부선고를 받게 되면 "아니야! 그것은 사실이 아니야!", "나에게 그런 일이 생길 리가 없어", "무언가 잘못됐을 거야"라며 사실을 부정한다. 이러한 경우에 환자들은 의사의 진단에 오류나 실수가 있다고 생각하기 때문에 더 희망적인 진단을 받기 위해 다른 의사나 병원을 찾아다닌다. 때로는 자신의 증상이 심각하지 않다고 주장하며 치료를 거부하기도 한다. 부정은 충격에 대한 가장 강력한 방어로 말기질환의 초기에는 심리적 충격과 동요를 완충하는 유익한 기능을 할 수도 있다.

2) 분노 단계

　환자들은 자신의 심각한 질병 상태를 더 이상 부정할 수 없다는 것을 깨닫게 된다. 이렇게 자신의 질병을 인정하고 나면 분노의 단계로 넘어간다. 자신이 왜 그러한 질병으로 죽어야 하는지를 용납하지 못한 채 분노를 표출하게 된다. "왜 하필 나에게 이런 병이!", "내가 무슨 잘못을 했길래?", "도대체 왜 내가 지금 죽어야 하는 거지?", "이건 정말 부당해!"같이 분노를 표현하게 된다. 이 단계에서 환자의 분노는 의사, 간호사, 가족 또는 신에게 향해질 수 있다.

분노는 좌절감을 표현하는 저항이다. 이 단계에서 환자들은 자신이 죽어야 하는 고통스러운 현실의 원인을 의료진, 가족, 신 등 외부의 존재 탓으로 돌리며 분노의 표현으로 좌절감을 발산하는 것이다. 죽음의 절박한 상황에 처하면 대부분의 사람은 이전의 발달 단계로 퇴행해 유아적인 심리 상태가 된다. 뜻대로 되지 않을 때 아동이 분노를 표현하며 공격적인 행동을 하듯이 이 단계에서 환자들은 분노와 공격적 행동을 나타낸다. 이러한 분노 행동은 자신을 구해달라고 도움을 요청하는 절박한 마음의 표현이기도 하다. 환자가 주변 사람들에게 분노를 느끼는 이면에는 시기와 질투의 감정이 존재한다. 죽어가야 하는 자신에 비해 건강하게 살고 있는 주변 사람들에게 시기심을 느끼며 사소한 일에도 불만과 짜증을 나타낼 수 있다. 때로는 분노의 표현으로 투약이나 치료를 거부할 수도 있다. 따라서 분노의 단계에 있는 환자를 보살피는 것은 가족과 치료진 모두에게 가장 힘들고 어려운 일이 된다.

3) 협상 단계

환자는 분노 표출을 통해 절박하게 죽음에 저항하며 도움을 구했지만 자신의 병세를 변화시킬 수 없을 뿐 아니라 자신을 도와주는 사람들만 괴롭힐 뿐이라는 것을 인식하게 된다. 분노와 좌절감의 표출을 통해 심리적 에너지가 고갈되면서 환자는 좀 더 유화적인 방식으로 죽음을 거부하며 저항한다.

고통스러운 현실을 받아들일 수도 분노로 현실을 바꿀 수도 없는 상황에서 환자는 '협상'을 시도하게 된다. 협상 단계에서 환자들은 죽음을 최대한 늦추거나 기적을 통해 회복될 수도 있다는 희망을 갈구하게 된다. 특히 신을 믿는 종교인의 경우에는 신과의 협상을 통해 타협을 시도한다. 몇 달 또는 몇 년을 더 살 수 있게 해준다면 또는 질병으로부터 회복할 수 있게 해준다면 신을 위해 평생 헌신하는 삶을 살겠다고 갈구하며 협상을 시도한다. 대부분의 경우, 협상과 타협을 시도하는 시기는 짧으며 다음 단계로 진행하기 위한 준비 과정이라고 할 수 있다.

4) 우울 단계

환자는 타협의 시도가 아무런 변화를 만들 수 없음을 깨닫게 되면서 자신의 질병과 죽음을 어쩔 수 없이 인정하며 우울의 상태에 빠져든다. 아무리 발버둥쳐도 죽음을 피할 수 없다는 현실을 인정하고 삶의 희망을 포기해야 하는 좌절감과 절망감을 경험하는 시기가 우울의 단계다. 우울의 단계에서 환자는 삶을 포기해야 하는 상실의 아픔을 느끼며 울거나 슬퍼하면서 많은 시간을 보낸다. 때로는 방문자를 거절하고 오래도록 혼자 있기를 원하기도 한다.

이러한 우울의 단계에 있는 환자는 대화를 그다지 원하지 않으며 혼자서 깊은 생각에 빠져 있곤 한다. 때로는 무감각하거나 무표정한 상태에서 사람들과의 접촉을 피한 채 혼자만의 시간을 갖고자 한다. 이러한 과정은 환자가 죽음을 받아들이고 사랑했던 것과의 이별을 애도하며 세상과의 분리를 준비하는 과정이라고 할 수 있다. 이 단계에서는 환자가 슬픔과 생각에 젖어 있도록 놓아두어야 하며 섣불리 위로하거나 격려하려는 시도는 피하는 것이 바람직하다.

5) 수용 단계

환자는 앞의 과정을 거치면서 자신의 운명을 담담히 받아들일 수 있는 수용의 단계로 접어든다. 이 단계에서 환자는 '이제는 죽을 수 있다', '더 이상 죽음을 거부하지 않겠다', '이제 죽음을 맞이할 준비가 됐다' 같은 마음자세를 갖게 되며 비교적 안정되고 침착한 감정 상태를 유지하게 된다. 환자들은 이 단계에서 가족이나 친구에게 못 다한 말과 유언을 남기거나 자신의 시신에 대한 처리 방법을 전하기도 한다.

엘리자베스 퀴블러 로스는 수용의 단계를 환자가 긴 여행을 떠나기 전 또는 투쟁의 끝에 이르는 마지막 단계로 묘사했다. 그녀는 죽어가는 과정이 성장의 시간이 될 수 있음을 강조했다. 환자는 죽음의 불가피함을 받아들이면서 삶의 마지막 시간을 의미 있고 생산적으로 사용할 수 있으며 자신, 그리고 가까운 사람들과 진정으로 화해할 수 있게 된다.

인간이 죽음을 수용하는 과정은 결코 평탄하지 않다. 또한 모든 말기환자가 이러한 심리적 변화 과정을 순서대로 모두 거치는 것이 아니며 죽음을 수용하는 단계에까지 이르는 것도 아니다. 또한 일부 환자는 이러한 5단계를 거치지 않고 좀 더 수월하게 자신의 죽음을 편안하게 수용하기도 한다. 말기질환으로 진단받기 전부터 죽음에 대해 수용적 태도를 지녔던 사람들은 엘리자베스 퀴블러 로스가 제시한 죽어감의 단계들을 비교적 수월하게 잘 통과할 수 있었다.

| 참고문헌 |

1. 권석만. 삶을 위한 죽음의 심리학. 서울: 학지사, 2019.
2. Cave S. Immortality: The quest to live forever and how it drives civilization. New York: Crown Publishing Group, 2012.
3. Kübler-Ross E. On death and dying. New York : Simon & Schuster Inc, 1969.
4. Wong PTP, Reker GT, Gesser G. Death attitude profile-revised: A multidimensional measure of attitudes toward death. ed by Neimeyer RA. Death anxiety handbook: Research, instrumentation, and application. Washington, DC: Taylor & Francis, 1994; 121-148.

8장 생애 주기와 죽음

김민선 | 서울대학교 의과대학 소아청소년과
김범석 | 서울대학교 의과대학 혈액종양내과

1. 연령별 사망원인(표1)

2019년 기준 국내 총 사망자 수는 295,110명으로 80세 이상이 47.0%, 60-79세가 36.5%, 40-59세가 13.3%이며 0-39세가 3.2%를 차지한다. 10대 사망원인은 악성 신생물(암), 심장 질환, 폐렴, 뇌혈관 질환, 고의적 자해(자살), 당뇨병, 알츠하이머병, 간 질환, 만성 하기도 질환, 고혈압성 질환 순이다. 최근 10년간의 추이를 보면 알츠하이머병과 암으로 인한 사망이 계속 증가하고 있으며 호흡기 결핵이나 운수사고 사망은 감소하고 있다.

표 1| 연령별 5대 사망원인 사망률 및 구성비, 2019

(단위: 인구 10만 명당 명, %)

* 연령별 사망원인 구성비=(해당 연령의 사망원인별 사망자 수/행당 연령의 총 사망자 수) × 100

	0세	1-9세	10-19세	20-29세	30-39세	40-49세	50-59세	60-69세	70-79세	80세 이상
1위	출생전후기에 기원한 특정 병태 136.8 (51.0%)	악성 신생물 1.8 (17.5%)	고의적 자해 (자살) 5.9 (37.5%)	고의적 자해 (자살) 19.2 (51.0%)	고의적 자해 (자살) 26.9 (39.0%)	악성 신생물 41.1 (28.7%)	악성 신생물 119.6 (37.3%)	악성 신생물 281.4 (43.1%)	악성 신생물 695.0 (35.7%)	악성 신생물 1402.6 (17.9%)

2위	선천 기형 변형 및 염색체 이상 45.4 (16.9%)	운수 사고 1.1 (10.2%)	악성 신생물 2.2 (13.7%)	악성 신생물 4.2 (11.1%)	악성 신생물 13.0 (18.9%)	고의적 자해(자살) 31.0 (21.7%)	고의적 자해(자살) 33.3 (10.4%)	심장 질환 57.0 (8.7%)	심장 질환 197.1 (10.1%)	심장 질환 972.2 (12.4%)
3위	영아 돌연사 증후군 17.0 (6.3%)	가해(타살) 0.9 (8.8%)	운수 사고 1.1 (10.2%)	운수 사고 3.7 (9.9%)	심장 질환 3.9 (5.7%)	간 질환 10.7 (7.5%)	심장 질환 25.4 (7.9%)	뇌혈관 질환 40.4 (6.2%)	뇌혈관 질환 152.3 (7.8%)	폐렴 918.6 (11.7%)
4위	심장 질환 5.2 (1.9%)	선천 기형 변형 및 염색체 이상 0.7 (6.6%)	심장 질환 0.7 (4.7%)	심장 질환 1.4 (3.6%)	운수 사고 3.8 (5.5%)	심장 질환 10.3 (7.2%)	간 질환 23.4 (7.3%)	고의적 자해(자살) 33.7 (5.2%)	폐렴 137.2 (7.0%)	뇌혈관 질환 636.1 (8.1%)
5위	가해(타살) 4.9 (1.8%)	심장 질환 0.6 (5.8%)	익사 사고 0.4 (2.8%)	뇌혈관 질환 0.5 (1.4%)	간 질환 3.1 (4.5%)	뇌혈관 질환 8.2 (5.7%)	뇌혈관 질환 19.0 (5.9%)	간 질환 23.5 (3.6%)	당뇨병 63.8 (3.3%)	알츠하이머병 325.7 (4.2%)

2. 영아기 및 신생아의 죽음

　연간 약 30만 명(2019년 302,676명)의 신생아가 출생하고, 그중 800여 명(2019년 822명)이 1년 안에 사망한다. 생명의 탄생은 대부분의 경우 가족에게 기쁨을 가져다주는 사건이기 때문에 갓 태어난 아이가 사망할 수밖에 없다는 소식을 들으면 더욱 큰 슬픔과 좌절을 겪게 된다. 이 시기에 사망을 초래하는 원인은 선천성 이상, 조산아 및 미숙아 관련 합병증, '신생아가사(neonatal asphyxia, 新生兒假死, 분만 직후 신생아의 심장박동은 있지만 호흡이 곤란하거나 정지된 상태)'가 가장 큰 부분을 차지하며 가족은 아이가 이러한 문제를 가지고 있다는 사실을 임신 중에 듣기도 하고 출산 직후에 알게 되기도 한다. 이 시기에 보통 아이의 어머니는 임신으로 신체적으로 약한 상태인 경우가 많고 고위험임신으로 입원해 있는 경우도 있어 슬픔을 다루는 데 어려움을 겪는다. 또한 태아 및 신생아가 갖는 질병에 대해서는 부모가 자신의 잘못이라고 생각하는 경향이 있기 때문에 이에 대한 지원이 필요한 경우가 많다.
　신생아나 영아가 사망하는 경우, 장례를 준비하는 데 어려움을 겪을 수 있다. 사회적으로 자주 발생하는 죽음이 아니기 때문에 관례가 존재하지 않고 부모는 감정적으로 매우 격앙된 상태에서 행정적인 과정을 준비하는 것에 부담을 느끼게 된다. 또한 신생아나 영아가 사망했을 때 가까운 친지들이 그 아이가 원래 존재하지 않았던 것처럼 얼른 잊어버리고 새롭게 출발하라는 조언을 하기도 하고 아이는 장례를 치르는 것이 관례가 아니라고 얘기하기도 하는데, 이는 아이의 가족, 특히 부모가 적절한 애도 과정을 밟는 데 방해가 될 수 있다.

아이가 아무리 짧은 삶을 살았다고 해도 임신 후부터 부모에게 자녀로 인식돼 왔기 때문에 부모가 사별 과정에서 충분히 애도할 수 있도록 돕는 것이 필요하다. 부모는 대부분 20-30대에 있으며 이전에 경험해 보지 못한 갑작스러운 심리적 고통을 겪으면서 이를 어떻게 다루어야 할지 당황할 수 있기 때문에 상담 자원을 연계하는 것이 사별 과정에 도움이 될 수 있다.

3. 소아청소년기의 죽음과 죽음에 대한 인식

소아청소년기는 인생에서 가장 죽음이 멀리 있는 시기라고 할 만큼 이 시기에 사망하는 경우는 매우 적다. 사망원인 중 가장 빈도가 높은 것은 소아암이며 다음으로 교통사고나 익사 등에 의한 사고사가 차지한다. 소아청소년은 발달과정에 있기 때문에 연령별로 죽음에 대한 인식이 다르다.

만 3세 이하 유아는 애착과 신뢰를 배우는 과정에 있기 때문에 심각한 질병의 치료로 인해 변하게 되는 환경이나 주 돌봄 제공자의 변화에 불안을 느낀다. 이 시기에는 부모 또한 젊은 연령에 있는 경우가 많고 첫 아이인 경우 육아도 처음 해보는 것이기 때문에 간병과 육아를 함께 하며 죽음을 다루어야 한다는 것에 큰 어려움을 겪는다.

만 3-6세 아이들은 빠르게 사고력이 발달하기 때문에 질병이나 관련 상황에 대해 자기 나름대로의 해석을 하고 치료 과정에서 이루어지는 행위나 결정을 오해하는 경우도 많다. 이 시기의 아동은 영속적인 것의 개념을 아직 이해하지 못하기 때문에 죽음에 대해서도 일시적인 현상으로 받아들이는 경우가 있다. 또한 감정이나 생각도 전체적인 것을 통합해 표현하기보다는 그 순간의 경험을 말하는 경우가 많으므로 이를 감안해 받아들여야 한다. 죽음에 대해 정확히 이해하지는 못하지만 상실의 분위기를 감지하기 때문에 이전과 달리 많이 보채거나 짜증을 내는 경우가 증가하기도 한다. 말로 충분한 설명이나 안정을 주기 어려운 경우에는 안아주거나 토닥이는 등 애정을 표현하는 것이 도움이 될 수 있다.

초등학생은 죽음이 영구적인 것을 이해하나 그것이 모두에게 일어난다는 것을 정확히 알지는 못하며 자신에게 일어날 것이라고 생각하지 않는 경향이 있다. 이 시기의 아동은 자신의 질병이나 죽음이 주변 사람에게 미치는 영향에 대해 알고 있어 부모에게 미안함을 느끼거나 다른 사람들의 반응에 따라 자신의 감정 표현을 바꾸기도 한다. 이 시기의 아동에게는 최대한 일상적인 생활을 유지할 수 있도록 하는 것이 도움이 되며 어떠한 감정이나 행동도 정상적으로 존재할 수 있다는 사실을 알려줌으로써 스스로를 잘 수용할 수 있도록 돕는 것이 좋다.

청소년기의 발달 과업은 부모로부터 독립적인 존재로서 자아를 형성하는 것이기 때문에 질병으로 인해 다른 사람에게 의존하는 상태가 되는 것을 매우 어렵게 느낀다. 청소년은 죽음에 대해 성인과 비슷한 정도의 이해를 가지고 있으나 자신은 이 상황을 이겨내 죽지 않을 것이라는 생각을 하기도 한다. 한편 청소년이 치료 결정에 참여할 수 있도록 제안하는 것이 매우 중요하며, 여기에는 결정에 참여하지 않기로 결정하는 것을 존중하는 것도 포함한다.

4. 청년기의 죽음과 죽음에 대한 인식

청년기는 이제껏 준비해 온 삶을 열심히 살아가는 시기다. 건강에 큰 문제가 없는 경우가 많아 사망률이 가장 낮은 시기이며 일에 몰두하는 시기이기 때문에 일반적으로 죽음에 대해 관심을 가지고 있지 않은 시기다. 죽음에 대한 공포가 다른 성인 시기에 비해 약한 시기이기도 하다. 하지만 가족이나 친구의 죽음을 경험한 경우 자신의 죽음뿐 아니라 자신과 관련된 사람들에게 미치는 죽음의 영향을 고려하기 시작한다.

청년기에 암 같은 치명적인 병에 걸리는 경우, 암과 죽음을 분리해 생각하는 경향이 있다. 죽음이 임박해 오면 더 감정적이 되고 좌절하기도 한다. 좌절이 심하면 좌절은 분노로 바뀌고 분노는 종종 이들을 다루기 어려운 환자로 만들기도 한다.

20, 30대의 사망원인의 압도적인 1위는 자살, 2위는 교통사고이며 3위는 암이다. 한국은 각종 사회병리현상으로 인한 젊은층의 높은 자살문제를 현명하게 다루어야 할 시급한 과제를 안고 있다. 대한민국은 2003년 이래로 OECD 회원국 가운데 자살율 1위를 차지하고 있다. 2018년 기준 우리나라의 자살인구는 총 1만3,670명으로 인구 10만 명당 26.6명이 자살하고 있다. 이는 OECD 회원국의 평균 12명의 2.3배에 달하는 수치이며 꾸준하게 늘어나고 있다.

실제 한국인의 자살원인을 살펴보면 정신적 문제가 28.7%로 가장 많았고, 경제적 어려움(21.2%), 신체질환(18.9%) 순이다. 그뿐 아니라 자살을 문제해결의 수단으로 생각하고 자살이 상황에 따라 있을 수 있는 일로 여겨지는 사회적인 분위기도 자살을 부추기는 주요 원인이 된다.

청년층의 자살사고는 스트레스와 연관성이 높은 것이 특징이다. 한국의 청년층은 빠르게 변화하는 환경에 적응해야 하는 시대에 살고 있다. 기술발전으로 고용 없는 성장이 일반화됐고 기업환경이 너무나 빨리 바뀌기 때문에 기업은 정규직 채용 자체를 꺼리고 있다. 이는 고용불안정이라는 악순환으로 이어지고 있고 직업안정성이 사회계급화 되면서 정규직에 진입하지 못한 젊은 세대는 불안감을 느끼고 있다. 입시 위주의 과도한 경쟁 압박, 모호한 미래에 대한 불안감, 스펙 쌓기 열풍에 대한 과도한 경쟁, 높은 청년실업률 같은 사회적 불안정성은 청년층의 스트레스를 가중시키고 있다. 심한 경우 자살을 탈출 수단으로 여기게 된다.

물론 스트레스가 자살에 미치는 영향은 개인차가 크다. 하지만 현재 청년층의 자살 문제는 사회의 구조적 문제와 관련성이 큰 만큼 전적으로 자살을 개인의 탓으로 치부하기에는 어려운 것이 현실이다. 또한 청년이 가족 또는 주변인과 나누는 깊은 대화와 심리상담, 그리고 다양한 활동으로 다시 살아갈 힘을 얻는 것은 매우 중요하다. 단순히 자살을 예방하기 위한 활동보다 근본적인 해결책이 필요하다.

5. 중년기와 노년기의 죽음과 죽음에 대한 인식

청년기를 지나 중년에 도달하면 이제 예전처럼 젊지도 민첩하지도 기운차지도 않다는 것을 느끼게 되며 스스로의 건강에 대해 걱정하기 시작한다. 여기에 부모의 죽음을 직접 겪게 되고 주변 친구들의 죽음도 겪게 되면서 자신도 언젠가는 죽을 것이라는 사실을 인지하기 시작한다. 죽음에 대한 인식의 변화는 남은 삶에서 자신이 정말 하고 싶었던 일을 하고자 하는 내적 충동을 불러일으킨다. 죽음에 대한 자각은 종종 인생에 중요한 변화를 가져오는 추진력이 된다. 중년들은 자신의 직업과 결혼생활, 자녀와의 관계, 우정. 가치관 등에 관해 재평가하고 우선순위를 재점검하게 된다.

노년에 이르면 자신의 삶을 보다 적극적으로 수용하며 죽음을 삶의 자연스러운 일부분으로 보기 시작한다. 친구들의 죽음이 본격화되면서 자신의 죽음을 받아들일 수 있도록 생각과 느낌들을 재조정한다. 노년들은 죽음 자체에 대해 불안하기보다는 임종을 맞게 되는 과정에서 겪게 되는 고통과 가족들에게 주는 피해를 걱정한다. 주변에서 겪게 되는 임종과정을 보면, 통증 조절이 안 돼 극심한 고통 속에서 사망하거나 긴 간병 끝에 가족이 소진되는 모습을 보거나 준비 안 된 상태에서 갑자기 허무하게 돌아가시는 모습을 보기 때문에 나는 이렇게 죽지 않기를 소망하게 된다.

6. 초고령기의 죽음과 죽음에 대한 인식

한국은 세계에서도 가장 빠른 속도로 고령인구가 늘고 있고 80세 이상 초고령인구도 가장 빠르게 늘어나고 있다. 초고령기와 노년기의 죽음관은 크게 다르지 않다. 대부분 죽는 것 자체는 두렵지 않다고 말한다. 하지만 배우자를 이미 한 경우가 많아 질병으로 거동이 어려워지면 돌봄을 전적으로 자녀들에게 의지해야 하는 경우가 많다. 경제적으로 노후준비가 잘 돼 있는 경우가 많지 않다 보니 자녀들의 눈치를 보는 경우가 흔하며 노쇠함으로 독립성을 상실하게 되면 돌봄제공자에게 전적으로 의지하게 되는 경우가 많이 생긴다.

우리나라에서는 돌봄을 사회적 영역으로 여기기보다 가족들이 알아서 해결하는 개인의 영역으로 취급하는 문화가 강하기 때문에 돌봄을 둘러싼 가족간 갈등이 많을 수밖에 없다. 초고령 노인이 이미 사회적 문제가 된 일본에서는 '재택형 의료병상'이라는 새로운 형태의 의료로 이를 해결하려는 시도가 대두되고 있다. 재택형 의료병상은 의료 의존도가 높은 초고령 노인이 집합주택에 거주하며 왕진 형태로 의료를 제공받도록 방문요양 서비스를 제공하는 것이다. 초고령자가 되도록이면 가정에서 임종할 수 있도록 돕는 의료가 초고령화사회에서 화두가 될 것으로 전망된다.

| 참고문헌 |

1. 김명숙. 한국인의 죽음에 대한 인식과 태도에 관한 철학적 고찰. 철학논총 2011; 2(64): 43-69.
2. Wolfe J. Textbook of interdisciplinary pediatric palliative care. New York : Elsevier Saunders, 2011.
3. 2021. 10. 24. Available from: https://www.childbereavementuk.org/
4. 안용민.《2013 자살실태조사》. 보건복지부, 2013.
5. 통계청.《2019 사망원인통계》. 통계청, 2019.
6. 김재원. 고용불안정이 자살에 미치는 영향: 16개 시 도를 대상으로 (2003년-2010년), 한국 사회보장학회 정기학술발표논문집 2013; 1: 183-205.
7. 김향수, 채규만. 취업스트레스가 대학생의 자살사고에 미치는 영향 초기부적응도식의 매개 효과를 중심으로. 청소년학연구 2014; 21(2) : 1-26.
8. 이명숙, 김윤정. 노인이 인식하는 좋은 죽음. 한국콘텐츠학회논문지. 2013; 13(6): 283-299.
8. 시바하라 케이이치. 초고령사회 일본 재택의료를 실험하다. 서울: 청년의사, 2021: 98-110.

9장 사고사

홍진표 | 성균관대학교 의과대학 정신건강의학과

사례

29세 여성 A씨는 결혼을 약속한 남자친구와 고향인 창원에 가는 길에 동행했다. 가는 길이 멀었지만 함께하는 드라이브길이 마냥 즐겁기만 했다. 상주를 지나면서 2차선 고속도로에 진입하자 큰 화물차 두 대가 A씨와 A씨의 남자친구가 탄 차를 앞뒤로 에워쌌다. 이때 앞서 달리던 차의 타이어가 빠져 도로를 굴러다니기 시작하고 고속도로 위가 혼란스러워졌다. 이어서 앞뒤의 화물차가 점점 A씨 일행이 탄 차와 가까워지더니 결국 차 뒤편에서 굉음이 들렸다. A씨는 당황하는 남자 친구의 표정을 두렵게 바라보던 기억을 마지막으로 정신을 잃었다. 그녀가 한 달 만에 중환자실에서 깨어났을 때 의사는 A씨에게 그녀가 심각한 두부 손상을 입었고 남자친구는 사고 직후 사망했다는 소식을 전해주었다. A씨는 남자친구가 세상을 떠났다는 사실을 믿을 수가 없었다. 10년 간 항상 내 곁에 있던 그가 갑자기 떠난 이 세상을 어떻게 살아갈 수 있을까?

1. 국내 사고사의 현황

우리나라 통계청의 사망원인 통계에 따르면 2019년 사고사 수는 1만3,484명이며 인구 10만 명당 26.2명 수준이다. 사고사의 원인으로는 운수사고 4,221명(31.3%), 추락사고 2,665명(20.0%), 익사사고 470명(3.5%), 타살 408명(3.0%), 화재사고 238명(1.8%), 중독사고 221명(1.6%)의 순서로 빈번하게 나타났다.

운수사고는 2009년 전체 사망원인 중에서 6위였으나 점점 줄어들어 2019년에는 10위권 밖으로 하락했다. 하지만 여전히 연령별 사망원인 중에서 운수사고가 1-9세에서는 2위, 10대와 20대에서는 3위, 40대에서는 4위를 차지하고 있을 정도로 주요한 사망원인이다.

2019년도 기준으로 사고사로 인한 사망이 전체 사망에서 차지하는 비중은 4.5%이며 전년 대비 5.6% 감소했다. 특히 운수사고사는 전년 대비 9.7% 감소했으며 2009년도에 비해서는 43% 감소했다. 2019년에는 익사사고사가 2009년도에 비해 25% 감소한 반면에 추락사고사는 2009년에 비해 21% 증가했는데, 이는 인구의 고령화를 반영하는 추세다.

연령대별로 흔한 사고사 원인을 살펴보면 0세에는 타살 및 유기가 인구 10만 명당 4.9명으로 가장 흔한 사망원인이었고, 1-9세에는 운수사고사 1.1명, 타살 0.9명 순으로 흔한 반면에 고령으로 갈수로 운수사고사 및 추락사가 급증해 70대의 경우 각각 26.8명, 16.8명으로 증가하고 80대 이상의 경우 38.1명, 43.0명으로 급증하게 된다. 남녀 성비를 살펴보면 사고사는 남성에서 인구 10만 명당 35.8명으로 여성에서의 16.8명에 비해 약 2.1배 높았으며 운수사고사도 남성 12.3명, 여성 4.1명으로 약 3배의 차이가 있다.

장애인의 안전사고 발생률은 일반인의 10배에 달하고 특히 운수, 추락, 익사 사망률이 높다. 고령화 사회에 진입하면서 노화에 따른 시력저하, 청력저하 등의 신체능력의 저하가 장애로 이어지기 때문에 이들의 안전사고에 각별한 대책이 필요하다.

2012년 기준 전체 인구의 사고 발생률은 0.7%로 집계된 반면 장애인의 경우 7.7%로 나타나 장애인이 비장애인보다 사고에 10배 이상 취약함을 보여준다. 또한 인구 10만 명당 몇 명이 사망하는지를 나타내는 사망사고 유형별 사망률 역시 장애인이 훨씬 높은데, 운수사고는 일반인의 약 3배, 추락사고는 일반인의 약 4배, 익사사고, 화재사고도 2배 이상 높은 사망률을 보여 장애인이 일반인에 비해 생활안전사고에 취약함이 나타났다.

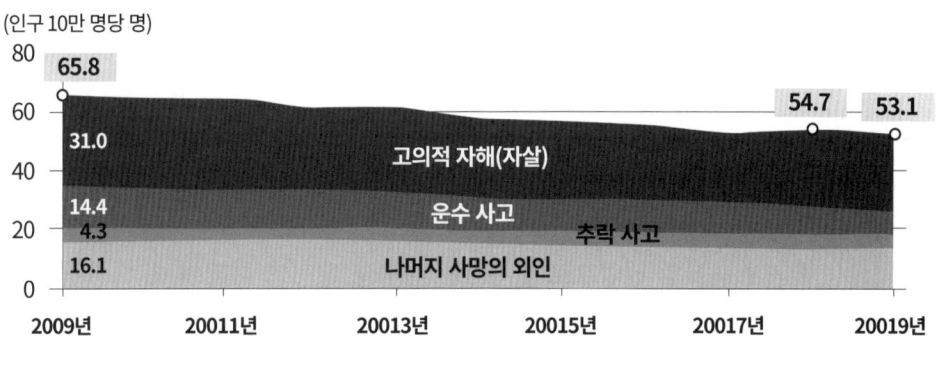

그림 1| 사망의 외인의 사망률 추이, 2009-2019

운수사고사의 위험인자 가운데 가장 큰 위험요소는 과속으로, 이는 자동차교통사고의 50%를 설명한다. 또한 음주운전 역시 중요한 위험 요소이며 치명적 교통사고의 33-69%에서 운전자가 음주 상태였으며 치명적 보행자 교통사고의 경우에도 50%이상에서 운전자가 음주 상태였다. 그 외에 피로, 졸음, 핸드폰 사용이 중요한 위험 인자다. 그 외에도 도로설계, 고속도로 디자인, 교통신호 운영 등도 운수사고사와 밀접한 관련이 있다.

추락사의 위험 요인은 주로 노인에서 문제가 되는 골다공증, 영양불량, 낮은 체질량지수, 칼슘 섭취 부족, 당뇨나 고혈압 같은 만성질환, 일상생활능력 저하, 운동 부족, 시력 저하, 인지기능 저하, 보행 관련 안전장치, 알코올 사용, 야간의 낮은 조명과 관련이 깊다. 그 외 영아에서는 침구에서의 추락, 어린이에서는 놀이터사고와 관련이 깊으며 젊은 연령에서는 위험한 취미나 운동과 관련이 깊다.

익사는 해수욕장이나 수영장보다는 인근 물가에서 발생하는 경우가 많아 하천, 연못이나 우물 근처에 거주하는 것 등이 위험요소이며, 특히 어린이들이 취약할 수 있다. 중독사는 주로 일산화탄소 등 가스, 유기용매, 농약, 할로겐탄화수소 등에 중독된 사례들이며, 특히 캠핑, 구이요리 등으로 인한 일산화탄소중독이 급증하고 있다. 소아들의 경우, 호기심으로 약물, 유기용매, 농약, 벌레제거액 등을 먹어서 발생한다.

2. 사고사와 관련된 심리사회적 특성

사고는 불가항력적인 원인으로 발생하는 경우도 많지만 사고에 좀 더 취약하게 되는 개인의 심리적, 사회적 요인들도 중요하다. 사고사의 심리사회적 특성을 보면, 첫째, 성격적 특성이 관련이 있는데, 특히 소아 및 청소년기의 사고와 관련이 높다. 반복적으로 사고를 겪는 소아들에서 부주의 및 과잉행동, 충동성, 외향성 등이 높게 나타났으며, 지나치게 독립적이거나 호기심이 많고 겁이 없는 성격도 사고 위험을 높이는 것으로 나타났다. 성인에서도 충동적이고 흥분을 잘 하는 경우, 잠재적 위험 요소를 무시하는 경향이 있거나 새롭고 익숙하지 않은 상황에 과감하게 도전하는 자극추구형 성격인 경우 사고의 위험이 높아지게 된다.

둘째, 개인의 인지적인 요소도 사고 위험과 관련이 있다. 각종 상황에서 요구되는 신체적 능력에 비해 자신의 능력을 과대평가하는 경우에 사고가 발생할 수 있다. 물살이 세 수영하기 위험한 상황임에도 자신은 할 수 있다고 생각하거나 운전 중 커브길에서 과속하면 위험함을 알면서도 속도를 줄이지 않는 것, 노인들이 균형능력이 저하됐음에도 높은 계단을 거침없이 내려가다 추락하는 것 등이 그런 예다.

셋째, 알코올이나 각종 약물 사용을 하는 경우, 운동조절능력과 정보처리능력이 저하되기 때문에 행동이 잘 조절되지 않거나 자신의 행동에 의한 파국적 결과의 가능성을 제대로 예측하지 못해 심각한 사고에 노출될 수 있다.

넷째, 낮은 경제적 수준 역시 사고사와 관련이 깊은 것으로 나타난다. 가난한 사람들은 덜 안전한 물리적 환경에서 살게 되므로 화재나 화상, 낡은 놀이기구, 소아용 자동차안전의자 부재 등으로 인한 사고 위험이 높다. 특히 아이들의 경우 가족의 자원이 부족하기 때문에 덜 보호받는 환경에서 거주하거나 혼자 집에 있는 시간이 늘어나는 등의 원인으로 사고에 노출될 위험이 높아진다. 또한 가난한 가정의 경우 부모의 스트레스 수준이 더 높고 아이를 돌볼 여유가 부족해 각종 사고에 대한 위험이 더 증가하게 된다.

3. 사고사로 가족을 잃은 유가족의 심리

예상치 않게 갑자기 사고사로 가족을 잃는 경우, 처음에는 사실을 믿지 못하겠다는 반응을 보이는 경우가 많다. 이는 상실로 인한 정신적 충격을 완충시키려는 정상적인 자기보호 반응이다. 하지만 시간이 경과함에 따라 점차 현실을 직시하게 되면서 슬픔의 늪 속에 빠지게 되고 누군가에 대한 분노, 낙심 등 복잡한 감정을 경험하게 된다. 그리고 이런 감정들을 적절히 표현할 때 점차 심리적 치유의 길로 접어들 수 있다. 생존자들은 가족의 죽음과 관련된 상황을 반복적으로 반추하면서 '어떤 일이 있었으면 사고를 예방할 수 있었을까' 하는 상상을 반복하는데 이러한 과정은 가족의 죽음을 받아들이고 죽음을 현실의 일부로 편입하는 데 도움이 된다.

사고사로 가족을 잃은 사람들이 상실을 극복하는 과정을 4단계로 나누기도 한다. 첫째 단계는 고통의 단계다. 유가족들은 이때 가족의 죽음에 대한 부인, 가해자에 대한 원망과 분노, 가족을 더 이상 볼 수 없다는 사실에 대한 좌절감, 가족의 죽음을 막지 못했다는 것에 대한 자책 등의 감정을 경험한다. 이 시기는 심리적으로 매우 불안하며 대인기피증상이나 우울증 등을 호소하기도 하며 매우 고통스러워한다.

둘째 단계는 전환과 수용의 단계다. 그 변화는 '침묵'으로 나타나는데 침묵 속에서 죽은 가족과 자신과의 관계를 복기하기 시작한다. 가족과의 사건이나 일화 등을 다시 떠올리며 이러한 경험을 더 이상 할 수 없다는 것을 인정하면서 가족의 죽음을 수용하기 시작한다.

셋째 단계는 조절과 성장의 단계다. 가족들이 일상으로 복귀하고 사망한 가족을 연상시키는 사물, 장소, 사람들을 마주하면 고통을 느끼지만 이러한 아픔을 조절해 나가며 한 걸음씩 앞으로 나아가고자 하는 단계다.

넷째 단계는 재통합의 단계다. 자신이 속한 세상과 자녀의 죽음을 재통합하는 과정으로 상실감을 조절해 나가면서 일과 관계를 중심으로 자신을 통합시키고 그 속에서 새로운 정체성을 형성한다.

사고사로 가족을 잃은 유가족들은 상실에 대비하지 못한 상태에서 충격적으로 가족을 잃었기 때문에 비정상적인 애도 반응을 보일 수 있는데, 이를 '복합애도장애(complicated grief disorder)'라고 한다. 복합애도장애는 가족의 죽음과 현실이 통합되지 못한 채 심리적, 신체적인 부적응 반응이 지속되는 상태를 말한다. 지속성 복합애도장애는 친밀한 관계에 있던 사람이 죽고 성인은 12개월, 아동은 6개월이 흐른 후에도 죽은 사람에 대한 지속적인 갈망, 강렬한 슬픔과 잦은 울음, 죽은 사람과 관련된 상황에 대한 집착, 사회적 정체성 붕괴 등의 증상을 포함하는 진단 기준을 가지고 있다.

4. 충격적 사고사를 겪은 유가족에 대한 접근

죽음의 경험 중에서 사랑하는 사람의 상실을 통보받는 과정은 죽음의 또 다른 중요한 요소다. 특히 교통사고나 추락사 같은 갑작스럽고 충격적인 사망을 유가족에게 통보할 때는 사망하게 된 과정을 설명해야 하는데, 이 순간은 유가족의 삶을 평생 바꿀 수 있는 중요한 사건인 동시에 통지하는 사람에게도 큰 스트레스의 순간이다. 이런 비극적인 소식을 전해야 할 때 사용한 단어와 표현, 소식을 전한 사람과 소식을 접한 장소 등은 인생의 가장 고통스러운 순간에서 유가족이 겪어야 하는 고통에 영향을 주며 유가족이 이를 극복하는 과정에서 영원히 잊지 못할 기억으로 남게 된다.

죽음을 알리는 사람은 해당 사고사에 대해 잘 알고 있는 사람이 맡는 것이 좋으며 유가족을 지지할 수 있을 정도의 시간을 낼 수 있어야 하며 유가족들이 보일 부정, 분노, 고립, 눈물, 죄책감 등의 감정반응에 대해 적절한 반응을 보일 수 있어야 한다. 또한 죽음을 알리는 사람은 면담 시 유가족들의 정신적, 신체적 상태를 고려해 표현할 수 있어야 하며, 그 과정에서 유가족의 2차적인 건강문제가 생길 가능성을 예상할 수 있어야 하고, 때로는 그들의 자살 충동에 대해 평가할 수 있어야 한다.

죽음을 알리는 적절한 절차는 ⑴사고사한 사람과 통지받을 사람을 정확히 확인해야 하며 ⑵유가족에게 사고에 대한 자세한 정보와 의료기관에서 시행된 각종 결과를 설명해야 하며 ⑶사망에 대해 분명하고 직접적인 표현으로 통지하고 ⑷유가족의 감정반응에 즉각적인 정서적 지지를 제공해야 하며 ⑸사망통지 이후 시신을 볼 기회가 있음을 알려야 하며 ⑹유가족이 사망 상황에 대해 추가로 알고 싶은 것이 있으면 추가 면담이 가능하다는 것을 알려주어야 한다.

죽음을 통지하는 과정에서 유의할 점으로는 섣부른 충고나 빨리 회복되길 바란다는 격려의 표현은 피하는 것이 좋으며 유가족의 경험을 동일시하는 태도를 보이는 것도 좋지 않다. 대신 효과적인 접근법으로는 유가족에게 친근감을 주면서 진심으로 걱정하고 있음을 표현하는 것이 좋고 유가족 스스로 자신의 감정을 호소할 기회를 주는 것이 좋다. 면담할 때는 간결하고 명확하고 직접적인 표현을 사용해야 하며 자신감이 있는 목소리로 말하는 것이 유가족에게 도움이 된다. 무엇보다 죽음을 통지하는 과정에서 유가족들이 존중받는 느낌을 경험하도록 하는 것이 기본이다.

참고문헌

1. 통계청. 2019년 사망원인 통계결과. 세종: 통계청, 2020.

2. 류현숙. 안전취약계층의 안전사고 동향. 한국의 사회동향. 세종: 통계청, 2019: 306-312

3. Norton R, Hyder AA, Bishai D. Unintentional Injuries. ed by Jamison DT, Breman JG, Meashan SR. Disease Control Priorities in Developing Countries (2nd ed). Oxford: Oxford University Press, 2006.

4. 정연자, 이인수. 사고사로 자녀를 잃은 어머니의 외상 후 성장체험. 가족과 가족치료 2017; 25(3): 471-495.

5. Evans, GW, Kim P. Childhood poverty, chronic stress, self-regulation, and coping. Child Development Perspectives 2013; 7(1): 43-48.

6. American Psychiatric Association. Diagnostic And Statistical Manual of Mental Disorders, Fifth Edition. Washington DC.: American Psychiatric Association Publishing, 2013.

7. Leo DD, Zammarrelli J, Giannotti AV, et al. Notification of unexpected, violent and traumatic death: a systematic review. Front Psychol 2020; 11: 2229.

10장 자살

홍진표 | 성균관대학교 의과대학 정신건강의학과

> **사례**
>
> 64세 여성 A가 삶을 살아가기 힘들다고 느낀 것은 1년 전 전신통증이 심해진 후부터다. 2년 전 유방암수술을 받고 항암치료 받을 때까지는 살아야겠다는 의지가 강했지만, 자신에게 생긴 삶의 변화들을 겪으며 자신이 점차 무너지는 게 느껴졌다. 마트수납원 일을 못하게 되면서 생활비도 부족한데 무능한 남편과 게임에 빠진 30대 아들을 지켜보는 게 너무 힘들었다. 암이 재발된 것은 아니라는데 여기저기 아프고 기력이 쇠해지고 식사도 하기 힘들었다. 죽을병에 걸린 게 아니라는데, 암 진단 후 치료받을 때보다 살아가는 게 더 고통스럽다. 이제 나도 살 만큼 산 것 같고 이렇게 무기력한 삶을 연장하는 게 무슨 의미가 있을까? 앞으로 남은 내 인생은 가난과 신체적인 고통, 그리고 가족에 대한 실망감 속에서 살아가야 한다. 새벽 2시면 잠에서 깨어나 후회와 절망감 속에서 아침을 맞이하는 것이 너무 힘들어 아파트 창문을 열고 죽음에 다가가고 싶다.

1. 국내 자살 현황

우리나라 통계청 사망원인통계에 따르면, 2019년 자살자 수는 1만3,799명으로 나타났다. 이는 인구 10만 명 당 26.9명이 자살을 하는 것으로 OECD국가 중에서 가장 높은 수준을 보이고 있다. 사망원인 중에서 자살은 암, 심장질환, 폐렴, 뇌혈관질환에 이어 5위를 차지하고 있으며, 10-30대에서는 사망원인 1위, 40-50대에서는 암에 이어서 2위를 차지하고 있는 심각한 사회문제다.

국내 자살률은 자살 통계의 정확성, 사회적 위험요인의 변동, 자살예방대책 시행에 따라 변동이 심한 편인데 1998년 외환위기, 2009년 글로벌 금융위기 이후 급증해 2011년 인구 10만 명당 31.7명으로 최고치를 기록했다. 그 후 자살예방법 제정, 맹독성 농약 사용 금지 등 자살예방대책이 시행되면서 점차 감소했지만 2018년부터 다시 증가세를 보이고 있다(그림1).

자살률은 인구사회학적 특성에 따라 차이가 많다. 남성의 자살률은 2019년 인구 10만 명 당 38.0명, 여자는 15.8명으로 남성이 2.4배 높다. 일반적으로 여성에서 자살 시도율이 높은데 비해 남성에서 자살율이 높은 이유는 남성들이 목맴, 번개탄 등 치명률이 높은 방법을 선택하기 때문이다.

자살률은 연령대 별로 차이가 있는데 연령이 증가할수록 증가하는 경향이 뚜렷해 80세 이상에서는 자살률이 67.4명인데 비해 40대 31.0명, 20대 19.2명, 10대 5.9명으로 낮아지는 경향이 있다. 다른 선진국에 비해 특히 높은 노인 자살률은 최악인 노인 빈곤율, 연금제도의 늦은 도입, 우울증에 대한 편견으로 인한 낮은 치료율, 치명적 농약 접근성 등을 들 수 있는 반면, 청소년에서 자살률이 선진국에 비해 낮다는 점은 자살 행동에 사회문화적인 특성이 크게 작용한다는 점을 보여준다.

자살 방법은 자살률에 큰 영향을 미치는데 수면제 등 약물복용의 치명도는 2%인데 비해 번개탄 사용의 치명도는 50%, 목맴의 치명도는 80% 이상으로 추정돼 나라별로 동일한 자살기도가 발생해도 자살 방법으로 음독 또는 목맴을 주로 선택하

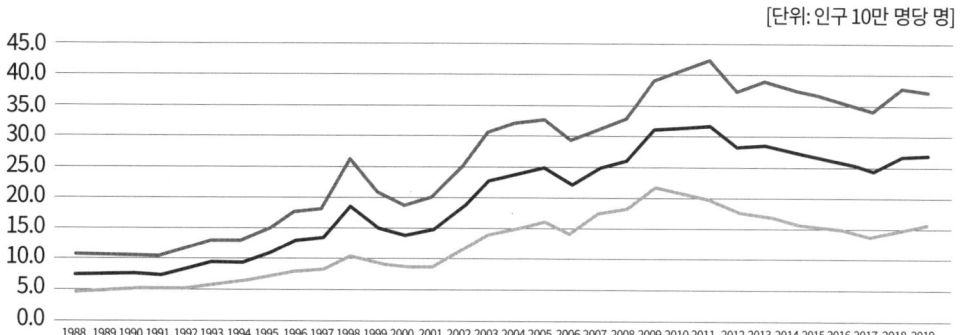

그림 1 | 1988~2019년 자살률 추이(출처: 통계청, 1986~2019년 사망원인통계)

느냐 그렇지 않느냐에 따라서 자살률에는 몇 배의 차이가 생길 수 있다. 2019년 국내 자살사망자의 자살 방법으로 목맴이 51.3%, 추락이 16.5%, 번개탄 등 가스중독 16.5%, 농약 중독 5.7%, 약물 음독 2.4%로 나타나서 자살률이 낮은 국가에 비해 목맴, 가스중독의 비율이 압도적으로 높다. 이는 신문, 인터넷 등에서 치명적인 자살 방법에 대한 정보를 통제하는 것이 자살률을 낮출 수 있는 근거가 된다.

자살 행동은 다양한 사회적 환경적 스트레스를 경험한 후에 발생하는 경우가 많아서, 이러한 스트레스를 자살의 근접 위험 요인이라고 한다. 2019년 경찰청 변사자 통계에 따르면, 정신적 문제가 34.7%로 가장 많고, 경제생활 문제 26.7%, 육체적 질병 문제 18.8%, 가정문제 8.0%, 직장 또는 업무상의 문제 4.5%, 남녀문제 2.8%, 사별 0.8% 순이다. 자살과 정신질환은 밀접한 관련이 있어 자살로 인한 사망 전에 91%에서 정신질환 진단이 가능했다고 한다. 그러한 정신질환 가운데 우울증이 59%로 가장 흔하며 알코올 등 물질 남용 장애도 47%가 보고돼 있다. 사람들은 대체로 정신질환이 진단 가능한 수준으로 심화된 상태에서 자살하게 되므로 정신질환이 있는 경우 자살 위험성에 대해 항상 평가해야 한다.

2. 자살기도자의 심리

자살 위험에 빠진 사람이 자살행동을 결정하는 심리 모델로는 '차단된 도피 모델 (arrested flight model)', '대인관계-심리이론 (interpersonal-psychological theory of suicide)', 그리고 '스트레스-취약성 모델(stress diathesis model)'을 들 수 있다.

차단된 도피 모델은 실패나 수치심으로 인해 도피하고자 하는 강렬한 욕구가 생겼지만 문제해결력 부족과 과거의 실패기억으로 스스로 도피할 수 없다는 느낌이 들고 장래에 대한 긍정적인 생각의 결여로 이 문제가 가까운 미래에 해결된다는 희망이 없는 경우, 꽉 막힌 느낌의 결과로 자살 성향이 생긴다는 모델이다. 이 모델은 부정적인 감정상태, 꽉 막힌 느낌, 인지적인 해결력 부족이 서로 연결되면서 점점 더 쉽게 자극에 반응하게 돼 사소한 사건 때문에 또는 조금만 부정적인 감정을 느껴도 쉽게 자살충동이 생기는 현상을 설명한다.

대인관계-심리이론은 정신적 고통을 경험할 때 정서적 연대감이 단절된 경우에 자살행동을 하게 된다고 본다. 여러 스트레스로 고통을 습관적으로 느끼거나 죽음의 고통을 느끼게 되면 사람들은 자살을 시도할 용기와 능력을 갖게 된다. 과거에 자살기도를 한 적이 있거나 다른 사람이 자살하는 것을 본 적이 있거나 고통스럽고 자극적인 사건을 다시 경험하게 되면 자살이 별게 아니라는 둔감화가 생기게 돼 자살이 현실적인 해결 방법으로 느껴지게 된다.

스트레스-취약성 모델(그림2)에서 자살은 단순히 스트레스에 대한 반응이라기보다는 개인이 갖고 있는 취약성과 개인이 삶에서 경험하게 되는 스트레스가 상호 작용해 자살행동을 하게 된다는 모델이다. 이 모델을 기반으로 자살행동을 설명해 보면, 우리는 스트레스 사건에 노출되면 우울해지는 등 정신적으로 불안정해지기 쉬운데, 어린 시절 학대 경험, 유전적 소인이나 가족력 등의 개인적 취약 요인이 있는 경우, 이러한 생활 스트레스가 쉽게 비관적인 생각이나 무망감으로 연결되고 특히 충동적인 성향이 있을 경우에 자살행동으로 연결될 수 있다. 특히 이 모델은 뇌의 세로

토닌과 노르에피네프린 신경계와 전전두엽의 복내측(ventromedial prefrontal cortex)의 기능 변화가 중요한 역할을 한다고 설명한다.

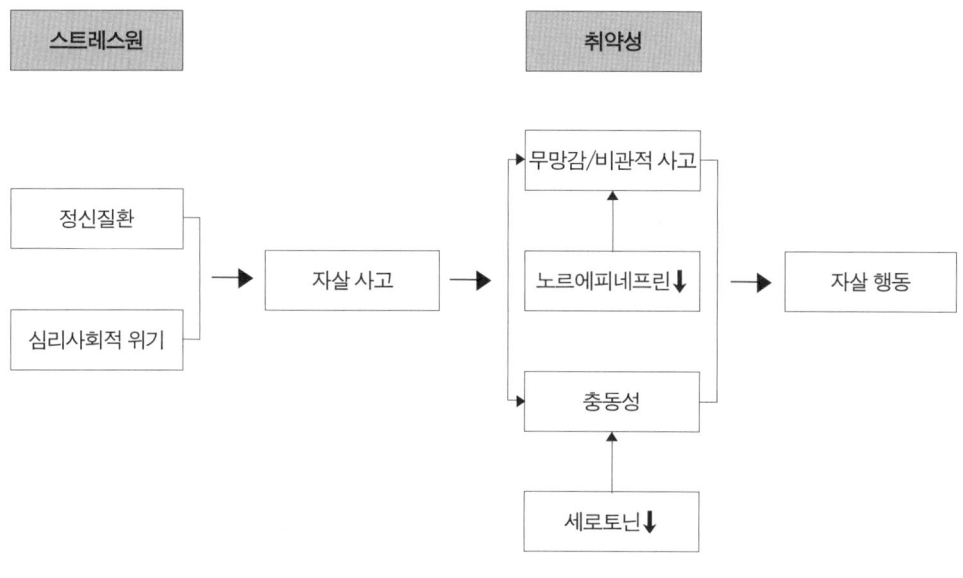

그림 2| 스트레스-취약성모델

3. 자살기도자의 평가와 처치

자살을 생각하거나 자살을 기도한 전례가 있는 사람에서 향후 자살 위험도를 정확히 예측하기는 매우 어렵다. 자신이 자살 고위험군으로 분류돼 입원되거나 제3자가 자기결정권을 침해하는 상황이 될 것으로 보이면 대부분 현재의 자살 충동을 부인하게 된다. 미래의 자살 시도를 예측하기 위한 자살 위험 척도가 많이 개발됐지만 그 예측력이 낮아 이에 의존하기는 어렵다.

자살로 사망한 사람 10명 중 8명은 어떤 식으로든지 자살할 뜻을 미리 밝히고 이들 중 절반은 비교적 분명하게 자살의도를 표현한다. 환자가 자살기도를 했거나 자살 계획을 밝혔다면 이는 향후 자살로 인한 사망의 가장 명확한 위험 요소임을 명심해야 한다. 응급실이나 외래 환자 그리고 입원 환자 중에 자살 생각을 표현하는 경우에는 정신건강의학과에 자문을 의뢰하도록 한다. 이런 환자들에게 자살 생각에 대한 질문을 할 경우 "있다"고 답하는 사람이 너무 흔해 막연한 자살 생각인지 진지하게 자살을 생각한 것인지를 구별할 필요가 있다. 정신건강의학과에 자살 위험성에 대해 조언을 구하려고 해도 환자들이 거부하는 경우가 매우 빈번하다. 심지어 응급실에 오게 된 자살기도자들조차도 정신건강의학과에 조언을 구하는 것을 거부하는 경우가 흔해 그 필요성을 설득하는 것이 쉬운 일은 아니다.

자살 위험성이 높은 환자들은 강제로라도 정신건강의학과에 입원을 시켜야 한다. 입원 여부는 조현병, 양극성장애, 성격장애, 심한 우울증 등의 진단이 동반된 경우, 과거 자살기도력이 있는 경우, 치명적인 자살 방법을 사용한 경우, 심한 스트레스 상황에 놓여 있는 경우, 가족 등 사회적 지지 체계가 취약한 경우 등을 종합적으로 고려해 결정하게 된다. 자살기도로 인해 신체적으로 불안정한 상태인 경우 일반 병실에 입원시킬 수 있는데 이때 보호자가 24시간 관찰하도록 주의를 주어야 한다.

4. 자살 예방 대책

자살은 스트레스, 정신질환, 경제적 어려움 등 다양한 원인으로 발생되는 행동장애이므로 그 대책도 복합적인 방향에서 종합적으로 이뤄져야 효과를 기대할 수 있다. 그 효과가 과학적으로 입증된 자살 예방사업은 다음과 같다.

(1) 정신질환과 자살에 대한 편견을 줄이기 위한 대중교육과 계몽
(2) 자살 예방을 위한 미디어 대책
(3) 학교 기반의 자살 예방 프로그램
(4) 우울증의 예방, 발견과 치료
(5) 알코올·약물중독을 치료하고 예방하기 위한 대책

(6) 신체 동반 질환에 대한 대책

(7) 정신보건 서비스 이용을 증가시키는 대책

(8) 자살시도자 관리 대책

(9) 사후 관리 대책

(10) 자살 위기 개입 대책

(11) 직장 및 실업 감소 대책

(12) 자살 예방 인력의 훈련 및 교육 대책

(13) 치명적인 자살 방법에 대한 접근 제한 대책

국가와 지역사회의 자원과 역량을 집중해 자살 예방사업이 추진되고 있다. 자살을 예방하기 위해서는 우울증, 알코올중독에 대한 치료나 치명적 자살 방법에 대한 접근을 차단하는 등의 적극적인 개입이 필요하다. 즉, 개인적인 차원에서 공동체 의식 및 소속감 증진을 위해 사회적 네트워크를 구축하는 것에서부터 사회적 차원에서 삶의 가치에 대한 사회규범에 이르기까지 다차원적으로 접근하는 것이 필요하다.

5. 자살유가족의 심리와 삶

사랑하는 사람을 자살로 잃은 사람을 '자살유가족(family survivor)' 또는 '자살생존자(suicide loss survivor)'라고 부른다. 이들은 일반 유가족의 슬픔과 애도 반응에 더해 복잡한 추가 감정을 느끼며 살아가야 하는 어려움을 겪는다.

자살유가족들이 겪게 되는 복잡한 심리 변화는 다음과 같다.

첫 번째는 자살의 책임에 대한 것이다. 이들은 '이 죽음은 누구 때문일까?', '내가 누구를 원망해야 하지?', '내가 무엇을 했어야 자살을 막을 수 있었을까?' 등의 생각들을 하게 된다. 초기에는 자신을 비난하거나 다른 사람을 원망하는 경우가 매우 흔하며 이 자살로 비난받을 사람이 없다는 것을 받아들이는 데 오랜 시간이 걸리게 된다.

두 번째는 자살에 대한 분노감이다. 자살유가족들은 분노감을 많이 표출한다. 특히 자살 행동을 자신을 버렸다거나 거부했다거나 배신한 증거로 받아들이는 경우 자살유가족의 분노감은 더 심화될 수 있다. 이에 스스로 감정 조절을 하기가 어려워 치료진이나 주위 사람에게 분노를 폭발할 수 있다.

세 번째는 수치심이다. 어떤 사람들은 자살을 하늘에 죄를 짓는 행동이나 비겁한 행동으로 생각하고 심지어 정신 이상으로 보는 시각을 갖기도 하며 사랑하는 사람이 자살로 사망했다는 사실을 매우 수치스럽게 여기기도 한다.

네 번째는 정신적 외상이다. 자살 현장을 목격한 사람들은 충격과 공포를 경험하게 된다. 특히 신체적인 훼손이 심하거나 목맴을 풀기 위해 신체와 접촉하는 경우 충격이 더 클 수 있다. 사랑하는 사람이 죽었다는 소식을 듣거나 그 장면을 상상하거나 시신을 보는 것만으로도 지속적인 외상에 시달리기도 한다.

다섯 번째는 사회적 고립 행동이다. 사랑하는 사람을 자살로 잃은 후 자살유가족들이 지역사회 안에서의 인간관계를 스스로 단절하는 일이 흔하다. 우울감이 심하거나 슬픔에 몰입돼 자기 속에 침잠하거나 주위에서 가족의 자살을 이해하지 못할 것이라 생각해 사회적으로 고립을 선택한다.

마지막으로 자살유가족 역시 자살 충동을 호소할 수 있다. 이들은 "차라리 죽었으면 좋겠다"거나 "나도 따라 죽겠다"고 하는 경우가 매우 흔하다. 실제 자살유가족의 자살 위험은 일반 인구에 비해 매우 높으므로 이들이 자살을 말하는 경우, 그 위험성을 평가해야 한다.

자살유가족과 면담할 때는 언어적 표현에 유의해야 한다. '자살'이라는 용어는 부정적 의미가 강하므로 "스스로 세상을 떠났다"거나 "스스로 삶을 포기했다"는 표현이 더 낫다. 자살유가족들은 가족의 죽음에 대해 언급하기를 피하는 경우가 흔하지만, 경우에 따라서는 자살과 관련된 세부 사항에 대한 대화를 나누고 싶어 하기도 한다. 자살유가족의 감정에 압도되지 않고 공감을 하면서 잘 들어주는 것이 중요하다. 대화를 할 때는 스스로의 감정에 대해 개방형 질문을 통해 물어보는 것이 좋다. 대화

중에 흐르는 침묵을 편하게 여기고 상대의 속도에 맞추어 대화를 해야 한다. 또한, 자살 유가족의 감정을 잘 수용해주고 이런 반응이 매우 흔하다는 것을 알려주어야 한다.

| 참고문헌 |

1. 통계청. 1988-2020 사망원인 통계. 세종: 통계청, 2021
2. 보건복지부. 2021 자살예방백서. 서울: 보건복지부, 2021
3. Cavanagh JTO, Carson AJ, Sharpe M, et al. Psychological autopsy studies of suicide: a systematic review. Psychol Med 2003; 33(3): 395-405.
4. Williams JMG. Suicide and attempted suicide. London: Penguin, 2001.
5. Joiner T. Why people die by suicide. Cambridge: Harvard University Press, 2005.
6. Mann JJ. Neurobiology of suicidal behavior. Nature Reviews Neuroscience 2003; 4: 819-828.

11장 의료기관에서의 죽음

김현아 | 한림대학교 의과대학 내과

1. 죽음을 맞는 장소

한국인이 더 이상 자택에서 평안히 죽음을 맞지 않는다는 사실은 널리 알려져 있다. 필자가 전공의 수련을 받던 1990년대 초반만 해도 병동에서 더 이상 치료를 할 방법이 없고 곧 사망할 것으로 보이는 환자의 가족은 환자를 집으로 보내줄 것을 요청했다. 극단적인 경우, 환자가 병실에서 갑자기 사망하게 되면 인턴이 앰부백으로 호흡만 불어넣은 채 구급차를 타고 환자의 집까지 동행하여 환자의 집에서 사망을 선언했다.

집 밖에서의 죽음을 객사로 생각하고 흉사로 생각해오던 오랜 전통은 그러나 2000년대 들어 급속히 바뀌었다. 2000년에 처음으로 집보다 의료기관에서 사망하는 숫자가 많아졌고, 그런 경향은 중단 없이 가속화돼 2017년에는 사망하는 사람의 무려 76.2%가 의료기관에서 사망하게 된다.

외국의 사례를 보면 의료기관 사망은 일본이 우리나라와 비슷한 75.8%이고, 프랑스 57%, 영국 49%, 네덜란드 29%다. 이것은 일반인 설문에서 임종 장소로 '자택'을 선호한다는 응답이 가장 많이 나오는 현실과는 동떨어진 것으로 그동안 이른바 '웰다잉'에 관한 많은 논의가 이루어졌고, 생의 마지막에 의료에 집착하기를 원하지 않는 사람이 많은데도 그것을 가로막는 다양한 사회적, 문화적 요인이 있음을 시사한다. 막연히 병원에서의 임종이라고 하지만 실제적인 죽음의 장소는 의료기관의 분류에 따라 다시 나눌 수 있다. 병원사망 수의 절반 정도는 요양병원이나 요양시설에서 일어나는데, 이는 일반 병원에서처럼 질병에 대한 적극적인 치료를 받다가 사망하는 상황이라기보다는 집에서 더 이상의 돌봄이 안 돼 시설로 옮긴 후의 사망에 더 가깝다.

요양병원이 2000년대 들어 폭발적으로 늘어난 것이 2002년 인구 1,000명당 병상 수가 5개가 안 되던 우리나라가 2016년 인구 1,000명 당 병상 수가 12가 되어 일본에 이어 세계 최고 수준의 인구당 병상수를 보유한 국가가 된 이유다.

2010년에서 2019년 사이 요양병원 병상 수 증가율이 연평균 11%를 넘어서면서 죽음의 의료화를 촉발하는 여러 문제가 생기고 있다. 질병을 치료해야 하는데 사용해야 하는 건강보험 재정이 요양병원 입원 환자의 병실 사용료로 지출되는 문제는 쉽게 해결할 수 있는 사안이 아니다.

요양병원의 평균 입원 기간도 해마다 늘어 2019년에는 174일에 달하는데 이 정도가 되면 이것이 병원인지 주거시설인지 혼동된다. 대부분의 OECD 국가들의 인구당 병상 수가 감소하는 추세에 역진하는 이 현상은 결국 가족 돌봄에 대한 국가적 차원의 지원이 전무한 현실을 반영한다. 결국 돌봄이 의료기관으로 떠넘겨지는 것을 반영하는 것이다.

2. 의료기관에서의 죽음과 자택에서의 죽음

자택에서의 죽음과 의료기관에서의 죽음은 어떤 차이가 있을까? 우선 수술이 불가한 말기 암을 진단받은 75세 노인을 예로 들어보자. 수술은 가능하지 않지만 방사선치료와 항암치료 등의 선택지가 남아 있고, 그런 치료들을 견디지 못할 정도의 신체 상태는 아니라면, 우리나라의 현실에서 의사들 대부분은 그러한 치료를 권할 것이고, 병원에서 제공하는 치료를 다 따랐을 때 약간의 생존기간의 향상을 기대할 수 있다는 말을 덧붙일 것이다. 대부분의 환자는 이에 따를 것이다. 이상적인 경우라면 아마도 환자에게 남은 생에 가장 중요한 목표가 무엇인지를 먼저 따져 보겠지만 불행히도 우리나라 의료 현장에서 의사들이 이런 질문을 먼저 하는 경우는 매우 드물 것으로 생각한다.

그러나 이런 질문을 받을 경우, 이 환자는 자신에게 중요한 것이 무엇인지를 몇 가지 방향으로 말할 수 있다. "할 수 있는 치료는 다 해보고 무조건 오래 살고 보겠습니다." 아마도 이런 상황에서 이렇게 대답을 하는 환자는 거의 없을 것으로 생각하지만 그래도 가능한 극단의 선택지다. 반대편 극단에는 "얼마 남지 않은 삶을 가족들과 최대한 시간을 보내며 살고 싶다. 병원에 가는 시간도 아깝다"고 대답하는 것이 가능하다. 역시 현대 의료의 맹위 앞에서 이런 대답을 하는 사람이 많지는 않을 것이다.

대부분은 다음 같은 답을 할 것이다. "얼마 못 산다는 건 알지만 그래도 몇 달 후 우리 손자 결혼식은 꼭 보고 싶습니다.", "그 고생을 하고 항암치료를 받아도 두 달밖에 더 못 산다면 차라리 남은 생은 최대한 아프지 않게 편안한 쪽으로 치료받고 싶습니다." 바로 환자의 이 답에 따라 그가 어디에서 사망할지가 결정되는데 병원 갈 시간도 아껴 가족과 최대한 시간을 보내다가 죽겠다고 답을 한 경우가 아니면 나머지는 모두 병원에서 그것도 연명의료를 다 하고 사망할 가능성이 높다.

연명의료를 받지 않고 죽을 때는 집에서 죽겠다고 아무리 의사를 밝혀도 말기 암의 경우, 환자가 언제 사망할지 의사들도 정확히 예측하지 못하기 때문에 결국 남아 있는 '치료'에 대한 미련은 병원에 삶을 의탁하는 시나리오로 종결될 수밖에 없다. 죽음을 앞두고 인생의 중요한 일을 반드시 달성하겠다는 목표가 있으면 거의 대부분 연명의료를 받게 될 것이다. 치료 부작용 등으로 상태가 악화되면서 환자가 자발적인 의사 표현을 못 하는 상태에 이르더라도 가족들은 "손자 결혼식에 참석하겠다"는 환자의 의사만 기억하게 되고 그 목표가 아무리 가망이 없는 것이라 하더라도 환자의 소망이었다는 이유로 회생 여부와 관계없이 병원에서 제공하는 모든 치료를 다하려고 하기 때문이다.

'최대한 아프지 않고 편안하게'가 목표인 경우에도 상황은 크게 다르지 않다. 치료를 받다가도 갑자기 상태가 나빠지는 경우에 "더 이상 어떤 치료도 하지 않겠다"고 자발적인 의사 표현을 하지 않는 한 연명의료를 포함한 현대 의료의 굴레 안으로 들어갈 가능성이 높아진다.

결국 가족과 보내는 시간을 많이 가지겠다는 마음가짐이 아니라면 병원에서 임종을 맞이할 가능성이 높은데 집에서의 임종은 가족들과의 유대 관계를 유지하는 대가로 병원에서 제공하는 치료를 받지 않음으로써 수반되는 고통을 감내해야 함을 의미한다. 여기에는 인공호흡기나 심폐소생술 같은 전형적인 연명의료뿐 아니라 진통제 주사, 강제 영양 급식 등의 일반적인 처치가 포함된다. 최근 연명의료의 범위가 넓어지면서 혈액투석도 연명의료에 포함됐다. 즉, 임종과정에 있는 고령의 쇠약한 환자에서 투석의 횟수와 강도를 점차 조정하고 환자의 고통을 줄여 주는 방식이 기계적인 전해질 목표 수치에 도달하는 것보다 바람직할 수 있다.

현대 의료의 막강한 힘을 보여주는 최첨단 의료시설인 중환자실에서는 어떤 일이 일어나는 것일까? 우리 나라 중환자실 입원 빈도는 10년간 두 배 가까이 증가했는데, 20~79세에서는 입원 빈도가 감소하는 경향을 띤 반면, 80세 이상의 입원율은 247퍼센트 늘었다. 대학병원 중환자실에 가보면 다수의 환자가 80세 이상임을 확인할 수 있다.

중환자실치료는 여러 후유증을 남기는데 감염과 함께 고령 환자에서는 섬망이 문제가 된다. 인공호흡기를 단 환자의 대다수가 섬망을 경험하는데, 낯설고 극단적인 환경, 계속적으로 울리는 기계음, 옆 환자의 나쁜 경과를 보는 것 등이 그 원인이 된다. 무사히 살아서 중환자실을 나오는 환자의 40~80퍼센트는 인지장애를 겪는다. 고령자, 오랫동안 중환자실치료를 받은 환자, 섬망이 있었던 환자라면 인지장애의 위험이 높아진다.

최근 미국에서의 보고에 따르면 중환자실에 입원한 평균 연령 67세 환자 중 적절한 임종상담을 받고 연명의료를 중단한 환자들의 경우 마냥 중환자실치료를 지속한 환자보다 사망에 이르는 기간이 짧았다. 그러나 6개월 이상의 장기 생존율은 두 집단에서 동일했다. 생존할 사람은 연명의료와 무관하게 생존하며 연명의료의 장기화가 생존 가능성을 높이지는 못한다는 의미다. 가족들의 만족도도 연명의료를 중단한 집단에서 더 높았다. 결국 생존 가능성이 낮은 환자의 경우, 중환자실에서의 연명의료 기간을 단축하는 노력이 필요하다는 결론이 나온다.

한편 말기 암환자 342명과 그 사별 가족을 연구한 논문에서는 집에서 임종한 환자는 병원에서 임종한 경우보다 삶의 질, 신체적 편안함, 심리적 안녕 등 모든 지표가 높았고 또한 호스피스 치료 없이 집에서 임종하는 경우, 신체적 편안함은 낮았으나 삶의 질과 심리적 안녕은 오히려 더 높아 임종과정에서 의료의 개입을 최소화해야 하는 개연성을 보였다. 사별 가족이 겪은 '외상 후 스트레스 장애' 비율도 집에서 임종한 경우 4.4%로 병원 임종(21.1%)의 5분의 1에 불과했고, 가족이 사별 후 일상에 복귀하지 못하는 '장기간 애도 장애'를 겪을 확률도 병원(21.6%)보다 집(5.2%)이 훨씬 낮았다.

한편 사회적으로 '웰다잉' 논의가 오래전부터 지속됐는데도 이 논의가 주로 암환자들 위주로 이루어졌기 때문에 역설적으로 암처럼 바로 죽음을 연상시키는 질환이 아니면 죽음을 제대로 준비하지 않는 경우가 많아졌을 가능성도 있다. 암에 의한 사망이 우리나라 사망원인의 부동의 1위를 지키고 있기는 하지만 전체 사망 환자에서 암이 원인인 경우보다는 다른 질환이 원인인 경우가 훨씬 많다.

특히 사망원인 2,3,4위를 차지하는 심장 질환, 폐렴, 뇌혈관 질환을 합하면 암에 의한 사망과 거의 같은데 이 질환들이 노령의 환자에서 수반되는 질환이라는 점을 감안하면, 그리고 암과는 달리 의학적 개입으로 호전시킬 수 있는 질환이라는 생각이 팽배한 것을 감안하면 노령 환자들이 죽음에 대한 준비를 제대로 하지 않는 것이 설명된다. 즉, 노화에 의해 찾아오는 다양한 질환을 죽음의 과정으로 받아들이지 않고 병원에 가서 치료하면 나을 수 있는 질환으로 둔갑시킴으로써 죽음은 병원이 언제든지 물리쳐줄 수 있는 무엇이라는 착시가 생긴다. 이처럼 현대 의학과 병원이 노화와 죽음에 대한 해결사 노릇을 자처하는 이상, 그리고 일반인들의 인식 또한 그렇게 고정되는 이상 병원에서의 죽음은 피할 수 없는 현실이 될 것이다.

최근 '사전연명의료의향서' 작성이 100만 건을 돌파했는데도 실제로 의향서를 작성했다 하더라도 현실에서는 효력을 발휘하지 못하고 원하지 않는 연명의료로 이어지는 사례가 많음도 주지해야 한다. 한 예로 요양병원에 입원해 있는 동안 폐렴이 발생하면 요양병원에서는 바로 인근 상급병원으로 환자를 이송하고 '이번만 넘기면'이라는 생각으로 항생제와 산소 공급, 인공호흡기 치료가 이어진다. 이런 요양병원에서 상급병원으로의 환자 순환 현상은 현장에서는 '면피용 연명 셔틀(shuttle)'이라는 말로 불리기도 한다.

사전연명의료의향서의 최하단 '각주란'을 보면 『사전연명의료의향서에 기록한 연명의료 중단 등 결정에 대한 작성자의 의사는 향후 작성자를 진료하게 될 담당의사와 해당 분야의 전문의 1인이 동일하게 작성자를 임종과정에 있는 환자라고 판단한 경우에만 이행할 수 있다』는 문구가 나온다. 이는 사전연명의료의향서가 사고 등의 이유로 소생 조치가 필요한 사람에게 기계적으로 적용되는 것을 막기 위함인데, 현실에서는 이 조항이 의향서를 무력화시키게 된다.

이른바 '암환자'도 아닌데 아무리 노환이라도 이 사람이 임종과정이라는 것을 선뜻 선언하는 의사는 많지 않다. 죽음의 상황에서 급한 대로 응급실을 방문하면 여기에서는 환자를 오래 보아온 의사를 만나는 것이 불가능하고 처음으로 환자를 보는 응급전담의 등이 검사하고 그 결과에 따라 진단을 붙인다. 이런 현실에서는 아무리 생명이 다 한 환자라도 혈액검사와 영상검사에서는 '노화', '죽음'이라는 진단 대신 '폐렴', '전해질 불균형', '패혈증', '심기능 부전', '신기능 부전' 이라는 진단이 붙는다. 결국 연명의료를 하지 않는 평안한 죽음을 맞으려면 어느 시점에서 모든 의료적 치료를 거부하고 병원에 발을 들이지 않는 것밖에는 방법이 없다.

집에서의 임종을 원하는 사람이 많지만 병원에서의 임종이 지속적으로 늘어가는 이유는 여러 가지가 있다.

우선 우리 사회의 돌봄에 대한 제반 제도가 빈약하기 때문이다. 많은 자본주의사회에서 공통으로 나타나는 현상이지만 현대 사회에서는 가족이 아플 때 가족을 돌볼 의무를 같은 가족 구성원이 아닌 타인의 손에 의탁하도록 하는 시스템이 작동한다. 즉, 노쇠한 부모를 돌보는 일이 과거에는 가족들, 특히 무급 돌봄 노동을 전담하는 여성 가족의 일이었던 반면, 자본주의사회에서는 여성이라도 더 이상 무급 돌봄을 하는 일이 어렵게 됐다. 여성들은 무급 돌봄보다는 경제적인 이득이 있는 다른 활동을 하고 그렇게 벌어들인 돈으로 부모를 돌볼 인력을 고용한다. 그리고 부모가 완전히 신체 기능을 잃어버리게 되면 경제적 형편에 따라 집에 도우미를 들이고 기거하게 하거나 요양병원에 의탁하게 된다. 큰 병이 생겨 치료를 마친 후 퇴원할 때 상급 병원 의료진들이 환자가 요양병원으로 가기를 원하는지를 물어보는 것이 이제는 거의 관습적인 사안이 됐다.

대도시 주거환경의 변화도 큰 영향이 있다. 집에서 임종을 맞으려는 죽어가는 노인을 수용하려면 인력뿐 아니라 공간적으로도 상당한 여력이 있어야 한다. 집합건물이 대부분인 대도시에서 방 한 칸에도 상당한 점유 비용이 들어가는 상황에서는 간단한 일이 아니다. 노부모와 같이 살고 있지 않는 경우, 쇠약해져서 더 이상 독립생활을 하지 못하는 노인을 받아들이기 위해서는 온전한 공간을 새로 비워주어야 하기 때문이다.

3. 집에서의 죽음 맞이를 위한 준비

이 같은 여러 가지 어려움에도 집에서 임종을 맞기를 원한다면 그만큼 철저한 준비가 필요하다. 가장 중요한 것은 재정계획, 특히 돌봄 비용이다. 돌봄 비용은 신체 기능의 저하 정도에 따라 반비례적으로 늘어난다. 노화에 의한 쇠약과 죽음에는 세 단계가 있는데 첫 단계는 바깥출입을 못하는 단계다. 이 경우는 사회적인 죽음이라고 표현할 수 있는데 더 이상 혼자 힘으로는 안전하게 외출할 수 없고 병원을 가는 것 같은 꼭 필요한 외출의 경우 반드시 누군가가 같이 동행해주어야 하기 때문이다.

두 번째 단계는 침상에서 일어나지 못하는 단계다. 자연히 화장실 출입을 못 하게 되고 대소변 처리를 남의 손에 위탁해야 한다. 요양병원 입원이 거론되는 것은 이 단계에서 일어나는데 계속 집에서 기거하기를 원한다면 이제는 식사뿐 아니고 가장 내밀한 생리적 욕구를 처리해주는 사람이 필요하게 된다. 이것을 가족이 할 것인지 비용을 들여 간병인에게 시킬 것인지가 재정계획의 핵심이다. 이 비용은 결코 만만치 않고 평균적인 월급생활자의 한 달 월급에 상응하는 비용이 들 수도 있다.

간병인 비용을 감당할 수 없다면, 그리고 가족 중 누군가가 그 역할을 할 수 없다면 선택의 여지는 없고 요양병원 입소밖에 방법이 없다. 지속적으로 사회 문제가 되는 요양병원 환자 결박, 진정제 투입 등도 따지고 보면 돌봄 비용과 밀접한 연관이 있다. 한 요양보호사가 많은 수의 환자를 돌봐야 할수록 돌봄의 질은 떨어질 수밖에 없어서, 혼자 몸을 가누지 못하는 상태에서 낙상 등의 위험이 항존하고 여기에 따르는 책임은 오롯이 병원이 져야 하는 상황이 발생한다.

끊이지 않는 요양보호사에 의한 환자 폭행 문제는 새삼스럽지도 않지만, 전국 요양보호사 541명을 대상으로 설문한 결과 "어르신에게 물리거나 맞는 등 육체적 상해를 입거나 성희롱·폭언 등 정신적 상해를 당한 적이 있다"는 응답도 81.3%나 돼 장수사회의 돌봄이 쌍방 사각지대에 놓여 있음을 알 수 있다. 이들 요양보호사는 "업무 중 상해를 입어도 방어행위를 했다는 이유로 '노인학대에 해당한다'는 협박도 받았다"고 진술한다.

사망의 마지막 단계는 음식 섭취를 못 하는 단계인데 이 단계가 돼도 인위적으로 식이를 공급하는 다양한 방법이 있어 예전 같으면 '곡기 끊고' 사망할 경우임에도 오래 생명을 유지할 수 있다. 그러나 '무조건 잘 먹어야 한다'는 강박관념에 강제급식을 하다가 질식이나 폐렴 같은 문제가 생길 수 있다.

요양병원에 들어가는 시점쯤 되면 사전연명의료의향서는 반드시 작성하고 입소할 것을 권하는데 실제로 이를 작성했다 하더라도 현실에서는 효력을 발휘하지 못하고 원하지 않는 연명의료로 이어지는 일이 많다. 따라서 요양병원이 본인의 사망 장소가 될 것임을 입원하는 요양병원에 분명히 알려야 '면피용 연명 셔틀'을 피할 수 있게 된다. 나의 삶을 내 자신이 책임지며 살아왔듯이 나의 죽음도 오롯이 나의 책임이다. 이 중요한 사실을 망각할 때 나의 죽음은 가족들에게 떠넘겨지고 다시 그 책임은 의료기관으로 떠넘겨지게 된다. 오늘날 죽음의 의료화와 연명치료의 혼란상은 바로 이런 현실을 반영하는 것에 지나지 않는다.

| 참고문헌 |

1. 조선일보. 작년 한국인 100명 중 76명은 병원에서 죽음. 2018. 08. 08. Available from: https://www.chosun.com/site/data/html_dir/2018/08/08/2018080800233.html [cited 2021. Jul 1]

2. 의료&복지뉴스. 국회가 지목한 요양병원 문제는 '병상수'. 2020. 07. 16. Available from: http://www.mediwelfare.com/news/articleView.html?idxno=2119 [cited 2021. Jul 1]

3. Kalantar-Zadeh K, Wightman A, Liao S. Ensuring choice for people with kidney failure-dialysis, supportive care, and hope. N Engl J Med 2020; 383(2): 99-101.

4. Desai SV, Law TJ, Needham DM. Long-term complications of critical care. Crit Care Med 2011; 39(2): 371-379.

5. Jackson JC, Girard TD, Gordon SM, et al. Long-term cognitive and psychological outcomes in the awakening and breathing controlled trial. Am J Respir Crit Care Med 2010; 182(2): 183-191.

6. Kim DY, Lee MH, Lee SY, et al. Survival rates following medical intensive care unit admission from 2003 to 2013: An observational study based on a representative population-based sample cohort of Korean patients. Medicine 2019; 98(37): e17090.

7. Wright AA, Keating NL, Balboni TA, Matulonis UA, Block SD, Prigerson HG. Place of death: correlations with quality of life of patients with cancer and predictors of bereaved caregivers' mental

health. J Clin Oncol 2010; 28(29): 4457-4464.

8. 통계청. 2019년사망원인통계결과. 2020. 9. 22. Available from: http://kostat.go.kr/portal/korea/kor_nw/1/6/2/index.board?bmode=read&bSeq=&aSeq=385219&pageNo=1&rowNum=10&navCount=10&currPg=&searchInfo=&sTarget=title&sTxt=[cited 2021. Jul 1]

9. 서울신문. 요양보호사 80% "성희롱·폭행 경험"… 방어했더니 학대 신고. 2021. 03. 21. Available from: https://www.seoul.co.kr/news/newsView.php?id=20210326009026 [cited 2021. Jul 1]

12장 생애말기 의료 결정을 둘러싼 개념들

김정아 | 동아대학교 의과대학 의료인문학교실

> **사례**
>
> 70세 여성이 호흡곤란으로 응급실에 왔다. 당시 호흡부전 상태여서 응급실 당직의사가 환자보호자에게 간단한 설명을 하고 기관 내 관을 삽관하고 인공호흡기 치료를 시작했다. 환자가 중환자실에 입원 후 환자의 배우자는 평소 환자가 거의 거동을 못한 채로 병상에 누워 지냈으며 환자가 "존엄한 죽음에 대한 권리", "죽을 권리"를 늘 주장했다며 주치의에게 "존엄사"를 요구했다. 그러나 환자의 딸은 환자가 회복할 가능성이 조금이라도 남아 있다면 자식 된 도리로 "최선을 다하고 싶다"며 인공호흡기 제거를 반대했다.

이 장에서는 생애말기 의료 결정을 둘러싼 개념을 다루고자 한다. 생애말기 의료 결정은 곧 생사와 연관되기 때문에 윤리적, 법적 중대성을 갖는다. 이 결정과 특정한 행위 과정을 소통하고 정당화하기 위해 존엄사, 연명의료, 치료거부권 등 다양한 개념이 제안됐다. 지금까지 생애말기 의료결정에 관해 다양한 개념 중에는 여전히 논쟁이 지속되거나 실정법이나 제도에서 명시적으로 인정되지 않은 채 통용되는 개념도 있어 의료인들은 이를 숙지하고 있어야 한다. 다양한 개념이 존재하고 통일되지 않은 채 사용되고 있어 그 개념을 명확하게 이해하지 않고 사용할 경우 혼란을 일으킬 수 있다. 특히 의학 및 의료윤리 문헌에서 흔히 사용하는 개념과 일반 대중이 사용하는 개념 사이에 유사점과 차이점이 있음에 유의해야 한다. 하나의 개념이 애매하거나 모호하게 활용되기도 하며 일견 비슷한 용어처럼 보일지라도 전혀 다른 방향으로의 의료적 개입을 의미할 수도 있다. 따라서 의료인들은 환자, 환자 가족과 원활한 의사소통을 위해 본인이 사용하는 개념을 명료하게 하고, 경우에 따라서는 환자나 환자 가족이 특정 개념을 통해 전달하고자 하는 바가 무엇인지 물어 확인할 필요가 있다.

1. 존엄사와 연명의료 중단

'존엄사(death with dignity)'라는 표현은 환자와 일반인들이 일상적으로 사용하는 단어이며 언론이나 일부 학술문헌, 입법 논의에서까지 이 용어를 '연명의료 중단'과 동의어로 활용하곤 한다. 2009년의 무의미한 연명치료장치 제거에 관한 판결을 보도하거나 호스피스·완화의료 및 임종과정에 있는 환자의 연명의료 결정에 관한 법률(연명의료결정법) 제정을 보도하는 과정에서 이 용어가 널리 쓰였으나 이 단어가 가지는 모호함, 특히 미국 오리건 주의 존엄사법에서의 존엄사라는 단어가 애초에 의사조력자살을 완곡하게 표현하기 위해 고안된 용어라는 점 때문에 이 단어를 사용하지 말자는 주장도 계속돼 왔다. 미국에서는 존엄사가 존엄한 죽음을 위해 생명유지장치를 중지하거나 보류하는 개념으로 고안된 것이 아니라 회생 가능성이 없는 말기환자가 의사의 조력으로 생명을 적극적으로 단축시키는 행위를 의미하기 위해 고안된 것이다.

따라서 우리나라에서 2016년에야 입법 과정을 거쳐 명시적으로 허용된 연명의료 중단 및 보류를 나타내는 데 이 존엄사 용어를 사용하면 혼란만 초래한다는 논지다. '존엄사'라는 용어 사용에 반대하는 이러한 주장을 받아들여 우리 법은 이보다 중립적인 '연명의료 중단'이라는 표현을 쓰고 있다.

그런데도 '존엄사'라는 표현이 계속 사용되고 있는 것은 죽음의 과정에서의 존엄을 지킬 수 있는지 여부가 좋은 죽음을 판단하는 기준으로 중요하다고 생각하는 사람이 많기 때문이라고 생각할 수 있다. 따라서 의료인은 우리 사회에서 존엄사라는 용어가 갖는 애매함과 모호함을 숙지하고 만일 환자나 환자 가족이 이 용어를 사용할 때 그들이 이 용어를 통해 의미하고자 하는 바가 무엇인지 제대로 파악해야 한다. 또한 그들이 가지고 있는 존엄한 죽음에 대한 기대를 듣고 이러한 의사소통을 출발점으로 삼아 치료적 목표 설정을 하는 것도 가능하다.

우리 법이 채택한 '연명의료 중단 등 결정'(연명의료결정법 제2조)이란 임종과정에 있는 환자에 대한 연명의료를 시행하지 아니하거나 중단하기로 하는 결정을 말한다. 이때, 우리 법에서 규정하는 '연명의료'는 의학적으로 통용되는 개념인 '연명치료(life-sustaining treatment)'와 차이가 있을 수 있음에 유의해야 한다. 가장 중요한 부분은 그 치료가 행해지는 시기와 제공되는 의학적 시술에 대한 것이다.

우리 법은 연명의료를 '임종과정에 있는 환자에게 하는 심폐소생술, 혈액투석, 항암제 투여, 인공호흡기 착용 및 그 밖에 대통령령으로 정하는 의학적 시술로 치료효과 없이 임종과정의 기간만 연장하는 것'으로 규정하면서 이 정의 중 '그 밖에 대통령령으로 정하는 의학적 시술'로는 '체외생명유지술, 수혈, 혈압상승제 투여, 그 밖에 담당의사가 환자의 최선의 이익을 보장하기 위해 시행하지 않거나 중단할 필요가 있다고 의학적으로 판단하는 시술이 있다'고 다시 규정하는 방식을 취한다.

우리 법에 따르면 '임종과정에 있지 않은 이'에게 주어지는 치료는 연명의료가 아니므로, 이러한 연명의료 규정은 국제적 의학·간호학 문헌에서 활용하는 연명치료의 정의와 일치하지 않을 수도 있다. 또한 같은 법 19조는 연명의료 중단 등 결정 이행 시 통증 완화를 위한 의료행위와 영양분 공급, 물 공급, 산소의 단순 공급은 시행하지 아니하거나 중단해서는 안 된다고 규정하고 있어서 인공 영양과 수분 공급은 법적으로 연명의료에 포함되지 않음을 알 수 있다. 이 또한 인공영양과 수분 공급을 연명의료의 한 종류로 취급하기도 하는 의학·간호학 문헌들과 상충될 수 있다.

2. 죽을 권리와 치료거부권

'죽을 권리(right to die)'라는 개념의 쓰임 또한 다양해 혼란을 초래하는데, 이것은 종종 의사조력자살, 인공 식이를 포함한 치료의 거부, 안락사 각각을 정당화하는 데 사용된다. 앞에서 나열한 모든 행위는 국내 실정법에서 허용되지 않는 행위들이다. 게다가 우리나라에서 가장 연관성이 높은 판례로 볼 만한 무의미한 연명치료장치 제거에 관한 판결문에서도 '죽을 권리'라는 표현은 쓰인 바 없다.

따라서 '죽을 권리'라는 용어를 마주했을 때, 이것이 의미하는 바가 법적으로 인정되는 기본권이라거나 국가나 의료인에게 대응하는 의무를 부과하는 권리라고 바로 해석할 필요는 없다. 다만 환자가 의미하는 바가 전반적인 죽음의 과정에 있어 의료의 도움을 받아 편안한 죽음을 맞이할 권리를 포괄하는 것일 수도 있으므로 환자가 '죽을 권리'라는 표현으로 의미한 바가 무엇인지 보다 구체적인 의사소통을 시작해 나가는 것이 바람직하다.

제안된 치료를 거부할 권리, 즉 치료거부권은 '충분한 정보에 의한 동의(informed consent)'로부터 도출될 수 있다고 보는 것이 보편적이다. 많은 국제적 의학 가이드라인 및 강령에서 치료거부권, 특히 의사결정력이 있는 환자가 치료를 거부할 포괄적 권리를 인정하고 있으며 이러한 치료의 거부로 인해 설령 환자가 죽음에 이르게 되더라도 이 권리를 존중해야 한다고 제시한다.

문제는 한국에서 이 치료거부권이 그만큼 명시적이지 않다는 점이다. 연명의료결정법 또한 치료거부권의 문제를 정면으로 다루기보다는 임종과정에 있을 때 환자가 사전에 표명한 의사나 가족의 대리 결정에 따라 연명의료를 중단하거나 보류할 권리를 인정하고 있을 뿐이다. 물론 충분한 정보에 의한 동의라는 법적, 의료적 제도가 우리 사회에 정착했고, 이 제도에 이미 치료거부권이 내포돼 있다고 주장할 수도 있다. 그러나 환자가 임종과정에 있지 않을 때 고려되는 치료, 특히 거부의 결과에 따라 치료 중단 및 보류로부터 비교적 가까운 시점에 죽음이라는 결과가 초래될 그런 종류의 치료에 대해서도 치료거부권이 인정되는 것인지 국내 의료계와 전체 사회는 분명한 지침을 갖고 있지 못하다. 따라서 우리 사회에서 치료거부권 개념은 원칙적으로 인정되고 있으나 인정되는 범위는 여전히 모호한 부분이 있다.

3. 자율성 존중의 원칙과 선행의 원칙의 충돌인가?

연명의료 중단의 사례를 윤리적으로 분석할 때, 흔히 '자율성 존중의 원칙과 선행의 원칙 혹은 해악 금지의 원칙이 충돌하는 사례'라고 소개한다. 그러나 우리나라의 실제 임상 현실에서 연명의료 중단 및 치료 거부의 사례를 이렇게 바라보는 것이 맞는지 의심해 볼 필요가 있다. 아래에서는 연명의료 중단 사례를 개념화할 때 흔히 쓰이는 '자율성 존중' 대 '선행'의 대립 구조가 과연 우리 현실을 포착하고 있는지를 비판적으로 검토해 본다.

환자의 자율성 존중을 논하려면 일단 환자가 자율성을 발휘할 충분한 기회가 주어져야 한다. 즉, 의사결정력이 있을 때 본인의 상태와 예후에 대해 분명하게 이해하고 앞으로 일어나기를 원하는 바와 일어나지 않기를 원하는 바를 표명하는 것이 필요하다. 이 과정에서 정확한 의학적 정보가 주어지고 환자가 필요한 수준까지 이를 이해해야 하며, 필요한 경우 본인의 결정을 도울 수 있는 여러 자원을 추가적으로 활용할 수 있는 상황에서 환자 스스로가 자발적인 결정을 내려야 한다. 예를 들어 가까운 이들과의 의논을 통해 생애말기에 관한 자신의 가치관을 분명히 하고 이를 전달하는 과정 등이 병행돼야 하는 것이다.

이런 과정을 통해 선호를 구체화하고 표명할 수 있도록 하라는 것, 그리고 그러한 선호를 존중하라는 것이 바로 자율성 존중의 원칙이 생애말기라는 맥락에 맞게 구체화된 규칙이다. 문제는 생애말기의 많은 상황이 이러한 선호의 구체화와 표명을 불가능하게 만들고 있다는 점이다. 위에서 살펴본 여러 개념의 혼동, 그리고 인정되는 개념이라고 할지라도 그 인정 범위가 불명확한 상황 등은 우리가 생애말기의 의료 결정을 위한 원활한 의사소통을 막고 있다.

환자의 선호가 불분명할수록 가족들의 주장에 의존할 개연성이 높아진다. 그런데 어떤 주장은 환자의 치료를 결정하는 데 윤리적으로 유관한 주장이지만, 또 어떤 주장은 그렇지 못하다. 제시된 사례에서처럼 "자식 된 도리로 최선을 다한다"는 표현은 임상 상황에서 종종 접하는 표현이지만 널리 받아들여지는 의료윤리 문헌에서는 다루지 않는 기준이다.

생애말기에 대화가 촉진되지 않은 상황에서 연명의료 중단과 관련해 흔히 발생하는 문제들은 자율성 존중의 원칙과 선행의 원칙 (혹은 해악 금지의 원칙) 사이의 충돌이라기보다 환자의 자율성을 증진하지 못해 결국 환자의 선(善) 또한 달성하지 못한 실패 사례다. 환자가 자신의 생애말기에 대해 고유한 가치관이 반영된 결정을 내릴 권리를 갖고 이러한 선호를 실현시키는 것 또한 환자의 선(善)에 포함되기 때문이다. 섣불리 이를 해결 불가능한 두 원칙 사이의 충돌로 치부할 것이 아니라, 명료하면서도 사려 깊은 의사소통을 통해 환자의 선(善)을 탐색하고 도모해야 한다.

| 참고문헌 |

1. 탐 비첨, 제임스 췰드리스 저. 박찬구, 최경석, 김수정 등 역. 생명의료윤리의 원칙들. 6판. 서울: 이화여대 생명의료법연구소, 2014.
2. Chadwick R. Right to die. eds by Mitcham C. Encyclopedia of Science, Technology, and ethics. Detroit: Macmillan Reference, 2005: 1634-1635.
3. 노동일. 치료거부권, 죽을 권리 및 존엄사에 대한 재검토: 헌법적 관점에서. 공법학연구

2009; 10(2): 3-29.
4. 박형욱. 환자연명의료결정법의 제정과 과제. 저스티스, 2017; 158(3): 670-701
5. Hwang H, Kim CJ. Nurse roles in the advance directive system in Korea. Int Nurs Rev 2022; 69(2): 159-166
6. 대법원 2009. 5. 21. 2009대17417 판결

13장 자율성과 자기결정권

고윤석 | 울산대학교 의과대학 내과

사례

말기 폐암인 70세 남자가 대퇴골 골절로 타원에서 수술 후 폐렴에 의한 패혈성 쇼크로 A병원 응급실로 내원하였다. 응급실 도착 당시 환자는 의식이 없고 호흡부전이 심하여 즉각 기관내관 삽관을 받은 후 내과계중환자실로 입실하였다. 의료진은 환자의 다장기부전 상태에 대하여 기계환기기와 지속적 신대체 혈액투석 등의 집중치료를 시작하였다. 중환자실 입실 3일째에 환자의 가족들이 담당의사에게 환자가 '자신이 악화될지라도 중환자실에서의 집중치료는 거절하며 인위적인 수분과 영양공급도 하지 말라'고 분명히 뜻을 밝혔다고 하였다. 그리고 환자가 A병원에서 항암치료를 받으며 이런 뜻을 담은 사전연명의료의향서도 등록하였다고 하였다. 환자의 가족들은 의료비용이나 간병 등의 어려움은 없으며 집중치료를 거절한 환자의 뜻을 존중해드리고 싶으니 치료를 중단해 달라고 의료진에게 정중히 요청하였다. 3일째의 환자의 상태는 의식이 진정된 상태로 기계환기 치료를 받으며 여전히 사망의 가능성은 높으나 활력 증후 등의 임상지표들이 조금씩 호전을 보이고 있다. 담당의사는 지금 상태에서는 '임종과정'으로 판단할 수 없으니 조금 더 기다려 보자고 가족들을 설득하였다. 가족들은 환자가 이런 집중치료를 원하지 않았으며 설령 이번 고비를 넘긴다 하여도 회복 후 환자 삶의 질의 수준이 평소 환자가 바라는 것이 아니라며 치료 중단을 거듭 요청하였다.

본 사례는 말기상태에서 자신이 받고 싶은 치료의 내용에 대하여 미리 의사 표현을 해 왔던 환자가 응급상태로 내원하여 미처 환자의 의사를 확인하지 못한 채 집중치료가 시작된 예이다. 이런 사례는 흔히 환자의 상태가 급작스럽게 악화되어, 의료진과 가족이 우선 환자의 상태를 개선시키고자 하는 상황에 발생한다. 본 사례는 의료결정법이 적용되는 우리 의료현장에서 의료진이 환자의 자율성을 어느 수준까지 존중해야 하는 것인가에 대한 윤리적 갈등과 어느 범위까지 확대할 수 있는 것인지의 법적 제약을 생각하게 한다.

1. 자율성

자율성은 내, 외적 동인에 의한 다양한 변수들을 스스로 판단하여 합리적인 방식으로 조율하는 능력이다. 이러한 자율성은 개인이 자신의 삶을 능동적으로 구성하고 실행하기 위한 바탕이 된다. 환자의 자율성을 존중한 의료 결정은 좋은 의료의 핵심 가치이며 의료진은 이를 환자의 권리로서 존중해야 할 의무가 있다. 자기결정권은 자율성에 바탕을 두고 자기와 관련된 일을 스스로 결정하는 권리로서 특히 연명의료의 유보나 중단을 결정할 때 환자의 최선의 이익과 함께 고려되어야 하는 핵심적 가치이다. 흔히 자율성과 자기결정권은 같은 의미로 사용되나 자기결정권은 자신이 처한 상황과 연관된 여러 맥락들을 종합하여 결정하는 능력에 더하여 실행력이 요구된다고 할 수 있다. 존엄(dignity)은 온전한 한 사람으로 존중 받을 수 있는 개인의 성품이나 자기 존중으로 정의할 수 있는데, 임종돌봄 과정에 환자의 자율성이 존중되고 타인과의 관계가 원만히 유지되며 가족들에게 큰 부담이 되지 않을 때 환자의 존엄이 잘 유지될 수 있다.

개인의 자율성은 온전히 자유로운 마음으로 자신의 바람을 따를 수 있을 때 제대로 구현된다. 이러한 경우는 매우 드물어 자율성의 실현은 여러 요인들과 충돌하게 된다. 우선 환자가 자신이 처한 상황과 그 상황을 해결할 수 있는 의료대안들을 잘 이해할 수 있어야 하고 올바른 판단을 할 수 있는 심리 및 신체 상황과 지적 능력이 있어야 한다. 지적 능력이 저하되어 있거나 판단이 손상된 환자에서는 자율성이 제대로 작동하지 않는다. 그리고 자신의 결정을 지지해 줄 수 있는 의료진의 이해, 의료비 지불 능력, 가족들의 지지 그리고 법의 규제나 제대로 작동하는 재택돌봄과 같은 보건의료서비스도 자율성 구현에 영향을 미친다. 아시아 16개국의 중환자의사를 대상으로 한 연명의료 실태조사에서 한국도 의료비 지불 능력은 치료 중단 결정에 영향을 미치는 것으로 나타났다.

2. 관계적 자율성

자율성은 한 개인의 변하지 않는 특질이기 보다 수시로 변화하는 인간의 동적 속성이라 할 수 있다. 생명의 중단을 초래할 수 있는 치료의 중단과 같은 결정은 흔히 자신의 질병 상태나 주위 상황의 변화에 따라 환자의 자율성도 변화되며 실제 의료 현장에서 환자가 스스로 한 결정을 의료진에게 통보한 후에도 번복하는 사례는 드물지 않다. 가족주의인 우리 사회에서는 가족들의 부담이나 화합을 고려하여 환자 자신의 바람을 유보하거나 아예 가족에게 결정을 위임하기도 하며 가족들이 그 결정의 주된 역할을 하기도 한다. 말기환자가 주변의 관계나 상황에 큰 영향을 받지 않는 자유로운 의지로 자신의 상태를 잘 이해하여 임종 과정에 대한 자신의 바람을 구체화하고 자신의 가치관과 일치하는 임종돌봄이 이루어지도록 하는 것이 이상적이지만 의료 현장은 훨씬 다양한 맥락과 상황으로 전개된다. 사회, 좁게는 가족 내에서의 환자의 자율성은 이런 관계의 영향을 피할 수 없다. 관계적 자율성(relational autonomy)은 온전한 한 개인의 고유한 특질의 자율성(individual autonomy)과 대비하여 소속된 사회의 전통이나 문화나 규율 등의 교류 속에서 공유된 가치나 신념의 영향을 받는 자율성으로 정의되기도 하지만 다양한 의미로 사용되고 있다. 연명의료 결정시 관계적 자율성의 관점은 한 개인의 자율성 구현과 구현의 수준이 특정 시점에서 개인과 주변 및 사회상황 등에 영향을 받으므로 의료인은 환자의 의학적 상태와 함께 그와 같은 요인들도 고려해야 한다는 것이다. 그리고 의료인이 환자의 자율성 역량을 고취시킬 수 있는 중요한 관계인이기도 하다. 우리 연명의료결정법에서는 가족 외 대리인 결정을 인정하고 있지 않지만 대리결정권자를 정할 때에도 환자와 대리인 사이의 관계적 자율성은 중요한 판단 요소가 된다. 본 사례의 환자는 평소에 가족들에게 자신의 연명의료에 대하여 충분히 고지를 하였고 사전연명의료의향서를 등록하였다. 그러나 현재의 상황에서도 고지된 바람을 따라도 좋은 지에 대한 환자의 의사를 재확인할 수 없고 환자가 조금씩 호전되고 있다. 이 경우 담당의사가 이전에 표현한 환자의 자기결정권성을 존중하여 가족과 합의하여 연명의료를 중단하려면 윤리적 법적 논점을 검토하여야 한다.

연명의료에서 환자의 자기결정권을 행사하는 방식은 충분한 정보에 근거한 동의(informed consent)나 심폐소생술 거절과 사전돌봄계획과 사전연명의료의향서 및 연명의료계획서 등이 있고 우리 의료현장에도 적용되고 있다. 이 중에서 본 사례에서와 같이 비교적 건강할 때 작성한 사전연명의료의향서가 환자의 자율성을 잘 반영하지만 국내의 사전연명의료의향서에 의한 연명의료 중단 결정 비율은 아직까지 매우 낮다. Puma 등의 연구결과들에 따르면 미국에서도 사전의료의향서 작성 비율은 높지 않다. 그 이유 중 하나는 사전연명의료의향서 작성과 같은 죽음과 관련된 논의를 의사는 환자가, 환자는 의사가 먼저 시작해 줄 것을 바라기 때문이기도 하다. 치유를 목표로 하는 의료진들은 조기에 말기환자의 사전돌봄계획을 수립하는 것을 꺼리게 되고 대다수의 환자들은 치유에 대한 바람이 커서 치료의 효과나 비용과 부작용에 관심을 가지며 자신의 죽음을 애써 고려하려고 하지 않는다.

의사가 법으로 정해진 서식 절차를 따른다는 것은 환자의 자율성을 확인하는 것에 그치는 것으로 환자의 자율성을 온전히 드러나게 하는 방식으로는 미흡하다. 서

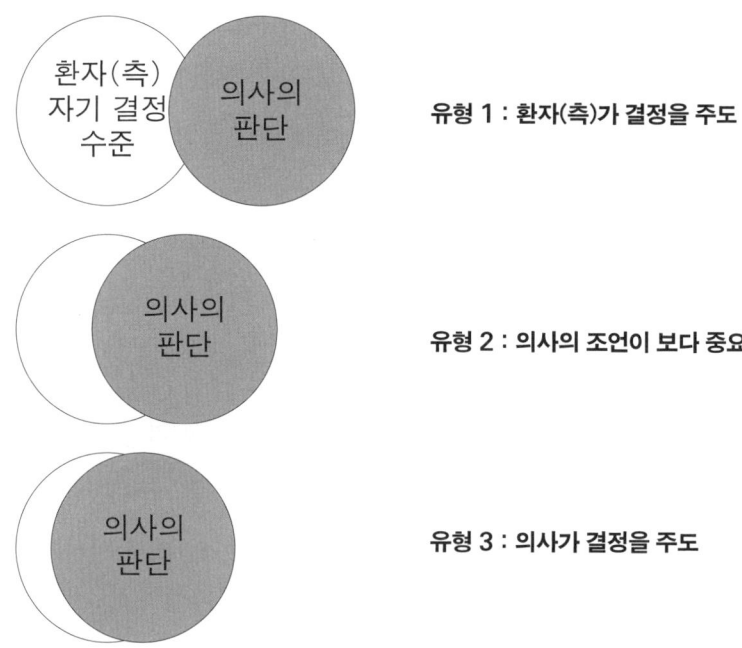

그림 1| 치료 선택 시 환자의 자기결정권에 미치는 의사의 영향력 유형: 환자 측은 환자 본인과 환자의 가족이나 환자가 지정한 적합한 대리결정자를 포함한다.

식을 작성한 시점과 환자의 상태의 변화에 따른 환자의 바램이 달라질 수 있으므로 바람직하게는 이 서식 절차를 매개로 하여 의료현장에서 지속적인 협의와 합의를 통하여 환자의 자율성을 증진시키고 확인할 수 있어야 한다. 이 과정을 통하여 바람직한 함께한 의사결정(shared decision)에 이를 수 있다. 환자가 바라던 임종과정과 일치하거나 최대로 근접한 죽음을 '좋은 죽음'이라고 정의한다면 좋은 임종돌봄은 환자의 자율성과 존엄을 증진하고 임종돌봄 과정에서 증진된 환자의 자율성이 제대로 구현된 것이라 할 것이다. Houska 등은 문헌에 보고된 임종기에서 환자의 자율성을 검토하면서 환자들이 가능한 범주 내에서 일상적인 활동들을 영위하게 하는 것, 내일 혹은 앞으로의 일정에 대한 계획을 세우게 하는 것, 그리고 다른 사람들을 돕는 활동을 하도록 하는 것 등이 환자의 자율성을 증진시키는 데 도움이 된다고 제시하였다.

현대 의료의 정당성은 환자의 자율성과 자기결정권을 존중하는 것에 바탕을 두고 있지만 의료는 환자의 건강과 안녕을 위한 것이며 그 행위의 배타적 전문성으로 인하여 의료인은 환자의 결정에 조언자로서 관여하게 된다. 조언자로서 의료인은 필요한 지식과 경험을 전달하는 순수한 정보제공자로서 중립적 역할에 머물 수도 있지만 환자에게 도움을 주려는 의도로서 자신의 판단을 함께 전달하게 된다. 이때, 환자의 결정은 의사가 환자에게 보여주는 태도나 대화의 기술 그리고 필요한 정보의 전달 능력과 함께 질병의 상태에 따라 달라질 수 있다. 그림 1의 첫번째 유형과 같이 질병의 상태가 가볍고 의사가 단순히 정보전달자의 역할에 거친다면 환자의 자율성이 결정과정에 보다 더 크게 작동한다. 질병의 상태가 중하고 의사가 환자와 협의와 합의의 과정을 거치면 '유형 2'에서와 같이 환자의 결정에 의사의 판단이 미치는 영향도 더 커진다. 임종과정과 같이 환자의 자율성이 약화되었거나 의사가 자신의 의견을 환자가 수용하도록 적극적으로 설득하는 경우는 '유형 3'과 같이 결정 과정이 의사의 판단에 보다 더 의지하게 된다. 의사결정 능력을 상실한 환자이거나 환자가 스스로 결정을 유보하고 가족이나 대리인에게 결정을 위임한 결정도 흔히 유형 3과 같이 의료진에 대한 의존도가 커진다. 이때 의료진이나 환자가 가진 편견이나 가치관 등이 결정 과정에 영향을 미치므로 환자의 자율성이 잘 구현되려면 환자의 상태에 대한 의료진과 환자의 이해가 일치해야 하며 그 바탕 위에서 상호간 생각의 차이를 조율하는 것이 필요하다(그림 2). 그리고 의료진들이 환자를 의료 행위의 대상이 아닌 온전한 사람으로서 돌볼 때에 환자의 존엄성을 향상시킬 수 있다. 연명의료 중단과 같은 윤리적 법적 부담이 큰 사안에서 의사는 단순한 조언자가 아닌 상황을 종합하는 결정자의 역할을 흔히 담당하게 된다. 아시아 16개국의 중환자담당의사들을 대상으로 한 조사에서도 동일한 사례에 대한 연명의료 중단 판단이 국가마다 매우 상이한 것으로 나타났다. 국내 연명의료결정법에서 명시하고 있는 임종과정에 대한 판단의 결정자는 1인의 전문가가 포함된 의사 2인이다. 연명의료 결정 과정에서 의료전문가로서 의사의 지나치지 않으며 올바른 온정주의 태도는 바람직하나 의사의 의도가 환자와 공감을 이룰 수 있을 때에 환자에게 도움이 된다.

자기결정권은 법의 규정에 따라 혹은 환자 자신이나 다른 사람들에게 중대한 위험을 초래할 수 있다고 예상될 때에는 제한될 수 있다. 국내에서는 의사조력자살이나 적극적 안락사는 법률과 의사윤리강령에서 모두 금지하고 있다. 자살의 경우 자살로 인한 그 결과를 충분히 알면서도 온전한 자율 결정이라면 자신의 안녕보다 자기결정권이 우선된 사례라 할 수 있다. 의료인들은 사전돌봄계획이나 임종돌봄 중에 환자의 자율성이 의료 결정에만 국한되지 않도록 하는 것이 바람직하다. 즉, 환자의 일상 생활 참여, 가족이나 다른 이들과의 관계 형성, 그리고 당하는 죽음이 아닌 맞이하는 죽음이 되는 준비 등에도 환자의 자율성이 구현될 수 있도록 환자를 돌보아야 한다. 집중치료가 발전 할수록 진행된 말기와 임종기의 경계는 더욱 모호해지고 상호 교차하는 사례들이 더 흔해질 것이다. 본 사례에서도 담당의사가 임종과정이라고 판단하지 않았으므로 설령 환자가 의식이 호전되어 현재의 치료를 거절한다 하여도 국내 연명의료결정법에 따르면 환자의 자기결정권을 존중할 수 없게 되어 있다. 이는 환자의 자기결정 존중과 환자의 최선의 이익을 보장하려는 이 법의 취지와 어긋나는 상황으로 말기 상태에서도 환자의 자율 결정에 따른 임종과정이 이루어 질 수 있도록 법 개정에 대한 논의가 필요하다. 의료진은 흔히 개별 의료 행위들의 결과에 초점을 맞추기 보다 말기환자들의 바램을 잘 구현할 수 있는 사전돌봄계획을 조기에 수립하여야 한다. 그리고 의료진과 가족들은 임종 돌봄 과정에서 환자가 처한 여러 상황과 맥락에 따라 변동되는 환자의 자율성을 존중하고, 환자의 최선의 이익에 바탕을 둔 협의 및 합의를 해야 한다 (그림 2).

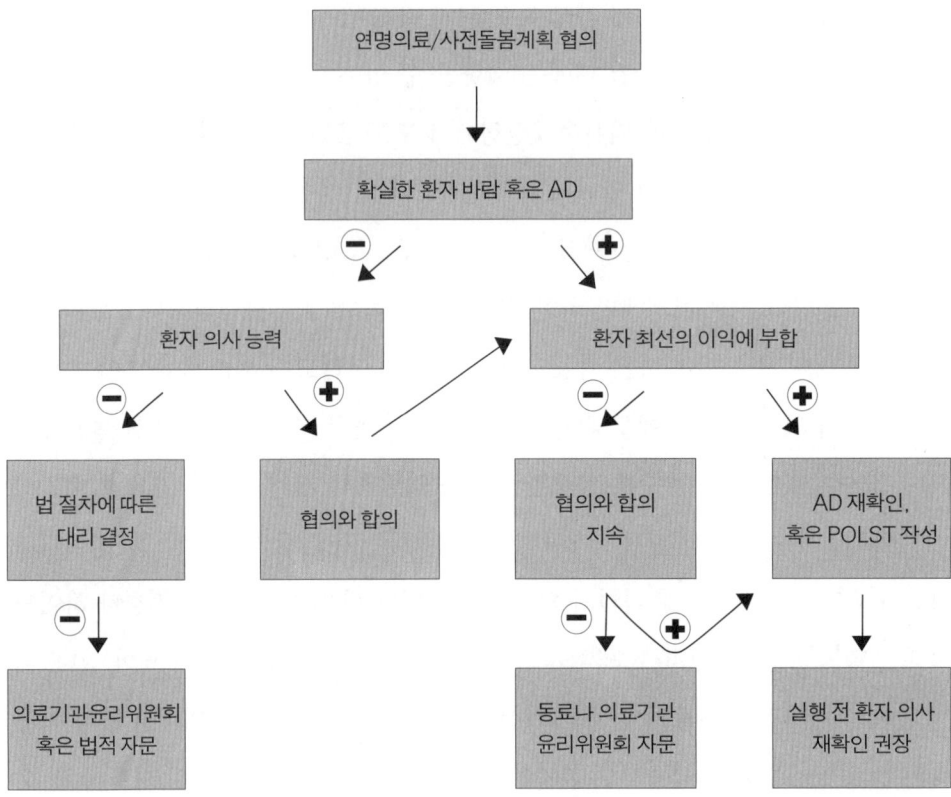

그림 2 | 연명의료 결정 시 자율성 존중 방식 예. AD; 사전연명의료의향서 advance directives, POLST; 연명의료계획서 physician order for life-sustaining treatment

| 참고문헌 |

1. Phua J, Joynt GM, Nishimura M, et al. Withholding and withdrawal of life-sustaining treatments in low-middle-income versus high-income asian countries and regions. Intensive Care Med 2016; 42(7): 1118-27.

2. 문재영, 안희준. 연명의료결정법과 환자 자율성 증진에 관한 문제 제기: 미국 환자자기결정권 제정 이후 논쟁 분석. 한국의료윤리학회지 2019; 22: 161-173.

3. Gŏmez-Virseda C, de Maeseneer Y, Gastmans C. Relational autonomy in end-of-life care ethics: a contextualized approach to real-life complexities. BMC Med Ethics 2020; 21: 50.

4. La Puma J, Orentlicher D, Moss RJ. Advance directives on admission. Clinical implications and

analysis of the Patient Self-Determination Act of 1990. JAMA 1991; 266: 402-5.

5. Houska A, Loučka. Patients' autonomy at the end of life: A critical review. J Pain Symptom Manage 2019; 57: 835-84.

6. Phua J, Joynt GM, Nishimura M, et al. Withholding and withdrawal of life-sustaining treatments in intensive care units in Asia. JAMA Intern Med 2015; 175: 363-71.

14장 환자의 치료 거절

고윤석 | 울산대학교 의과대학 내과

> **사례**
>
> 40년 이상 지속된 당뇨로 인한 합병증으로 심근경색증이 있었고 당뇨성 신증이 수년간 지속되는 91세 남성이다. 환자는 모든 일을 스스로 결정해 살아온 분으로 그동안 만났던 여러 의사로부터 설명을 들어 투석 치료의 필요성은 이해했지만 투석을 미루어왔다. 최근 잦은 전해질 이상과 함께 요독증 증상으로 허약이 심해 심각한 상태로 두 차례 A병원에 입원했다가 치료 후 상태가 다소 호전되면 퇴원했다.
>
> 매 입원 시 신장내과 전문의와 담당의가 투석을 하지 않을 경우 폐부종이나 전해질 이상 등으로 급사의 위험성이 있다고 환자에게 자세히 설명했고 가족들도 투석을 간절히 권유했다. 환자는 "친구들이 투석을 받으며 힘들어하다 사망하는 것을 여러 번 보았다. 투석을 받으며 견디는 것보다 차라리 죽는 것이 낫고 이제는 더 살 의미가 없다"며 치료를 완강히 거부했다.
>
> 환자의 의식은 명료하며 만성신부전 상태는 그동안 사용해 온 이뇨제 등의 치료에 반응이 적고 투석을 대체할 다른 치료가 없으며 가정에서 지내다 임종할 위험성도 큰 상태다. 담당의사는 주치의를 변경해 다른 의사의 의견을 들어보라고 환자에게 권했으나 거절하고 집으로 퇴원했다.

1. 치료 거절의 원인

　의료진이 권하는 치료를 환자나 그 가족이 거절하는 경우 혹은 의료진이 판단하기에 도움이 되지 않는 치료를 환자나 가족들이 요청하는 경우에 흔히 치료의 무익성이 쟁점이 된다. 로(Lo)가 제시한 무익성은 치료가 병태생리학적 근거가 없거나, 최대한의 치료를 해도 그 치료에 반응이 없거나, 이전에 효과가 없었던 치료를 되풀이하는 경우 등이다. 그리고 환자가 원하는 수준의 치료 효과나 삶의 질을 달성할 수 없는 치료도 환자는 무익하다고 판단할 수 있다.

　세계의사회 의료윤리지침에는 『회복되거나 개선될 합리적 희망이 없거나 환자가 영구적으로 어떤 효과를 경험할 수 없는 경우에는 특정 치료가 의학적으로 무용 혹은 무익하다고 판단할 수 있다』고 했다. 특히 진행된 말기나 임종과정에서는 치료가 환자가 바라는 수준만큼 도움이 되지 않거나 의미 있는 삶의 연장을 얻을 수 없다면 무익하다고 할 수 있다.

　환자가 자신의 상태를 충분히 이해하고 자율적 결정에 따라 치료를 거절할 수도 있지만 때로는 자신의 질병 상태를 잘못 판단하고 있거나 의료진과의 관계 형성이 좋지 않거나 치료 효과에 대한 불만이 있는 경우에도 의사가 제안한 치료를 거절할 수 있다. 그리고 진료비나 가족들의 도움 부족이나 해당 치료의 효과에 대한 의료진 사이의 이견도 치료 거절의 드물지 않은 이유다.

　의사는 환자의 치료 거절이 환자의 성격, 약물 중독, 정신질환 등에 의한 것은 아닌지 살펴야 한다. 의료 현장에서 치료 거절은 아주 드물지 않으며 치료 거절 후 자의 퇴원하면 건강상태 악화나 재입원에 따른 의료비용 증가 등이 초래된다.

2. 담당 의사의 역할

위 사례같이 진행된 말기 상태에서 환자의 생명과 직결된 치료를 환자가 분명한 의사로 거절할 때, 그리고 그 치료 거절이 나쁜 결정이라고 생각될 때 가족뿐 아니라 의료진도 상당한 스트레스를 받는다. 치료 거절 논쟁에 당면한 의료진은 환자의 자기결정권 존중, 환자의 최선의 이익 추구, 환자 피해의 최소화, 예상되는 치료 효과와 비용 외에도 환자와 환자 가족과의 관계와 관련된 법의 저촉 여부 등을 고려해야 한다.

환자의 최선의 이익에는 치료 결과로서 예상되는 환자의 삶의 질이 함께 고려돼야 한다. 의료진은 환자에게 수행하고자 하는 치료나 환자나 가족이 의사에게 요구하는 치료의 의학적 효과에 대해 무엇보다 먼저 판단해야 한다(그림1). 그 효과에 대한 판단은 알려진 의학적 증거들에 바탕을 두어야 한다.

사례와 같이 치료 효과 대비 정신과 육체의 고통 등을 포함한 비용에서 환자에게 확실한 이득이 될 수 있다고 판단되는데도 환자가 분명하게 치료를 거절하는 경우에는 환자의 자율성 존중과 환자에게 최선의 이익을 제공해야 한다는 직업윤리 등으로 의사의 고민과 갈등은 더 심하다. 환자와 치료자 사이의 계약은 치료를 받으러 온 시점, 치료 도중 그리고 치료가 종료된 시점까지 이어진다.

그러나 치료 종료가 환자 측과 의료진 사이의 합의가 아닌 상태로 끝난 경우에 치료 종료 시점에 의료진의 법적 윤리적 책무가 다했다고 단정할 수 없는 경우가 있어 의료분쟁으로 이어지기도 한다. 그리고 환자의 치료 거부로 인해 타인에게 심각한 위해가 초래될 수 있으면 담당의사는 이를 환자와 그 가족들에게 알리고 타인의 피해를 막을 수 있는 필요한 조치를 해야 한다.

위 사례 같은 경우는 의사들은 제공하고자 하는 의료의 치료 효과에 집중하고(목표 지향적) 환자는 자신의 삶에 대한 가치관(가치 지향적)이 치료로서 얻을 수 있는 이득보다 더 중요할 때 일어날 수 있다. 미국의학협회는 어떤 치료라도 의식이 명료한 환

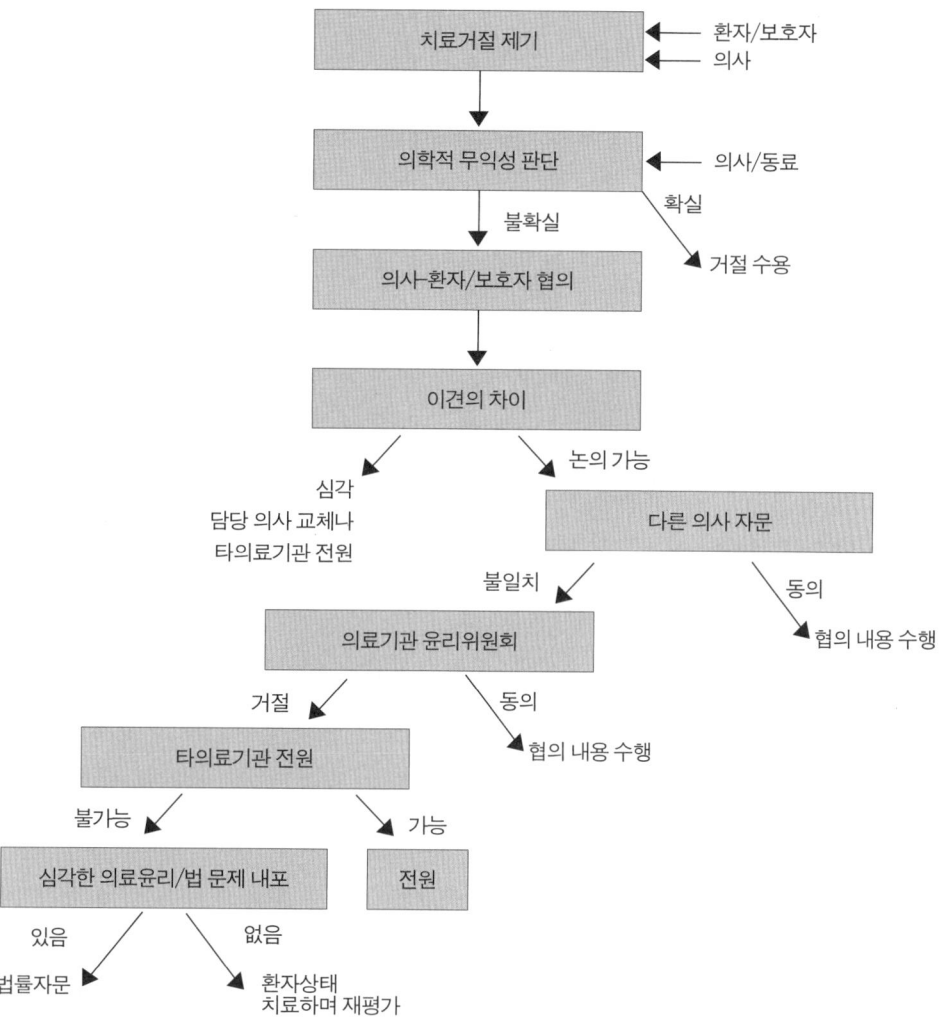

그림 1 | 치료 거절이나 유보나 중단 논의 시 결정방식 흐름 예시

자가 거절하는 경우 환자의 결정을 존중하도록 권고하고 있다. 이런 경우 의사는 환자가 무엇 때문에 그런 결정을 하는 것인지, 그 결정에 외압이 있는지 등을 환자와 그 가족과의 반복된 대화로 검토하고 문제점을 수정하도록 노력해야 한다. 환자의 자기결정권과 최선의 이익에 대한 검토는 자율성과 자기결정권의 장을 참고하기 바란다.

14장 환자의 치료 거절   125

이런 점을 고려할 때 말기나 임종기 환자를 만나는 의사는 본인이 효과가 있다고 판단하는 특정 치료를 제안하기 전에 환자가 무엇을 바라는지, 원하는 치료 수준은 어떤 것인지, 환자의 삶에서 소중한 것은 무엇인지, 지금 걱정되고 두려운 것이 무엇인지부터 알아야 한다. 그리고 되도록 대화의 마지막 말은 의사가 아니라 환자가 하도록 한다. 즉 의사의 권고로 대화를 마치지 말고 환자가 바라는 바를 의사에게 충분히 말했다고 느낄 수 있도록 해야 하는 것이다.

전문 분야가 세분화된 현대 의료에서는 한 환자가 여러 의사를 만나게 되는 경우가 많은데 이때 특정 치료의 효과에 대해 담당의사들의 의견이 다를 경우, 환자는 그 치료를 결정하는 데 어려움을 겪게 된다. 그러므로 동일한 의료기관의 담당의사들은 말기나 임종기 환자의 사전돌봄계획을 합의해 제공하는 것이 보다 나은 임종돌봄에 매우 중요하다.

의사도 의학 전문가로서의 올바른 자기결정권을 행사해야 하는데 의학적으로 명백히 무익한 치료를 지속해 달라는 환자나 가족의 요청은 거절할 수 있어야 한다. 예를 들어 뇌사로 판단이 되는 환자에게 기계환기기 치료를 지속하거나 심폐소생술을 비롯한 모든 시술을 다해 달라는 가족들의 요청을 거절할 수 있어야 한다.

세계의사회 의료윤리지침은 『의사가 권고하지 않은 치료에 대해 환자나 그 가족이 어느 정도의 권리를 갖는지도 윤리, 법, 공공정책 측면에서 중요한 주제』라고 하면서 『이 문제에 대해 정부, 의료보험자, 직능단체들이 결정을 내리기 전까지는 부적절한 치료 요청을 받아들일지 여부를 의사 자신이 결정해야』하며 『요구된 치료가 득보다 실이 많을 것이라고 확신이 들면 의사는 이런 요구를 거절해야 한다』고 명시했다. 이러한 의사의 결정은 합당한 진료 기준에 의거해야 하며 의미 있게 정의될 수 있는 개념에 근거해야 하고 설명을 요청 받을 때 제대로 설명할 수 있어야 한다.

2017년에 제정된 우리나라 '의사윤리강령'에서도 『의사의 충분한 설명과 설득 이후에도 환자, 또는 가족 등 환자 대리인이 회생의 가능성이 없는 환자에 대해 의학적으로 무익하거나 무용한 진료를 요구하는 경우, 의사는 그것을 받아들이지 않을 수 있다』고 명시돼 있다. 그러나 연명의료결정법(40조 2항)에서는 환자나 그 가족이 요청하는 연명의료를 의사가 중단하면 처벌을 받게 돼 있다. 연명의료결정법 40조 2항에 따르면 『임종과정에 있는 환자에 대하여 제17조에 따른 환자의 의사 또는 제18조에 따른 연명의료 중단 등 결정에 반하여 연명의료를 시행하지 아니하거나 중단한 자는 처벌을 받을 수 있다』 이는 환자나 그 가족이 요청하는 연명의료가 명백히 무익하더라도 의사가 중단하면 처벌을 받을 수 있는 것으로도 읽혀진다.

임종돌봄에서 환자의 자율 결정 능력은 소실돼 있어 환자의 뜻을 정확히 모르는 경우가 흔하며 또한 무익한 치료가 환자의 최선의 이익이 될 수 없고 제한된 의료 자원의 소모와 타인의 치료 기회 균등을 침해한다는 점 등을 고려할 때 상기 법 조항은 개정돼야 한다. 세계의사회 의료윤리지침에서도 『의사가 자원 분배에 대한 자신의 책임을 이행하는 한 가지 방법은 환자가 요청하더라도 낭비적, 비효율적 관행을 피하는 것이다』라고 명시돼 있다.

그리고 우리나라의 의사윤리강령 (16조 2항)과 연명의료결정법 (19조 2항)에서 『영양분 공급, 물 공급, 산소의 단순 공급은 시행하지 아니하거나 중단돼서는 안 된다』고 명시돼 있는데, 인위적으로 영양, 수액 혹은 산소공급을 하는 것이 오히려 환자의 고통을 가중할 수도 있으므로 이러한 행위도 환자의 상태에 따라 담당의사가 결정할 수 있도록 개정돼야 한다.

3. 접근 방식

제시한 사례의 환자는 의사들의 '좋은 뜻'은 알겠으나 동일 질환을 가진 친구들이 투석으로 고통받은 것을 알고 있었고, 더불어 투석 같은 '인위적 치료'에 의지하는 삶으로서 '더 살아야 하는 의미'가 자신에게는 없다며 투석에 대해 더 생각을 할 시간을 달라며 퇴원했다. 이 환자는 투석을 받지 않고 약물 치료로 '1-2년' 정도 더 살 수 있기를 바라고 있었다. 이 환자가 병원에 입원하고 있는 상태에서 투석을 거절하며 투석을 하지 않아 사망이 초래될 위험성이 크다면 환자의 의사결정 능력에 대해 정신과 의사의 자문을 받고 의료기관윤리위원회의 자문도 받아야 한다. 특히 환자가 자신의 질병 상태나 정신질환으로 우울한 경우는 환자가 올바른 판단을 하기 어려워 정신과 전문의의 치료가 필요하다.

의료기관윤리위원회는 해당 의료기관에서 환자 진료와 연관된 환자의 안전과 권리 보호, 윤리적 갈등 및 의료정책 등에 대해 자문하는 기관이다. 연명의료 결정과 연관된 의료기관윤리위원회의 역할은 '17장 연명의료결정법'에 기술돼 있다. 의료기관윤리위원회의 검토를 받음으로써 미처 고려되지 않았거나 밝혀지지 않았던 윤리 문제점들을 인지할 수 있고 그 해결방안도 조언을 받을 수 있다.

정신과 의사가 환자가 판단 능력이 있다고 판정했고 의료기관윤리위원회에서 투석을 받을 것을 권고했으나 여전히 거절한다면 환자에게 담당 주치의를 바꾸거나 다른 병원에서의 판단을 받아 볼 것을 권유하는 것이 좋다(그림1). 환자의 분명한 치료 거절이 의사-환자 관계가 종료된 것을 뜻하는 것은 아니기 때문에 제안한 치료를 환자가 거절해도 환자를 위해 또 다른 선택이 있는지 검토해 다시 환자와 대화해야 한다.

| 참고문헌 |

1. Zucker MB, Zucker HD. Medical Futility. Cambridge: Cambridge University Press, 1977.
2. Lo B. Resolving Ethical Dilemmas: A Guide for Clinicians. Philadelphia: Wolters Kluwer, 2019.
3. Council on Ethical and Judicial Affairs. Decisions near the end of life. JAMA 1992; 16: 2229-33.
4. Council on Ethical and Judicial Affairs. American Medical Association: Medical futility in end-of-life care: Report of the Council on Ethical and Judicial Affairs. JAMA 1999; 281: 937-941.
5. Al-Mohammadi E. Pediatric discharge against medical advice. Int J Health Care Qual Assur 2019;

32: 366-374.

6. Bhoomadevi A, Baby TM, Keshika C. Factors influencing discharge against medical advice (DAMA) cases at a multispecialty hospital. J Family Med Prim Care 2019; 8: 3861-3864.

7. van Kleffens T, van Leeuwen E. Physicians' evaluation of patients' decisions to refuse oncological treatment. J Med Ethics 2005; 31: 131-136.

15장 안락사와 의사조력자살

이일학 | 연세대학교 의과대학 인문사회의학교실

> **사례**
>
> 다이앤은 45세 여성 급성골수단구백혈병(acute myelomonocytic leukemia)환자다. 골수이식이 최선의 치료 방침이지만 아직 기증자를 확보하지 못한 상태였다. 그녀는 25세에 다른 종류의 암에서 회복된 병력이 있으며 개인적으로 우울증과 알코올중독 등의 어려운 상황을 극복하고 남편, 자녀와 안정적인 삶을 누리고 있었다.
>
> 골수 기증자를 찾기 어렵고 골수 이식 후에도 생존율이 25%라는 얘기를 들은 후 그녀는 더 이상의 치료를 받지 않기로 결심했으며 가족이 그녀의 결정을 존중해 완화의료를 받았다. 환자의 불안은 심해졌고, 결국 그녀는 자신이 원하는 순간에 죽을 수 있도록 바비츄레이트 계열의 수면제를 요구하기에 이르렀다.
>
> 주치의는 다이앤이 시간만 끌면서 죽음에 대한 두려움에 사로잡힌 채 마지막 시간의 대부분을 보내는 것을 염려해 약물을 처방한 후 사용법을 설명했다. 자녀들은 휴학을 하고 집에서 3개월 동한 행복한 시간을 보냈다. 증상이 급격하게 악화됐고, 그런 상태가 2주일 정도 지속된 후, 환자는 남편과 아들에게 2시간 정도 산책 나갔다 오라고 부탁하고 그들이 산책하는 동안 약물을 복용해 세상을 떠났다.

이 사례에서 환자는 자신을 잘 알고 있는 의사를 통해 호스피스·완화의료를 포함한 적절한 돌봄을 받고 있었다. 또한 사회적으로 고립돼 있거나 정서적인 어려움을 호소하는 상황도 아니었으나 죽음을 직면해야 하는 시점에서 어려움을 겪게 됐고 그 해결 방안의 하나로 죽음의 시점을 스스로 결정하고 싶어 했다. 그러나 사례의 환자처럼 분명하게 뜻을 표현하는 경우라도 죽음을 직면한 시점에 우선 의사의 오랜 관찰과 면담을 통해 환자의 의사를 확인해야 한다.

환자가 가족과 주치의에게 법적, 윤리적 어려움을 야기하지 않도록 죽음의 방식을 선택하는데 그 선택을 실현하기 위해서는 고려할 것이 많다. 이 사례는 '의사조력죽음(physician aid in dying)' 또는 '의사조력자살(physician-assisted suicide)'이라고 하는 경우다. 이렇게 죽음을 직접 통제하려는 환자의 욕구는 오래 전부터 존재했고, 의료인들은 이러한 환자의 욕구를 평가하고 적절히 대처할 필요가 있다.

의학기술의 발전에도 죽음을 피할 방법은 없다. 죽음에 이르기까지 환자는 의료 사용을 비롯해 많은 경험을 하게 된다. 환자는 몸에 생긴 불편 때문에 의사를 방문하고 신체적 문제를 진단받아 그 해결을 목표로 의료행위를 받게 된다. 환자에게 생긴 질병이나 환자의 건강상태가 현대 의학으로도 해결할 수 없는 경우, 환자는 '말기환자'로 분류되고 그 상황에서 삶의 질을 최대로 개선하고 의미 있는 삶을 보낼 수 있도록 다양한 조치를 받게 된다.

이 시기에 어떤 환자들은 죽음을 앞둔 자신의 상태에 좀 더 주도적인 위치에 있고 싶어 하며, 여기에는 죽음의 시점과 방법도 포함된다. 환자들이 죽음의 방법과 시기를 통제하려는 욕구는 이른바 안락사나 의사조력자살이라는 행위로 표현된다. 본 장은 안락사와 의사조력자살의 개념과 환자가 죽음을 직접 통제하고 싶어 할 때의 상담 원칙을 다룬다.

1. 안락사의 개념과 분류

안락사의 영어 표현인 'euthanasia'는 '좋은'이라는 의미를 가진 접두어 eu(εὖ)와 '죽음'을 의미하는 thanatos(θάνατος)의 합성어로 고대 그리스 때부터 사용된 용어다. 안락사는 '조용하고 편안한 죽음을 야기하는 행위'(옥스퍼드영어사전), '극심한 고통을 받고 있는 불치의 환자에 대해 본인 또는 가족의 요구에 따라 고통이 적은 방법으로 생명을 단축하는 행위'(표준국어대사전) 등으로 정의되고 있다. 따라서 안락사는 '치료나 완화가 불가능한 고통이나 통증의 완화를 목적으로 의도적으로 생명을 종결하는 행위'라고 정의할 수 있다.

안락사의 핵심 요건은 '현재 상황이 죽음을 선택할 정도로 나쁘거나 가까운 시점에 매우 나빠질 것으로 예상돼 죽음을 선택하는 것이 살아서 고통을 받는 것보다 낫다는 것'이다. 안락사의 또 다른 특징은 죽음의 시기나 방법에 대한 통제를 목표로 한다는 것이다. 특히 자발적 능동적 안락사의 경우는 질병 등으로 인한 죽음에 비해 상대적으로 죽음의 과정을 정확하게 예상하거나 통제할 수 있다는 인식이 있다.

개념적으로 안락사를 구별하려는 시도가 있었는데 죽음을 야기하는 행위의 시행자를 기준으로 자발적(voluntary)/비자발적(non-voluntary)/자발성과 무관한(involuntary) 안락사로 구분하고 행위와 죽음의 인과 관계에 따라 적극적(active)/소극적(passive) 안락사로 구분한다. 안락사와는 구별되는 행위로 의사조력죽음(physician aids in dying)/의사조력자살(physician-assisted suicide)이 있다(표 1).

이 같은 구분은 윤리적, 법적 가치를 가지며 죽음을 의도한 다양한 행위를 구분하고 도덕적 평가를 가능하게 한다는 점에서 유용한 측면이 있다. 그러나 이 구분은 우리의 이해를 돕기 위한 것으로 실제 의료 현장에서는 이 구분에 관해 논란이 있다. 예를 들어 생명 유지 장치의 적용을 중단해 죽음에 이른 경우에 이 행위가 적극적 안락사(생명 유지 장치의 중단을 안락사의 한 행위로 간주해)인지, 소극적 안락사(질병의 진행과 상태의 악화를 허용했으므로)인지의 구분은 때로 실질적인 의미가 없을 수 있다.

| 표1 | 안락사의 유형

정의	내용
자발적 안락사 (voluntary euthanasia)	환자의 요청이나 동의를 얻은 후 시행되는 죽음을 야기하는 행위
비자발적 안락사 (non-voluntary euthanasia)	환자의 동의를 얻을 수 없는 상황에서 시행되는 경우
자발성과 무관한 안락사 (involuntary euthanasia)	환자의 의사에 반하거나 환자의 동의를 구하지 않은 상황에서 시행되는 경우
적극적 안락사 (active euthanasia)	생명을 종결하기 위해 약물의 주입 등 적극적인 행위를 취하는 경우
소극적 안락사 (passive euthanasia)	환자의 생명을 연장하는 조치를 중단함으로써 죽음의 시기를 앞당기는 경우
의사조력죽음 (physician aids in dying)	환자의 요청에 의해 의사가 제공한 방법으로 환자가 직접 죽음에 이르는 행위를 하는 경우

2. 안락사의 법적, 임상적 측면

임상적으로 환자가 죽음에 이르는 과정은 (1)사고 등 외인에 의한 사망(사고사), (2)질병의 급속한 발생과 악화로 인한 사망, (3)생명유지장치의 중단이나 유보에 의한 사망, (4)죽음을 목적으로 하는 적극적 행위에 의한 사망, 그리고 (5)자발적 단식 등 생명 종결 행위에 의한 사망 등으로 구분할 수 있다.

현재 우리 연명의료결정법은 위 구분 중 세 번째인 생명유지장치의 중단이나 유보에 의한 사망을 규율하고 있으며, 네 번째 방식의 죽음을 유도하는 행위는 법적으로 허용되지 않는다. 이는 죽음을 유도하는 적극적 행위는, 비록 죽음을 맞이하는 환자의 고통이 극심하고 명료한 정신과 충분한 상담을 거친 동의가 있더라도, 살인 또는 자살방조에 준한다는 인식 때문이다. 한국의 연명의료결정법은 임종과정에 들어선 말기환자 중 일부 환자의 무익한 치료를 중단하거나 유보할 수 있는 조건을 제시한다는 점에서 안락사 논의의 범주는 아니다.

3. 의사조력자살

의사조력자살(physician-assisted suicide)은 환자가 약물복용 등의 죽음에 이르는 조치를 직접 취한다는 점에서 안락사의 범주와 구분된다. 2021년 현재 미국의 10여 개 주(대표적으로 오리건 주), 오스트레일리아의 빅토리아 주, 캐나다 등의 국가가 법적 안전조치 준수 조건 하에 의사조력자살을 허용하고 있다. 의사조력자살의 조건으로 다음 다섯 가지가 제시된다.

(1) 말기 질환이다.

(2) 완치 가능성이 없다.

(3) 질병의 직접적인 결과로 참을 수 없는 고통이나 견딜 수 없이 부담스러운 삶만 가능하다.

(4) 환자가 판단능력을 갖춘 상황에서 자발적이고 지속적인 죽음 요구가 있다.

(5) 도움이 없다면 삶을 종결할 수 없다.

의사조력자살을 법적으로 허용한 위의 국가들은 그 시행에서 (1)의료기관에서만 상담과 처방이 가능하도록 할 것, (2)환자가 성인으로 의사결정 능력이 있는지 확인할 것, (3)자발적이며 자유로운 결정인지 확인할 것, (4)명문화된 설명 동의를 제공하며, 이 설명문에는 완화의료가 포함되도록 할 것, (5)2명 이상의 의료인이 확인 서명할 것, (6)철회의 기회를 제공할 것 등의 안전장치를 고안했다.

4. 죽음을 요청하는 환자의 상담 원칙

생명을 위협하는 질병으로 고통받는 환자나 그 가족은 질병을 극복하고 삶의 균형을 유지해야 한다. 신체적 증상에 따르는 여러 가지 불편함과 통증, 장래에 대한 두려움, 가족 관계의 정립과 내재된 갈등의 해소 등 사회적, 문화적, 심리적 문제도 환자가 경험하는 고통의 원인이 된다.

한편 환자들은 주변 사람들의 죽음 경험을 통해 죽어가는 사람이 자신의 품위와 존엄성을 지키는 것이 어렵다는 것을 이미 알고 있는 경우가 많다. 이런 맥락에서 환자들은 고통 없는 죽음이나 존엄한 죽음 같은 안락사, 의사조력자살의 지향점에 관심을 갖고 의료인에게 이에 관해 문의하게 된다. 이상적으로 환자와 의사는 사전돌봄계획 수립(advance care planning)을 통해 자기 질병의 경과와 의학적 대책을 어느 정도 공유하고 있지만 이런 상황에서도 환자들이 죽음을 통제하려는 욕구를 표현하게 된다.

환자나 보호자가 의료인에게 안락사, 바로 죽는 것, 중환자실 들어가지 않는 것, 튜브 꽂지 않는 것과 같은 문제에 관해 의견을 묻는 일은 자연스럽고 어떤 의미로는 바람직한 것이다. 의료인은 환자에게서 의견 제시를 요청받게 되면 환자가 이런 주제로 대화를 원하는 것으로 이해하고 접근해야 한다. 상담을 요청받은 의료인은 환자의 건강상태나 치료 방침, 예후 등 의학적 정보를 확인해야 하며 안락사 및 의사조력자살에 대한 법률 및 기관의 방침도 숙지하고 있어야 한다. 여기에는 윤리 상담을 요청할 수 있는 의료기관윤리위원회 정보가 포함된다.

죽음의 방법에 관한 대화는 환자가 요청하는 것이 무엇인지 분명하게 파악하는 데서 시작한다. 환자가 법적으로 허용되지 않는 이른바 '자발적 적극적 안락사'를 요청하는 것인지 아니면 연명의료를 받지 않겠다는 의사의 표현인지 확인하는 것이 필요하다. 이러한 요청을 하는 환자의 동기는 우울감이나 희망 없음, 개인적 통제감의 상실, 고통에 대한 두려움과 낮은 삶의 질로 인한 불만 등 매우 다양하다. 이러한 동기 중 일부는 다양한 의학적 조치, 특히 호스피스·완화의료를 통해 해결될 수 있음도 인식하고 있어야 한다.

의료인은 환자의 요청에 대해 문제를 회피한다는 인상을 주지 않으면서 상담을 시작해야 한다. 예를 들어 "왜 지금 삶을 마치려 하시는지 말씀해 주시겠어요?" 같은 질문을 사용한다. 환자가 이 질문에 대답하며 말하려는 내용이 개진되면 환자의 어려움과 걱정을 파악할 수 있다. 이때 의료인은 적절한 반응을 통해 자신이 공감하고 있음을 전달해야 한다.

환자의 어려움과 동기를 파악한 후 다시 안락사 요청으로 돌아가 환자의 요청을 재고하도록 청할 수 있다. 예를 들어 "지금까지 말했는데, 죽음에 대해서는 어떻게 생각하세요?"라고 물어볼 수 있다. 중요한 것은 환자가 우려하는 바를 표현할 수 있도록 대화 과정을 이끌어가야 한다는 것이다. 요청의 내용과 동기, 그리고 요청에 대한 대안 등을 상의한 후 의사는 필요한 조치를 취할 수 있는데, 특히 현재 법률이 인정하고 있는 요청은 가능한 문서화해 환자의 의사가 존중될 수 있도록 주의해야 한다.

| 참고문헌 |

1. Beauchamp TL, Childress JF. 생명의료윤리의 원칙들(6판). 박찬구 외 역. 서울: BOOKK(부크크), 2017.
2. Cole RM. Communicating with people who request euthanasia. Palliat Med. 1993; 2: 139-143.
3. Quill TE, Death and dignity. A case of individualized decision making. N Engl J Med 1991; 324: 691-694.

16장 호스피스·완화의료의 정의와 역할 및 역사

김범석 | 서울대학교 의과대학 혈액종양내과

1. 호스피스·완화의료의 정의

'호스피스(hospice)'는 머지않아 임종이 예견되는 환자와 가족들이 가지고 있는 육체적, 정신적, 영적, 경제적, 사회적, 문화적 문제의 해결을 도와주는 행위다. 호스피스팀에는 의사와 간호사를 포함하는 의료인뿐 아니라 문제 해결을 도와줄 각 분야의 전문가들이 참여한다. 호스피스팀은 상호 보완적인 위치에서 최선을 다해 환자와 가족의 고통을 덜어주고 삶의 질을 극대화해 환자가 편안한 가운데 인간으로서의 존엄성을 유지하면서 임종을 맞이하도록 돕고 나아가 환자가 임종한 후에 남게 되는 가족들의 사별의 슬픔까지 돌봐준다. 즉, 호스피스는 환자와 가족의 심리적, 사회적, 영적 어려움을 돕기 위해 여러 분야의 전문가가 팀을 이루어 환자와 가족의 고통을 경감시켜 삶의 질을 향상시키는 것을 목표로 한다.

완화의료는 질병으로 다양한 문제를 겪는 환자와 가족의 삶의 질을 높이기 위해 전인적 돌봄을 제공하는 의료 서비스를 의미하며 의사, 간호사, 사회복지사 등으로 이루어진 다학제 팀에서 돌봄을 제공한다. 완화의료와 호스피스는 본질은 같으나 우리나라에서는 결이 약간 다르다. 우리나라에서 완화의료는 질병 진행 단계와 관계 없이 환자를 편안하게 만들기 위해 제공되지만, 호스피스는 말기환자와 그 가족에게 제공되도록 제도화돼 있다. 호스피스와 완화의료는 적용 시기와 방법에 약간의 차이가 있으나 둘 다 다학제 팀원이 전인적 돌봄을 제공한다는 면에서 본질은 같다. 이런 이유로 흔히 호스피스·완화의료를 합쳐서 다루곤 한다. 호스피스·완화의료는 의사, 간호사, 사회복지사 등으로 이루어진 호스피스·완화의료 전문팀이 통증 등 환자의 힘든 증상을 적극적으로 조절하고 환자와 가족의 심리적, 사회적, 영적 고통을 경감시켜 삶의 질을 향상시키는 것을 목표로 하는 의료라 할 수 있다.

2. 호스피스·완화의료의 역할

현대 의학이 지향하는 바는 질병으로부터 인간의 생명을 지키거나 아니면 인간의 수명을 연장하는 데 있다. 현대 의학이 눈부시게 발달하면서 질병의 치유나 수명 연장의 측면에서는 상당한 발전이 있었다. 하지만 인간을 기계론적 환원론의 관점에서 바라보게 됐으며 어떤 때는 인간의 존엄성 자체가 부분적으로 훼손될 가능성도 부인할 수 없는 지경에 이르렀다.

게다가 현대 의학은 환자의 질환이 근본적으로 치유될 수 없는 상황에 이르렀을 때도 사람보다 질병만 바라보며 환자의 고통스러운 증상들을 해결하기보다 누구를 위한 것인지 모호한 치료에 매달리기도 한다. 현대 의학의 체계 아래서 교육받은 의사들은 치유되지 않는 질환을 가진 환자를 의학의 실패의 증거로 여기고 죽음을 의학의 실패로 바라보다 보니 죽음을 곁에 두고 바라보는 것 자체가 힘든 일이 되고 있다.

호스피스·완화의료는 질병과 사람을 바라보는 관점이 기존의 현대 의학과는 다르며 그 특징과 역할은 〈표1〉과 같다.

표 1 | 호스피스·완화의료의 특징 및 역할

고통완화	현대의학에서는 고통을 주는 한이 있더라도 생명 연장에 초점을 맞춘다. 하지만 호스피스·완화의료에서는 아프고 불쾌한 증상으로 인해 무의미하게 삶의 양이 늘어나는 것보다는 환자 본인의 가치관을 반영해 삶의 질이 손상되지 않도록 한다. 인간다운 존엄성을 잃지 않도록 통증 조절에 초점을 맞춘다. 환자를 힘들게 하는 통증, 호흡곤란, 복수 등의 증상을 적극적으로 조절한다.
인간다운 존엄성 유지	호스피스·완화의료에서는 신체뿐 아니라 사회적, 심리적, 정신적, 영적인 삶을 중요하게 여기며 이러한 총체적인 삶을 풍요롭게 하도록 해 인간다운 존엄성을 유지하고자 한다.
죽음에 대한 관점의 전환과 현실적인 삶의 마무리	호스피스·완화의료에서는 죽음을 의료의 실패가 아닌 자연스러운 현상의 일부로 받아들이도록 도와준다. 편안하게 임종을 맞이하도록 현실적인 임종 준비를 도와주며 환자 스스로가 삶을 잘 마무리할 수 있도록 도와준다.
가족 돌봄	호스피스·완화의료 보살핌에서는 가족도 환자 같은 보살핌의 대상으로 한다. 가족이 쉴 수 있게 그들의 일을 일부 대신하며 도와준다. 심리적, 사회적 지지와 임종돌봄, 사별가족돌봄을 제공한다.
다학제 팀 접근	호스피스·완화의료의 특징은 팀워크다. 의사, 간호사, 사회복지사, 성직자, 심리상담사, 자원봉사자 다양한 직역의 다학제 팀원이 함께 환자를 돌본다.

현재 우리나라의 호스피스·완화의료 서비스의 유형은 세 가지로 나뉜다. 호스피스·완화의료 병동에 입원한 말기 암환자와 그 가족을 대상으로 서비스를 제공하는 입원형 호스피스, 호스피스·완화의료팀이 가정으로 방문하는 가정형 호스피스, 일반 병동과 외래에서 진료를 받는 말기환자와 가족에게 서비스를 제공하는 자문형 호스피스가 그것이다. 흔히 호스피스·완화의료기관은 임종할 때 가서 죽음을 기다리는 곳이라는 오해를 받고 있으나 그렇지 않다. 오히려 통증 등 여러 증상을 적극적으로 치료하고 더불어 환자와 가족의 정서적, 사회적, 영적 지지를 받을 수 있는 곳이다.

3. 호스피스·완화의료의 역사

호스피스는 원래 중세유럽에서 순례자에게 숙박을 제공했던 '작은 교회'를 의미하는 라틴어 '호스피툼(hospitum)'에서 유래했다. 호스피툼은 오늘날 우리가 사용하는

hospital, hostel, hotel, hospitality 같은 단어들의 공통 어원이다. 중세유럽에서는 성지 예루살렘으로 가는 사람들을 위해 하룻밤 편히 쉬도록 하는 작은 교회가 있었는데, 여행자가 병이나 건강상의 이유로 여행을 떠날 수 없게 되는 경우, 그대로 그곳에 남아서 치료 및 간호를 받게 됐고 이러한 수용시설 전반을 '호스피스'라고 부르게 됐다. 당시의 성지순례자들은 특별한 존경심을 받았으며 사람들은 이들에게 세심한 간호를 제공하고 그들의 축복과 기도를 청하기도 했는데, 이는 임종 직전의 환자에게는 천국의 문이 열려 있다는 중세인의 신앙심 때문이었다.

십자군원정 시기에도 여행자의 휴식처로 음식, 옷 등을 제공하기도 했고 이런 활동을 지속하기 위한 수도회가 창설됐다. 이중에서 성 아우구스틴 수도회의 성 버나드가 962년 알프스지방에 세운 대성(大聖) 버나드 호스피스(The Hospice of Great St. Bernard)와 소성(小聖) 버나드 호스피스(The Hospice of Little St. Bernard)를 들 수 있다.

최초의 근대적인 호스피스는 1815년 아일랜드의 수도인 더블린에서 매리 아이켄헤드(Mary Aikenhead)가 말기환자를 돌보기 위해 설립한 '자비의 수녀회(Irish Sister of Charity)'로 볼 수 있다. 시슬리 손더스(Cicely Sanuders)는 정신적, 신체적 통증 완화의 중요성을 깨닫기 시작해 성요셉병원에서 현대 호스피스의 초석을 만들었으며 이 프로그램을 발전시켜 성크리스토퍼병원에 도입했는데, 이것이 현대 호스피스운동의 시초가 된다.

손더스가 1963년 미국을 방문해 호스피스에 대한 강연으로 호응을 받은 이후 1968년 뉴헤이븐에서 재가 호스피스를 수행한 것이 미국 호스피스의 시작이었다. 1978년 국립호스피스기구(National Hospice Organization)을 결성하고 호스피스의 정의, 철학, 목적, 특징과 함께 호스피스 프로그램의 원칙과 표준을 마련했다. 1982년에는 미국 의회에서 인간적인 건강관리를 위한 '호스피스법'이 통과됐다.

4. 국내 호스피스·완화의료의 역사 및 현황

한국의 호스피스·완화의료는 강릉 갈바리의원이 효시다. 1963년 한국 천주교회 춘천교구장 구 토마(Thomas Quinlan) 주교의 초청으로 오게 된 마리아의 작은 자매회 호주관구 수녀들에 의해 1965년에 강릉 갈바리의원이 개원했고 성모마리아의 모성에 일치하는 정신으로 임종자들의 영적 구원을 위한 내·외과 외래 진료를 시작했다. 특히 방랑 및 무연고자 환자들을 위해 간호와 숙식 등 호스피스·완화의료 활동이 시작됐다.

이후 호스피스·완화의료 활동은 1981년 가톨릭의대 성모병원에서 본격화된다. 가톨릭의대 내과 이경식 교수가 호스피스·완화의료의 필요성을 주창해 당시 성모병원에서 가톨릭의대 및 간호대 학생들과 간호사, 수녀들의 호응으로 호스피스 연구 모임을 시작했고 그것이 순수 한국인의 손으로 시작된 호스피스·완화의료의 효시로 알려지고 있다. 이경식 교수가 같은 해 개원한 가톨릭의대 강남성모병원으로 전근한 이후에 성모병원에서는 수녀들과 간호사들의 주도로 호스피스·완화의료 연구와 환자 방문이 계속됐고 이와 별도로 강남성모병원의 호스피스 연구모임이 시작됐다.

1988년에는 강남성모병원에 한국 최초로 14개 병상의 호스피스병동이 설립돼 활동을 시작했고, 이어 가톨릭의대 부속병원에는 호스피스과가 설립됐다. 1998년에는 호스피스·완화의료에 대한 학문적 접근과 대국민 홍보를 통한 발전을 이룰 목적으로 한국 호스피스·완화의료학회가 의대와 간호대에 근무하는 교수들을 중심으로 창립돼 활동을 시작했다.

2000년대 초기부터는 호스피스·완화의료 제도화가 진행되면서 본격적인 성장기를 맞게 됐다. 여러 사람의 노력으로 말기 암환자와 그 가족들의 고통이 경감되고 호스피스·완화의료 서비스의 질은 향상됐으나 안정적인 재정 기반을 보장하는 현실적인 보상체계는 아직 마련되지 못했었다. 2003년 5월, '암관리법'이 제정되고 제11조에 말기 암환자 관리사업을 명시하면서 법적 근거에 의한 정부의 호스피스·

완화의료 정책이 시작됐다. 이후 2013년에 보건복지부가 '호스피스·완화의료 활성화 대책'을 발표했고 최근에는 국민건강보험 호스피스 급여수가제도가 인정됐다. 2016년에는 《호스피스·완화의료 및 임종과정에 있는 환자의 연명의료결정에 관한 법률》이 제정돼, 호스피스·완화의료의 대상 질환이 기존 말기암에서 후천성면역결핍증, 만성폐쇄성호흡기질환, 만성간경화로 확대됐고 가정형, 자문형, 소아청소년 호스피스·완화의료 수가 시범사업이 시행되면서 점차 변화가 오고 있다.

　1965년 시작된 한국의 호스피스·완화의료는 이제 청년기를 넘어 장년기로 들어가고 있다. 아직 호스피스·완화의료의 개념이 널리 보급되지 못했고 제도화 자체가 잘 되지 못해 국민들의 호스피스·완화의료에 대한 요구를 충족하기에 부족함이 많다. 하지만 많은 사람이 여러 방면으로 지속적으로 노력을 하고 있어 앞으로는 더 많이 좋아질 것으로 기대된다.

| 참고문헌 |

1. Hong YS, Lee KS. Legislation of hospice. Korean J Hosp Palliat Care 2002; 5: 81-89.
2. 홍영선. 한국 호스피스의 과거, 현재, 미래. J Korean Med Assoc 2008; 51(6): 509-516.
3. 김창곤. 한국 호스피스 완화의료의 역사. Korean J Hosp Palliat Care 2019; 22(1): 1-7.
4. 홍영선, 이경식. 호스피스 제도화. Korean J Hosp Palliat Care 2002; 5(2) 81-89.
5. 조현. 호스피스 완화의료. 서울: 계축문화사, 2017.

17장 말기환자의 사회적, 영적 돌봄

유신혜 | 서울대학교병원 완화의료·임상윤리센터

사례

38세 남성 김 씨는 위장관 침범과 뼈 전이를 동반한 육종으로 수술과 항암치료를 받았으나 호전이 없어 말기로 판단됐다. 환자는 미혼으로 그간 여자친구가 돌봄을 제공했다가 다시 입원한 후에는 부모가 번갈아가며 돌보고 있다. 어린 시절 환자는 부모의 이혼으로 부모와 갈등이 있었고 20대 초반 독립했다. 환자가 젊은 나이에 암이 진단돼 절망해 치료를 받지 않으려고 한 것에 대해 어머니와 크게 다툰 이후로 거의 연락하지 않고 지내왔다.

현재 환자의 부모는 환자에 대한 미안함과 죄책감을 가지고 있으며 환자 어머니는 환자 상태를 궁금해하며 의료진에게 물어보나 환자는 어머니에게 자세한 상태를 알리지 않기를 바란다. 환자의 전반적인 신체 상태는 악화돼 있고 위장관 출혈로 인해 장기간 금식하며 뼈 전이로 인한 통증에 대한 고통스러운 경험으로 마약성 진통제에 의존성을 보이고 있다. 환자는 "제대로 살아보지도 못하고 이렇게 빨리 생을 마감하게 되는 것이 슬프다. 나의 인생은 완전히 망한 삶이다. 완전히 혼자이고 누구도 절 도와줄 수 없다"고 토로한다.

의료인은 흔히 사회적, 영적 돌봄이 의료인의 역할이 아니라고 간과하기도 한다. 하지만 사회적, 영적 돌봄은 신체적, 심리적 돌봄과도 밀접하게 연관돼 조화롭게 이루어져야 한다. 의료인은 말기환자가 임종을 의미 있는 마무리로 받아들이고 정리할 수 있도록 사회적, 영적 돌봄을 제공하는 과정에서 의료인의 역할이 무엇인지, 의료적 접근에서 이를 어떻게 고려할지에 유념해야 한다.

이 장에서는 말기환자의 사회적, 영적 돌봄의 중요성과 의료인들이 왜 이에 관심을 가지고 사회적, 영적 돌봄을 제공하는 데 참여해야 하는지를 중점적으로 다루고자 한다. 아울러 말기환자의 사회적, 영적 돌봄이 어떻게 이루어지는지에 대해 살펴볼 것이다.

1. 말기환자의 사회적 돌봄

개인은 다양한 사회환경 속에서 여러 사람과 지속적으로 상호작용하며 사회적 역할을 수행한다. 그런데 질병을 진단받고 치료하는 과정에서 부여된 '환자의 역할'이 삶의 많은 부분을 차지하면서 삶에 변화를 가져온다. 사회적 돌봄은 '환자'라는 역할을 이해하는 데 국한하지 않고 말기환자를 전인적으로 심도 깊게 이해하려는 자세에서 출발한다. 환자의 가족은 환자를 둘러싼 중요한 사회적 환경의 하나로 사회적 돌봄의 대상에 포함된다. 질병이 환자의 사회적 기능에 어떤 영향을 주었고 향후에는 어떻게 영향을 줄 것인지 파악해 환자와 가족이 경험하는 사회적 고통을 줄이고 기능을 회복할 수 있도록 돕는 것이 사회적 돌봄의 핵심이다.

사회적 돌봄계획을 수립하기 위해서는 환자를 둘러싼 사회적, 경제적, 문화적 측면이나 개인과 환경의 상호작용 등에 대한 종합적이고 체계적이며 지속적인 평가가 중요하다. 의료인이 모든 평가를 직접 시행하지는 않더라도 사회복지사 같은 전문가가 평가하는 과정에 참여하고 평가 내용을 의료적 돌봄 계획안에 반영할 수 있어야 하므로 우선 평가항목에 대한 이해가 필요하다(표 1).

또한 의료인은 사회적, 경제적 측면에서 드러나는 환자의 요구에 대해 환자 개인, 가족, 지역사회, 사회와 국가 전반을 아울러 어떤 자원이 도움을 줄 수 있는지를 평가해 문제를 해결해 나가는 것이 말기환자 돌봄에 도움이 된다.

표 1| 사회적 돌봄 계획 수립을 위한 평가 항목

심리사회적 사항	정서상태, 자신의 병에 대한 인식, 디스트레스, 대처 기술, 사회적 지지 체계, 기타 사회적 상태 (발달력, 사회적 고통, 해결되지 못한 문제, 관계 등)
가족 사항	가족의 구조와 관계 (가계도), 주 돌봄자, 의사결정자, 의사소통 구조 및 방식, 가족의 병식, 가족의 응집력 및 지지체계, 가족력 (상실 경험, 가족문제) 등
퇴원 및 임종돌봄	퇴원 계획의 필요성, 임종 준비 정도, 주거환경, 교통수단 접근성, 필요한 의료에 대한 접근성
경제적 사항	재정 상태, 사보험 가입 여부, 법적 문제, 기타 경제적 상황

평가가 이루어지면 구체적으로 사회적 돌봄 계획을 수립하고 이를 실천에 옮기게 된다. 사회적 고통을 완화하기 위한 직접 지원의 한 방법인 지지적 상담은 사회적 고립으로 인한 심리적 위축을 해결하기 위해 환자와 가족이 내면적 문제를 조정해 희망과 두려움의 내면적 균형을 유지하고 새로운 관계망을 형성해 지지 체계를 구축하도록 돕는 것이다. 이 과정에서 환자와 가족이 감정을 발산하며 점진적 수용을 할 수 있다.

의료인은 환자를 둘러싼 지지 체계와 환자가 만남의 시간을 가지고 상호작용하는 것을 촉진할 수 있도록 도울 방법을 찾는다. 그리고 이를 제한하는 문제가 있다면 적극적으로 해결하려 노력해야 한다. 간접적 지원으로는 환자에게 도움이 되는 내·외부 자원을 이용해 적절한 돌봄 환경을 조정하는 환경 재배치가 있다. 환경 재배치의 예로는 장애인 아들과 생활하는 말기폐암환자의 자녀 돌봄에 대한 염려를 줄이기 위한 장애인 복지자원 연계나 말기환자의 재산 정리에 도움을 줄 수 있는 무료 법률 상담 연계 등이 있다.

사회적 지지 체계 수립을 돕고 환자와 가족이 속한 사회 내 자원을 연계해 환자와 가족이 유기적으로 사회와 연결돼 말기 돌봄을 해나가도록 해야 한다. 의료인은 질병에 대한 치료와 돌봄을 위해 환자와 가족이 겪는 경제적 부담이 당연히 개인이 책임지고 해결해야 하는 일로 여길 것이 아니라 이러한 경제적 부담을 해결할 방법을 적극적으로 찾아볼 수 있도록 사회복지사의 지원 등을 연계해야 한다.

2. 말기환자의 가족 돌봄

가족의 일원이 환자가 되면 그 가족에게도 많은 영향을 준다. 가족의 환자 돌봄은 긍정적 경험으로 작용하기도 하나 이러한 효과보다는 가족이 겪는 신체적, 심리정서적, 경제적, 영적 고통이 더 두드러지는 것이 사실이다. 특히 환자가 말기에 이르면 가족은 더 많은 신체적 돌봄, 의료적 돌봄, 정서적 지지와 돌봄을 하게 되며 환자를 대신해 의사결정을 해야 하는 의무와 부담도 커진다.

가족은 환자의 고통을 바라보고 임종으로 인한 상실을 감내해야 하며 남겨진 가족을 돌보고 다시 일상으로 복귀해야 하는 과정을 겪게 된다. 말기환자의 가족은 환자와 함께 유기적으로 움직이며 밀접하게 영향을 받으므로 의료인들은 가족도 함께 돌봐야 한다. 한국 사회는 전통적으로 가족의 돌봄 역할이 중요했다. 하지만 점점 가족의 의미가 과거와 달라지고 있기 때문에 의료인이 돌봐야 하는 가족은 생물학적, 법적 가족만이 아니라 환자를 돌보는 주된 돌봄 제공자를 모두 포함한다.

가족 돌봄의 구체적 계획을 세우기에 앞서 이 가족이 어떤 가족인지, 현재 어떤 문제를 가지고 있는지 파악하고 도움을 받을 수 있는 자원 체계에 대한 평가가 필요하다. 환자의 생애 주기와 가족의 구조 및 역할에 대해 기본적으로 파악하는 것 외에도 의료적 상황에 대해 가족이 어떻게 인지하고 이해하는지, 환자와 가족들 사이에 의사소통과 관계는 어떠한지, 수입, 주거, 부채, 보험, 교통수단, 간병 등 사회·경제적 요인과 자원에 대해 종합적으로 정보를 수집해야 한다. 의료인의 역할은 도움이 필요한 가족을 선별하기 위한 전반적 평가를 시행하는 것이며 보다 자세한 평가와 서비스 및 지원 연계를 위해서는 원내 사회복지팀으로 의뢰할 수 있다.

가족을 돌보고자 할 때는 다음 같은 점을 유념해야 한다. 가족 돌봄은 조건 없는 관심과 열린 태도를 가지고 가족을 돕고자 하는 마음으로 이루어져야 한다. 가족이 헛된 희망을 품거나 불필요하게 안심하지 않도록 하면서, 환자의 고통과 감정을 이해하고 환자의 입장에서 무엇이 중요한지 생각해보도록 돕는 것이 중요하다. 이 과정에서 전문가의 해결방법을 고집하며 충고나 위협을 하지 않도록 하며 가족이 의료진에게 의존하기보다는 환자와 가족이 해결책을 주도적으로 찾아나가도록 도와야 한다.

의료인은 환자, 가족과 함께 환자 돌봄과 관련된 계획을 논의하는 가족회의를 가지기도 하는데, 이때 가족에게 단순히 환자에 대한 정보만 제공하고 의사결정을 종용하기보다는 의료적 정보와 예후를 공유하며 가족 내 의견 차이를 중재하고 가족의 의사결정을 돕는 역할을 할 필요가 있다.

말기환자가 임종에 이르는 과정에서 환자와 가족의 다양한 심리사회적 이슈를 고려하며 접근하는 것이 환자의 돌봄 계획 수립 과정에서 도움이 된다. 환자 돌봄 과정에서 예후와 관련된 부분의 상담을 통해 가족을 지지하고, 사회경제적 요인과 관련된 자원 확보를 돕는 것이 말기의 주된 개입이다. 환자가 임종과정에 접어들면 가족이 환자의 임종에 함께하며 도울 수 있도록 지원하는 것이 주된 개입이 된다. 심리사회적 지지와 함께 가족을 교육하고 가족모임을 할 수 있도록 돕는 것이 구체적인 실천 방법이다.

3. 말기환자의 영적 돌봄

개인은 삶에서 활력을 가지고 생활하기 위해 몸과 마음과 영(靈)이 모두 필요하다. 인간의 본질에는 초월적 가치를 추구하고 삶의 의미와 목적을 찾으며 용서와 사랑의 관계 속에서 평화와 희망이 충만한 삶을 이루려는 특성이 있다. 이렇게 외적으로 표현되는 것이 영성(spirituality)이다. 종교(religion)는 신이나 절대자 혹은 힘에 대한 믿음을 통해 삶의 의미를 추구하는 문화 체계로 영성을 표현하는 하나의 방법이다.

말기환자는 치료 과정 중에 활력의 근원이 되는 믿음이나 가치 체계의 붕괴를 경험하는 일이 빈번하다. 이는 임종에 대한 두려움, 희망의 상실, 중요한 사람과의 관계 상실, 죄와 심판에 대한 두려움 등의 형태로 나타난다. 이러한 영적 고통은 신체적, 심리사회적 고통을 더욱 악화시키기도 한다.

그런데 의료인들은 흔히 영적 고통이 질병과는 별개라고 생각하거나 개인적이라고 여기며 영적 요구를 탐색하거나 돌보는 데 함께 참여하는 것을 주저한다. 또한 의료인이 되기 위한 교육 과정 중에 영적 돌봄에 대한 부분이 포함돼 있는 경우는 매우 드물어 환자가 영적 고통을 경험한다는 것을 인지하더라도 실제로 이것을 어떻게 평가해야 할지, 중재를 위해 어떤 도움을 주어야 할지 모르는 경우가 대부분이다.

그렇기 때문에 의료인의 역할은 먼저 말기환자의 영적 고통을 인지하고 환자가 처한 한계 상황을 인정하고 절대자, 개인, 타인, 환경 등을 수용해 올바른 관계를 맺고 소통해 상황을 긍정적으로 받아들이고 희망 속에서 품위 있게 임종을 맞이할 수 있도록 동행과 지지를 제공하는 과정이 영적 돌봄임을 이해하는 것이다. 이 과정에서 의료인은 직접적인 영적 돌봄을 제공하기보다는 영적 요구를 선별해 보다 전문적인 영적 돌봄 제공자에게 연계하게 된다.

영적 요구를 선별하기 위한 질문은 말기환자의 영적 상태와 다양한 영적 관점에 대한 기본적인 방향성을 파악하기 위해 하게 된다. 국외에서 영적 요구를 선별하기 위한 다양한 질문 문항이 연구된 바 있고(표2), 국내에서는 "환자분에게 영적 문제 또는 종교가 어떤 비중을 차지하고 있습니까?", "당신의 영성 혹은 종교적 신앙이 현 상황을 이해하고 극복하는데 도움이 됩니까?" 같은 질문을 통해 믿음의 중요성 여부, 환자가 원하는 영적 지지에 대한 것을 파악하고 있다.

표 2 | 영적 요구를 선별하기 위한 질문 문항의 예시

주요 주제	탐색을 위한 질문
관계와 연결 (connection)	당신과 가장 가까운 사람은 누구입니까? 그들이 당신을 어떻게 도울 수 있다고 생각하십니까? 언제 혼자라고 느껴지십니까? 현재 당신의 상황이 당신 자신, 믿음, 인간관계에 영향을 주고 있습니까?
의미(meaning)와 기쁨 (joy)	무엇이 당신의 삶에 의미를 줍니까? (또는 당신의 삶에서 가장 중요한 것은 무엇입니까?) 무엇을 할 때 (어떤 때) 기쁘다고 느끼십니까?
힘(strength)과 편안(comfort)	내적 안정이나 느낌을 가지고 있습니까? 두려움이나 외로움을 느낄 때 어떤 방법으로 대응하고 있습니까?
희망(hope)과 고민(concerns)	당신은 바라는 것이 있으십니까? 아직 못다한 것으로 느껴지는 일이 있으십니까?

보다 심도 있는 영적 요구는 전문 자격을 갖춘 호스피스·완화의료 전문가 혹은 영적 돌봄 제공자가 평가하게 된다. 영적 요구는 존재의 의미와 목적을 추구하려는 실존적 요구, 사랑과 용서를 주고받고자 하는 관계적·사회문화적 요구, 희망과 초월을 상상하고 경험하고자 하는 종교적·초월적 요구로 나누어 볼 수 있다. 영적 고통을 파악해 영적 돌봄을 제공하는 것은 의료인 한 사람이 아니라 전문적 호스피스·완화의료팀이 함께 하게 된다.

희망과 의미의 상실, 실존적 고통('살고 있는 그 자체가 고통스럽다')에 대한 구체적 영적 돌봄의 방법으로는 의미 중심적 상담과 요가나 명상이 가능한 환경을 조성하는 것이 있다. 절대자 혹은 중요한 사람과의 관계에서의 갈등이나 결핍이 있는 경우에는 성직자 혹은 영적 돌봄 제공자에게 의뢰할 수 있다. 종교를 가지고 있더라도 느끼는 개인적 영적 고통은 종교적 문제와는 다를 수 있기 때문에 영적 돌봄에 참여하는

이들은 돌봄 제공자의 종교를 강요하거나 개인의 종교적 의무를 강요해서는 안 된다.

앞서 본 사례에서 이 말기환자와 가족을 어떻게 돌보아야 할지 생각해 보았는가? 이 환자는 호스피스병동으로 옮겨 적극적 통증 조절 같은 신체적 돌봄 외에도 사회적 돌봄과 영적 돌봄을 제공받았다. 호스피스병동의 사회복지사는 환자와의 면담과 부모님과의 개별 면담을 반복하며 어머니가 환자의 곁에서 임종까지 함께해 환자에게 어린 시절 주지 못했던 '편안한 가족의 느낌'을 주려는 뜻을 환자가 스스로 느낄 수 있도록 도왔고 환자가 어머니에게 마음을 열고 감정을 털어놓을 수 있도록 했다.

호스피스 병동의 미술치료사는 환자가 느끼는 고통을 그림으로 표현할 수 있도록 도우며 환자가 궁극적으로 추구하는 것이 사랑으로 이루어진 관계임을 파악해 이를 호스피스 팀에 공유했다. 종교 사목자는 환자가 원하는 기도와 병자성사를 베풂으로써 절대자의 사랑이 항상 환자와 함께하고 있음을 깨닫도록 지원했다. 이에 환자는 가족들 곁에서 편안히 임종을 맞을 수 있었다.

의료인은 환자 한 사람 한 사람이 독특한 존재로서 다양성을 가지고 있으며 사회와 연결된 한 객체임을 인정하고 존중하며 환자와 가족이 말기 돌봄에서 겪는 어려움을 내부 자원과 외부 자원을 이용해 극복해 나갈 수 있도록 도와야 한다. 의료인이 환자의 삶에서 영성과 종교가 어떤 역할을 하는지, 의료적 측면을 넘어 삶에서 무엇이 중요한지를 물어보는 것 자체가 환자에 대한 전인적 관심을 표현하는 것이 될 수 있다.

| 참고문헌 |

1. 한국호스피스완화의료학회. 호스피스·완화의료. 서울: 군자출판사, 2018.
2. Emanuel EJ. Palliative and End-of-Life Care. ed by Jameson J, Fauci AS, Kasper DL, Hauser SL, Longo DL, Loscalzo J. Harrison's Principles of Internal Medicine (20th ed). Vol. I. New York :

McGraw Hill, 2018: 47-63.

3. McClement SE. Spiritual issues in palliative medicine. ed by Cherny N, Fallon M, Kaasa S, Portenoy RK, Currow DC. Oxford Textbook of Palliative Medicine (5th ed). Oxford : Oxford University Press, 2015: 1059-1066.

4. Leghborg C, Kissane DW. Spiritual issues in palliative medicine. ed by Cherny N, Fallon M, Kaasa S, Portenoy RK, Currow DC. Oxford Textbook of Palliative Medicine (5th ed). Oxford: Oxford University Press, 2015: 1101-1109.

5. McSherry W, Ross L. Dilemmas of spiritual assessment: Considerations for nursing practice. J Adv Nurs 2002; 38(5): 479-88.

6. Taylor EJ. Initial spiritual screening and assessment: Five things to remember. Korean J Hosp Palliat Care 2020; 23(1): 1-4.

18장 연명의료결정법

허대석 | 서울대학교 의과대학 내과

> **사례**
>
> 58세 남성 환자가 1997년 12월 4일 오후 2시경 자신의 주거지에서 술에 취한 채 화장실을 가다 중심을 잃어 기둥에 머리를 부딪치고 시멘트바닥에 넘어지면서 머리에 충격이 가해져 보라매병원으로 후송됐다. 급성경막하혈종으로 진단됐고 같은 날 오후 6시부터 다음날 새벽 3시까지 혈종제거수술이 시행됐다. 12월 5일 새벽 4시경 대광반사가 돌아왔고 부르면 눈을 뜨는 상태로 호전됐다. 그러나 수술부위로 피가 자꾸 배어 나와 오후 9시 수술부위를 다시 봉합했으나 조절되지 않아 수술상처 배액구로 피를 배액하고 있었다. 또, 뇌부종으로 자발호흡이 돌아오지 않아 인공호흡기에 의존하고 있었다.
>
> 환자의 부인은 경제적 여유가 없음을 이유로 퇴원을 요구했다. 환자는 금은방을 운영하다 파산한 사람으로 17년 동안 가정일은 돕지 않고 술을 마시면서 가족들에게 폭력을 휘둘러 왔고 병원으로 옮긴 사람도 부인이 아닌 집주인이었다. 부인의 퇴원 요구에 처음에는 의료진이 강력히 반대했으나 부인의 거듭된 주장에 '환자의 죽음에 대해 병원은 책임지지 않는다'는 각서를 받은 후 퇴원이 결정됐다.
>
> 12월 6일 오후 2시 퇴원 당시 환자는 아무런 운동반응이 없는 상태였다. 인공호흡기를 제거한 뒤, 인턴이 구급차 안에서 인공호흡보조장치를 사용해 호흡하도록 하면서 집으로 가 보조장치를 제거하고 5분 후 사망했다.

동네사람들은 평소 어렵게 살아온 부인의 딱한 사정을 생각해 부인에게 남편 사망을 변사로 경찰에 신고하라고 일러주었다. 극빈자의 경우, 변사일 때 일정액을 장례비로 보조받을 수 있기 때문이었다. 부인은 이미 남편의 응급수술비로 전세방 보증금까지 쓸어 넣어 당장 살길이 막막한 상태였다. 그러나 경찰은 이를 이상하게 여겨 조사를 시작했다.

검찰은 의료진들에게도 살인죄를 적용하겠다고 주장했으나 대법원은 "보호자가 의학적 권고에도 치료를 요하는 환자의 퇴원을 간청해(discharge against medical advice), 담당 전문의와 주치의가 치료 중단 및 퇴원을 허용하는 조치를 취해 환자를 사망에 이르게 한 행위에 대해 보호자, 담당 전문의 및 주치의가 부작위에 의한 살인죄의 공동 정범으로 기소된 사안에서, 환자의 사망이라는 결과나 그에 이르는 사태의 핵심적 경과를 계획적으로 조종하거나 저지·촉진하는 등으로 지배하고 있었다고 보기는 어려워 살인방조죄만 성립한다"고 판결했다. 환자의 부인은 살인죄로 징역 3년에 집행유예 4년을, 담당 전문의와 주치의는 살인방조죄로 징역1년 6개월에 집행유예 2년을 선고받았다(대판 2004. 6. 24. 2002도995).

의료계는 회생 가능성이 희박한 환자에 대해 인공호흡기 치료를 중단한 것이라는 입장이었다(대한의사협회 전문가 보고서는 수술 중 적혈구 수혈만 38단위를 필요로 한 중증도 등을 고려해 회생 가능성을 10% 미만이라고 평가). 그러나 법원은 회생이 가능한 환자를 의사들이 적극적으로 치료하지 않아 환자를 죽게 만들었다며 살인방조죄를 적용했다. 담당 의료진들이 조사 과정에서 회생 가능성에 대해 "수술 결과는 좋은 편이었고 치료만 받으면 생명에 전혀 지장이 없었다"고 하기도 하고, "생존 가능성이 10% 이내"라고 하는 등 일관성 없게 진술한 것이 영향을 미쳤을 것으로 판단된다.

호스피스·완화의료 및 임종과정에 있는 환자의 연명의료결정에 관한 법률(약칭: 연명의료결정법)은 2016년 2월 법안이 국회에서 통과돼 호스피스·완화의료 사업은 2017년 8월부터 시행되고 연명의료결정법은 2018년 2월부터 실시되고 있다.

입법 과정에서 연명의료결정법안과 함께 호스피스·완화의료법안들도 제안돼 있어 병합 처리됐다. 호스피스·완화의료가 연명의료결정법에 포함된 이유는 연명의료를 유보하거나 중단하더라도 환자가 필요한 의료행위를 계속 받을 수 있도록 하기 위한 것이었다.

1. 임종과정에서 발생하는 법적, 사회적 문제들

연명의료결정법이 시행되기 전 연명의료결정과 연관돼 다양한 사건이 발생했다(표1). 사회적으로 관심을 끌었던 사건들은 대부분 인공호흡기로 연명하던 환자였는데, 인공호흡기를 중단하는 과정에서 분쟁이 생겼다. 분쟁에 관여된 당사자들은 살인죄 혹은 살인방조죄의 죄목으로 1년 반에서 3년의 실형을 선고 받았으나 모두 집행유예로 감옥에 가는 일은 면했다. 연명의료결정과 관련된 법이 미비한 상황 때문에 발생한 사건들로 정상 참작이 이루어진 것이다.

병원에서 임종하는 환자에 대한 연명의료 시행 여부에 대한 판단은 전문 지식이 필요한 분야여서 대부분 현장 의료진의 결정이 존중돼왔다. 그러나 이런 관행에 문제를 제기한 사건이 보라매병원 사건이었다.

1) 보라매병원 사건

위에 기술된 사례가 보라매병원에서 일어난 일이다. 이 사건을 계기로 회생 가능성에 대한 판단이 어려운 경우에는 연명의료를 중단할 수 없게 됐다. 이로 인해 법률적으로 제재를 받을 가능성 때문에 방어진료를 하는 경향이 심해졌다.

2) 김 할머니 사건

암이 의심되는 상황에서 내시경검사를 하다가 출혈이 발생해 의식을 상실한 상태로 인공호흡기에 장기간 의존해 있던 환자에 대해 가족들이 무의미한 연명의료를 중단해 달라고 요구한 사건이었다. 의료진은 회생 가능성이 전혀 없는 것이 아니기 때문에 인공호흡기 중단이 불가능하다고 반대해 법원에서 소송이 진행됐다. 대법원은 회생 가능성이 없다고 판단했고 회생 가능성이 없는 상태에서 인공호흡기 사용의 계속 여부는 환자의 가치관을 고려해 결정하는 것이 적절하다고 판결했다. 환자의 가족들이 환자가 연명의료를 평소에 원하지 않았다고 간접적 증거를 제시해 결국 인공호흡기를 중단했고 김 할머니는 수개월 더 생존하다 사망했다.

이 사건은 환자의 회생 가능성에 대해 의료진과 가족 사이에 이견이 있어 발생한 것처럼 보이나 보라매병원 사건의 영향으로 의료진이 방어진료를 하지 않을 수 없는 사정이 많이 반영된 측면이 있었다. 결과적으로 보라매병원 사건과 반대의 법원 판결이 도출됐다.

표 1 | 연명의료결정과 연관된 사회적 사건들

발생 년도	사건	환자 상태	인공호흡기 중단 행위자	쟁점
1997	보라매병원사건	뇌출혈로 뇌수술 후 중환자실에 입원 중	의사	회생 가능성에 대한 의견 불일치. 의료진 및 가족이 유죄 선고 받음
2003	가정에서 인공호흡기에 의존해 생존하던 딸의 인공호흡기 전원을 차단	경추척수증으로 인공호흡기 도움이 필요했지만 의식 상태는 명료함	아버지	가족들의 간병 부담
2007	근육퇴행위축증의 합병증으로 중환자실에서 인공호흡기 의존	지속식물상태	아버지	가족들의 간병 부담
2008	김 할머니 사건(암 검진 과정 중 의식 소실. 중환자실 장기 입원 중)	지속식물상태	의사	회생 가능성에 대한 의료진과 가족간 의견 불일치. 대법원이 인공호흡기 중단 판결
2012	폐암 말기 상태로 인공호흡기에 의존해 중환자실 입원 중, 남편이 호흡기 제거	임종기	남편	담당의사의 인공호흡기 중단 거부

2. 연명의료결정의 법적 절차

연명의료결정법 제3조에서 기본 원칙으로 (1)모든 환자는 최선의 치료를 받으며 자신이 앓고 있는 상병의 상태와 예후 및 향후 본인에게 시행될 의료행위에 대해 분명히 알고 스스로 결정할 권리가 있고, (2)의료인은 환자에게 최선의 치료를 제공하고 호스피스와 연명의료 및 연명의료 중단 등 결정에 관해 정확하고 자세히 설명하며 그에 따른 환자의 결정을 존중해야 한다고 명시하면서 '자기결정권'을 강조했다.

그런데 연명의료결정은 회생 가능성이 없는 환자를 대상으로만 이루어질 수 있기 때문에 회생 가능성 여부에 대한 판단은 의료진의 임무에 속한다. 환자가 자기 의사를 명확히 밝히지 못하는 경우도 많아 의사결정에 가족들도 참여하게 된다. 이처럼 연명의료결정에는 다양한 이해당사자가 참여하게 된다.

1) 의료진

회생 가능성이 없다는 판단을 연명의료결정법에서는 "임종과정에 있다"는 표현으로 대신하고 있다. 임종기는 회생 가능성이 없고 치료에도 회복되지 아니하며 급속도로 증상이 악화돼 사망에 임박한 상태로, 담당의사와 해당 분야의 전문의 1명으로부터 임종과정에 있다는 의학적 판단을 받아야 한다. 예외적으로 호스피스 전문기관에서 호스피스를 이용하는 말기환자가 임종과정에 있는지 여부에 대한 판단은 담당의사 1인의 판단으로 가능하다.

우리나라의 연명의료결정법은 임종기 환자를 대상으로만 적용될 수 있고 말기 상태에서는 연명의료 결정을 미리 할 수 없다. 실제 진료 현장에서 말기와 임종기를 명확히 구분하기 어려운 상태가 많기 때문에 혼선이 있다. 말기는 '적극적인 치료에도 근원적인 회복의 가능성이 없고 점차 증상이 악화돼 담당의사와 해당 분야의 전문의 1명으로부터 수개월 안에 사망할 것으로 예상되는 진단을 받은 환자'라고 정의되고 있는데, 호스피스·완화의료를 신청할 때 기준으로 사용되고 있으나 연명의료 여부를 결정할 수 있는 시기로는 인정받지 못하고 있다.

2) 환자

환자가 자기결정권을 반영할 수 있는 서식에는 두 가지가 있다. 말기 또는 임종 과정에서 작성하는 것이 '연명의료계획서'이고 미리 작성해두는 것이 '사전연명의료의향서'다. 이 두 서식을 통해 연명의료에 대한 환자의 의사를 확인해야 한다. 두 서식의 차이점은 〈표2〉와 같다.

표 2 | 환자의 의사를 반영하는 법정 서식 *국립연명의료관리기관(https://www.lst.go.kr)

	사전연명의료의향서 (법정서식 10호)	연명의료계획서 (법정서식 1호)
작성 시점	평소	말기 및 임종과정
작성 장소	사전연명의료의향서 등록기관	의료기관(병원 등)
작성 주체	19세 이상의 성인 (의사 서명은 불필요)	환자 및 의사가 모두 서명

3) 가족의 역할

첫째, 환자의 의사를 추정할 수 있다. 19세 이상의 환자가 의사를 표현할 수 없는 의학적 상태인 경우, 충분한 기간 동안 일관되게 표시한 연명의료 중단 등에 관한 환자의 의사에 대해 환자 가족(19세 이상인 자로서 배우자, 직계존비속 등) 2명 이상의 일치하는 진술(환자 가족이 1명인 경우에는 그 1명의 진술을 말한다)이 있으면 이를 환자의 의사로 본다. 다만 그 진술과 배치되는 내용의 다른 환자 가족의 진술 또는 객관적인 증거가 있는 경우에는 인정받지 못한다.

둘째, 환자의 의사를 확인할 수 없고 환자가 의사표현을 할 수 없는 의학적 상태인 경우, 다음 상황에서 가족의 대리 결정이 가능하다.

(1) 미성년자인 환자의 법정대리인(친권자에 한정)이 연명의료 중단 등의 결정 의

사를 표시한 경우

(2) 환자 가족 전원의 합의로 연명의료 중단 등 결정의 의사를 표시한 경우(가. 배우자, 나. 1촌 이내 직계 존·비속, 다. 가목 및 나목에 해당하는 사람이 없는 경우 2촌 이내 직계 존·비속, 라. 가목부터 다목까지에 해당하는 사람이 없는 경우 형제자매)

4) 이행 절차

의사는 회생 가능성이 없는 환자가 임종에 임박한 시기에 서식을 확인하고 연명의료를 실제로 할지 말지를 결정하는 이행 절차를 밟아야 한다. 기본적으로 다음 3가지 서식을 작성하거나 확인해야 하고 전산 입력까지 마쳐야 한다.

첫째, 임종과정에 있는 환자 판단서 (9호 서식)

둘째, 연명의료 결정에 대한 환자나 가족의 의사를 파악하는 양식: 환자 본인이 작성하는 양식에는 연명의료 중단 등 결정에 대한 환자의사 확인서(사전연명의료의향서) (10호 서식) 혹은 연명의료계획서 (1호 서식), 환자가 직접 작성하지 못할 때는 가족의 진술로 환자의 의사를 추정하는 양식 (11호 서식)이나 대리 결정하는 양식 (12호 서식)중 하나. 연명의료결정법이 시행된 지난 3년 동안의 통계를 요약하면, 1호 혹은 10호 서식을 작성해 본인의 의사를 명확히 확인할 수 있었던 경우가 전체 환자의 1/3수준이었고 가족에 의한 추정이 가능했던 경우가 1/3, 가족에 의한 대리 결정이 이루어졌던 경우가 1/3이었다.

셋째, 연명의료 중단 등 결정 이행서(13호 서식)

그런데 이런 행정적인 서류 작성, 부대 서류 (가족관계증명서 등) 확인, 전산 입력 등에 상당한 시간이 필요하기 때문에 환자나 가족들과의 면담 시간이 부족해질 뿐 아니라 만남이 순조롭게 진행되지 않기도 한다.

5) 대상 의료행위

연명의료결정법이 2018년 처음 시행될 때는 심폐소생술, 인공호흡기, 혈액투석,

항암제 등 4가지 의료행위에 대해서만 연명의료 중단 등 결정이 가능했으나 2019년부터 체외생명유지술(ECMO), 수혈, 혈압상승제에 대해서도 시행 여부를 결정할 수 있도록 확대됐다.

3. 법적 제도만으로 해결하기 어려운 문제들

의료기관은 의료기관윤리위원회를 설치해 다음 활동을 수행할 수 있다.

(1) 연명의료 중단 등 결정 및 그 이행에 관해 임종과정에 있는 환자와 그 환자 가족 또는 의료인이 요청한 사항에 관한 심의

(2) 담당의사의 교체에 관한 심의

(3) 환자와 환자 가족에 대한 연명의료 중단 등 결정 관련 상담

(4) 해당 의료기관의 의료인에 대한 의료윤리교육

연명의료결정법에서 명시적으로 규정하지 아니한 사안에 대한 심의 등은 의료기관윤리위원회에서 이루어지는 것이 적절하다. 회생 가능성 판단에 대한 의료인 간 의견 불일치, 환자와 가족 간 갈등 등 다양한 문제에 대한 의사결정에 도움을 줄 수 있다. 또, 임상윤리상담을 통해 의료분쟁을 줄일 수 있다. 왜냐하면 의료기관윤리위원회에는 의료인만이 아니라 종교계, 법조계, 윤리학계, 시민단체 등의 추천을 받은 다양한 전문가가 참여해 보편적 가치를 반영해 결정할 수 있을 것으로 기대하기 때문이다.

4. 다른 나라의 법체계와 차이점

1) 말기환자를 대상으로 한 제도

대만이 2000년도에 발표한 안녕완화의료조례(安寧緩和醫療條例), 일본이 2007년도에 발표한 국가 지침인 '인생의 마지막 단계에서 의료결정 프로세스 지침'이 대표적인 사례다. 우리나라의 연명의료결정법은 호스피스·완화의료제도까지 포괄한 대만의 입법 사례와 가장 유사하다.

서양에서는 회생 가능이 없는 말기환자에 대해서는 별도의 입법 없이 환자 입장에서 최선의 이익(best interests)을 고려해 결정해 왔다. 이를 반영한 양식이 심폐소생술 거절(DNR, do-not-resuscitate), 연명의료계획서(POLST, physician orders for life-sustaining treatment)다.

다른 나라들은 환자가 직접 서명한 서류를 남기지 않을지라도 환자의 가족이나 대리인이 의료진과 상의해 환자 입장에서 무엇이 최선인지를 결정할 수 있게 허용하고 있다. 한편, 우리나라의 연명의료결정법은 환자의 자기결정을 원칙으로 하고 있으나 예외적으로 배우자와 1촌 이내 가족의 전원 합의가 있는 경우에는 대리 결정을 허용하고 있다. 또 회생 가능성이 없는 환자를 우리나라는 말기와 임종기를 구분해 접근하고 있으나 다른 나라에서는 말기로 통일해 처리하고 있다.

2) 지속식물상태까지 반영한 제도

미국연방법의 환자자기결정권법(patient self-determination Act), 대만의 병인자주권리법(病人自主權利法), 대부분의 유럽 국가의 입법 사례 등이다. 대만의 경우, 이 법의 적용 대상으로 불가역적인 혼수상태, 영구식물상태, 중증치매, 주관 의료기관이 질병 및 통증이 견딜 수 없는 상태이나 다른 해결책이 없다고 판정한 경우 등으로 폭넓게 대상 환자를 정의하고 있다.

이 경우에는 환자의 자기결정권이 절대적인 전제 조건이기 때문에 반드시 본인이 명시적으로 서류를 작성한 경우에만 논의가 가능하다. 사전연명의료의향서(advance directives)가 사전 유언에 상응하는 법적 양식으로 관리되고 있다. 환자 본인이 사전에 명시적으로 지정한 대리인은 의사결정에 참여할 수 있으나 일반적인 대리 결정은 허용되지 않는다.

3) 안락사까지 허용하는 제도

의사조력자살 형태로 안락사를 허용하는 나라가 증가하는 추세다. 네덜란드, 벨기에, 룩셈부르크, 캐나다 등의 나라와 미국 내에서는 오레건, 버몬트, 몬태나 뉴멕시코, 캘리포니아주 등에서 허용되고 있다.

5. 개선할 사항

연명의료결정법의 시행으로 연명의료와 관련된 의료 현장의 혼선은 많이 정리됐다. 그러나 다음 같은 사항에 대해서는 다른 나라의 선행 경험 사례를 검토해 개선돼야 한다.

첫째, 현재는 의료기관윤리위원회를 설치한 의료기관에서만 법 적용이 가능하다. 이런 이유로 작은 규모의 의료기관에서는 법을 적용할 수 없다. 윤리위원회 설치가 어려운 경우에는 다른 의료기관의 윤리위원회 또는 공용윤리위원회와 업무를 위탁하기로 협약을 맺으면 되지만, 실제로 작은 의료기관이 이런 업무를 지속적으로 수행하기는 쉽지 않다.

인구가 고령화되면서 많은 노인이 사전연명의료의향서를 작성하고 있으나 대형병원에 입원해 임종하지 않으면 법 적용을 받을 수 없을 뿐 아니라 전산 접속을 통해 환자의 사전연명의료의향서 작성 여부도 확인할 수 없다는 모순에 빠져 있다.

둘째, 회생 가능성이 없는 시기를 말기와 임종기로 구분해 임종기에만 법 적용이 가능하다. 만성질환으로 오랜 기간 투병 중인 환자에서는 말기와 임종기의 구분이 쉽지 않다. 따라서 임종기라는 애매한 기준을 충족시키기 위해 기다리다가 연명의료 결정의 적절한 시기를 놓치게 되는 문제가 발생할 수 있다. 따라서 임종기와 말기를 하나로 통일하는 것이 필요하다.

셋째, 우리나라의 연명의료결정법 적용 대상은 임종기 환자들인데, '자기결정권'을 엄격하게 요구하는 절차와 서식에 따라 처리해야 하는 행정의 경직성으로 인해 환자 및 그 가족들이 불필요한 고통을 겪게 될 위험이 있다. 환자 입장에서 무엇이 최선인지 의료진과 가족이 상의해 결정해도 되는 문제는 '최선의 이익' 원칙에 따라 처리할 수 있게 절차를 간소화해야 한다.

마지막으로 말기 외에도 지속적 식물상태 등 다양한 의학적 상황에서 연명의료 결정과 관련된 문제가 진료 현장에 지속적으로 발생하고 있다. 안락사 허용을 주장하는 이들도 있지만 많은 문제가 발생할 위험이 높다. 우선 말기환자에 대한 제도부터 개선하고 그 다음 단계로 대만처럼 법적용을 지속적 식물상태까지 확대할지 여부를 논의하는 것이 적절하다. 어느 선까지 의료행위를 하는 것이 환자 입장에서 적절한지에 대한 끊임없는 사회적 문제 제기에 능동적인 대처가 필요하다.

| 참고문헌 |

1. 한국보건의료연구원. 무의미한 연명의료 중단을 위한 사회적 합의안. 2009.
2. 일본후생노동성. 종말기의료의 결정프로세스에 관한 가이드라인. 2007.
3. 최은경·홍진의·김민선 외. 각국의 연명의료 관련 결정 절차와 기구에 관한 고찰: 대만, 일본, 미국, 영국을 중심으로. 한국의료윤리학회지 2017; 20(2): 131-151.

19장 임종기 판단과 예후 판정

이명아 | 가톨릭대학교 의과대학 종양내과

사례

72세 여성 환자가 대장암이 폐로 전이돼 전신 항암화학요법 치료를 받던 중 진행성 병변을 보여 4번째 종류의 항암화학요법으로 약을 변경해 치료를 시작했다. 약물 투약 후 10일째 의식이 저하된 상태로 응급실을 방문했는데, 방문 당시 혈압이 80/60mmHg로 낮았고 산소포화도가 82%, 체온이 38.8도였으며 백혈구가 800/mm^3 호중구가 20/mm^3으로 감소돼 있어 호중구감소증으로 인한 패혈증 쇼크 상태였다.

인공호흡기를 적용하고 항생제와 승압제, 백혈구 촉진제를 주사하면서 중환자실로 입실했다. 입원 후 7일째 백혈구는 4,000/mm^3으로 회복됐으나 흉부 x-ray에서 양 폐의 전이 병변이 진행돼 보였고 전반적으로 폐렴도 진행돼 있었다. 인공호흡기의 산소를 100%로 주었을 때 산소포화도가 90%를 유지하고 있는 상태였다.

승압제를 유지한 상태에서 혈압은 80/60 mmHg이었으며 소변량은 점차 감소하고 있어 투석을 고려하고 있다. 가족들이 회복 가능성이 없고 연명의료 중단의 대상이 맞다면 인공호흡기를 중단하고 싶다고 요청해 환자가 임종기에 있는지 판단이 필요한 상황이다.

임종과정은 질환의 종류와 진행에 따라 갑작스럽게 발병하는 경우, 만성 단계에서 점차적으로 악화되면서 진행하는 경우, 그리고 만성 질환 상태에서 안정적으로 유지되다가 갑자기 급성으로 악화되는 경우로 나눌 수 있다. 만성 질환이 동반돼 진행하고 있다면 임종기가 올 수 있다는 것을 예상하고 있을 수는 있겠지만 대부분 임종기가 오는 시기를 수개월 전부터 미리 예측하고 있는 경우는 드물다.

따라서 만성 질환으로 악화되고 있었더라도 '임종기' 판단은 결국 수일에서 수주 이내의 짧은 기간 안에 이루어지게 된다. 이 장에서는 임종기로 판단하게 되는 수일부터 수주 동안의 임종과정에서 일어나는 다양한 변화와 증상, 증후에 대해 설명한다. 또한 질병의 진행 정도와 검사실 소견 등을 연계해 임종기를 판단할 수 있는 조건과 예후에 대해 알아보고자 한다

1. 임종과정에서 나타나는 변화와 증상

임종과정으로 진행하는 환자들의 경우 이미 말기로 판정되는 수개월 전부터는 식욕 부진 상태가 두드러지면서 음식물을 삼키는 것이 어려워지는데 임종이 임박하게 되면 연하곤란이 악화되고 구역반사(gag reflex)가 소실되면서 입안에 분비물이 고이게 되므로 숨을 쉴 때마다 그르렁거리는 소리를 내는 경우가 흔하다(임종 천명음, death rattle). 전신 쇠약감이 심해지기 때문에 잘 움직이지 않으려 하고 대부분의 시간을 침상에서 보내며 하루 중 많은 시간이 수면시간으로 대체되기도 한다. 특히 임종이 수일 이내로 임박하게 되면 환자가 느끼는 쇠약감뿐 아니라 근력 자체도 극심하게 약해지면서 신체 전체가 침대에 붙어 있는 것처럼 보이며 움직임이 거의 없어진다. 심한 경우 척추 만곡이 소실되면서 등으로 손을 넣었을 때 손이 들어가지 않을 정도로 바닥과 등 사이의 간격이 거의 없어지기도 한다.

말기 상태에 혼돈, 섬망 등의 증상이 나타나며 임종 시간이 임박할수록 의식 상

태가 거의 없거나 눈을 뜨고 있더라도 주위와 의사소통을 못하고 반응을 보이지 않기 때문에 깨어 있다고 보기 힘든 의식 수준으로 바뀐다. 무호흡 혹은 체인-스토크스(Cheyne-Stokes) 호흡이 나타나며 이러한 호흡 양상이 보이기 시작하면 몇 시간 안에 임종이 예측된다.

생명을 유지하는 데 가장 중요한 세 가지 장기는 심장, 폐, 그리고 뇌다. 그렇기 때문에 임종기가 가까워지면 이 세 장기 기능 변화가 임종의 주요 지표가 될 수 있다. 혈관 내 혈액량과 심장박출량이 감소하므로 빈맥이 발생하고 혈압이 저하되며 말초 순환이 감소하므로 사지가 차가워진다. 호흡기의 효과적인 기능이 떨어지면서 얕은 호흡이 발생한다. 중추신경계의 기능 저하는 의식 저하와 혼돈의 형태로 나타나게 된다.

말초 순환의 감소는 피부 변화로도 나타나는데 피부에 그물망처럼 반점이 나타나는 현상이 보일 수 있다(livedo reticularis). 소변은 거의 나오지 않게 되는 반면, 대변은 조절이 되지 않기 때문에 무의식적으로 배출될 수 있다. 의식의 변화와 함께 이러한 신경학적 변화가 동반되기 시작하는 것 또한 임종기로 진행하는 징후의 하나로 볼 수 있다.

일반적으로 말기에서 임종기에 흔히 나타나는 통증, 쇠약감, 호흡곤란, 불면, 입마름, 식욕부진, 오심, 구토, 변비, 기침, 부종, 가려움증, 설사, 어지럼증, 배뇨곤란, 불안, 초조, 우울, 혼란, 섬망 같은 증상은 임종기를 의미하는 증상이라기보다는 어떠한 질환이든 말기 상태에 이르면 정신적, 신체적 기능이 저하돼 나타나는 증상이다. 그렇기 때문에 이러한 증상이 나타났다고 해 언제나 임종기를 예측할 수 있는 것은 아니다. 그러나 이런 증상들이 잦아지고 심해진다면 임종기로 진행하고 있음을 간접적으로 알 수는 있을 것이다.

임종기에서 나타나는 증상들을 시간대별로 다음과 같이 구별해 볼 수 있으나 시간대별 증상의 발현이 정확하게 일치하지는 않으며 증상들이 동시에 나타날 수도 있다. 특히 급성기 악화로 인해 임종기로 진행하는 경우에는 증상과 징후가 일치해 동반되지 않는 경우가 많다.

(1) 수주- 수개월에 흔한 증상 및 증후
- 식욕 부진: 수주 ~ 수개월에 나타나 마지막 임종 때까지 지속된다
- 전신 쇠약감 악화

(2) 수주- 수일
- 하루의 대부분을 수면으로 보냄
- 소변량 감소, 연하 곤란 악화
- 의식은 있으나 상호작용 없음
- 일시적으로 명료한 의식 상태를 보임: 갑자기 상태가 호전된 것처럼 보임
- 혼돈, 착각, 섬망

(3) 수일- 수시간(임종이 임박한 상태)
- 불규칙한 호흡: 무호흡 혹은 체인-스토크스 호흡
- 입안의 분비물로 인한 잡음: 임종 천명음
- 피부 변화, 장 마비, 소변이 거의 안 나옴
- 눈을 뜨고 있으면서 깜박거리지 않음

(4) 수시간- 수분 (임종이 임박한 상태)
- 비정상적 호흡

2. 임상 경과 및 임종기 판단

정확한 임종 시기를 예측하기는 어렵다고 하더라도 임종이 임박했다는 판단을 포함한 임상 경과(예후)의 판정은 환자와 가족들이 생의 마지막을 준비하기 위해 의료진과 의사소통을 할 때 매우 중요한 부분이다. 예후 판정을 위해서는 가장 먼저 환

자의 질병 상태를 정확히 파악하는 것이 중요하다. 대부분의 말기 암환자의 경우에 사망원인은 감염, 암 전이로 인한 호흡기능 부전, 간기능 부전, 신기능 부전 등이다. 감염으로 인한 사망 또한 결국 패혈증 쇼크 상태가 되면 호흡기, 간, 신 기능 부전 등 다발성 장기 기능 부전 상태로 인해 사망하게 되므로 이를 따로 구별해 평가할 필요는 없다. 중추신경계 전이가 있거나 비암성 질환 가운데 중추신경계 이상 질환에서는 경련, 혼수, 중추호흡저하가 발생할 수 있으며 70%의 환자에서 임종 전 호흡곤란이 발생할 수 있다.

국내에서 2018년 2월 4일부터 시행된 호스피스·완화의료 및 임종과정에 있는 환자의 연명의료 결정에 관한 법률에서는 '임종과정'을 '회생의 가능성이 없고 치료에도 회복되지 아니하며 급속도로 증상이 악화돼 사망이 임박한 상태'로 정의하고 있다(법 제2조 1호). 법에 임종과정의 정의가 명시돼 있지만, 실제로는 담당의사와 해당 분야의 전문의 1명이 임종과정에 있다는 의학적 판단으로 결정하도록 돼 있다(법 제2조 제2호). 다음 네 가지의 임상 상황, (1)급성질환 환자, (2)만성질환 환자, (3)만성중증 질환 환자, (4)체외순환막형산화요법 적용 환자 등의 범위를 고려해볼 수 있다.

'임종과정'으로 정의하기 위해서는 '회생 가능성'이 없고 '치료에도 회복이 되지 아니하고' '급속도로 증상이 악화돼 사망이 임박한 상태'임을 확인해야 하는데 '회생의 가능성'이 없고 '치료에도 회복이 되지 아니하다'는 것을 판정하기 위해서는 기저질환의 진행 정도를 파악해야 한다. 급성질환의 경우 질환의 특성과 환자의 임상 경과를 고려해 예후를 판정할 수 있다. 만성질환의 경우에도 동일하게 적용될 수 있으나 만성질환의 특성상 기저질환 자체는 회복되는 것이 아니며 증상의 호전과 악화를 반복하면서 점차적으로 진행하기 때문에 질병으로 인한 환자의 건강 상태나 기능 부전이 어느 정도까지 진행됐는지를 고려하고 여기에 현재 상태의 악화와 회복 가능성을 같이 고려해 평가해야 한다. 그렇지 않으면 법에서 기술한 임종과정의 정의만 적용하면 만성질환 자체가 모두 회생 가능성이 없고 치료에도 회복되지 않는 상태가 되기 때문이다. 암 같은 만성질환의 경우에는 말기 판정을 받은 상태에서 자연적인 경과로 진행된 것이라면 그 자체로 임종기의 정의 조건을 충족한다고 할 수 있겠다. 그러나 호스피스·완화의학의 대상 질환으로 잘 알려져 있는 암이나 에이즈(AIDS) 환자라고 하더라도 말기질환으로 판단하고 있지 않았거나 말기 판정이 어려운 비암성 질환에서는 현재 관찰되는 증상들이 질환의 진행 정도에 따라 일시적으로 악화된 증상인지, 아니면 아예 관련이 없는 증상이지만 기저질환에 악영향을 주어 말기 상태로 진행하도록 만드는 상태인지 파악해야 한다. 만성적으로 동반된 기저질환이 아니더라도 기타 동반된 가볍게 여겼던 질환이 급성기로 악화되면서 회복 불가능한 합병증이 병발할 수 있으므로 이에 대한 판단도 중요하다.

질병의 진행 상태로 예후를 판정했다면 '급속도로 증상이 악화돼 사망이 임박한 상태'를 파악하기 위해서는 앞서 언급한 임종기에 나타나는 증상 및 징후와 함께 신체적 변화와 검사 소견을 고려해야 한다. 신체적 진찰을 통한 활력 징후의 변화, 즉, 혈압의 저하, 호흡 양상의 변화, 의식의 변화뿐 아니라 청색증, 피부 변화, 부종, 동공의 크기, 동공 반사 저하 같은 기능 부전을 시사하는 소견들이 임종기를 판단할 때 도움이 될 수 있다.

인공호흡기를 적용하고 있는 환자의 경우 호흡의 양상을 보기 어렵지만 높은 산소 농도를 공급하고 있는데도 산소 포화도가 유지되지 않고 저하되기 시작하면 중증 호흡 부전을 예측할 수 있다. 검사실 소견에서 고빌리루빈혈증, 아스파르테이트 아미노기 전달효소나 알라닌 아미노기 전달효소의 상승, 혈액응고 인자의 저하, 크레아티닌 상승 등의 간 기능 부전, 신장 기능 부전 검사 결과가 기능 부전을 평가하는 데 도움이 된다.

동맥혈 가스분석검사에서 대사성 산증이 지속되거나 혈중젖산농도가 높아지는 경우에도 불량한 예후를 예측할 수 있다. 심전도에서 잦은 부정맥이 발생하거나 뇌파검사에서 뇌기능 부전을 시사하는 비정상적 뇌파가 관찰되는 경우에도 임종기 판단에 도움을 줄 수 있다.

기저질환이 회복되지 않으면서 체외막 산소 공급 같은 특수 생명 보조장치를 장기간 사용하고 있는 경우에는 어느 시점에서 체외막 산소 공급 치료를 중단할 것인지가 흔히 문제가 된다. 체외막 산소 공급을 시행하는 환자가 기저질환이 회복되지 않고 장기이식의 대상도 되지 않으면서 다음 같은 경우라면 체외막 산소 공급 치료의 중단을 고려해볼 수 있다.

(1) 2명의 의사가 체외막 산소 공급을 지속해 시행하더라도 6개월 이상 식물상태 이상의 호전을 기대하기 어렵다고 판정한 경우, 이때 2명의 의사 중 적어도 한 명은 신경과 전문의와 중환자 세부 전문의를 포함해야 한다. (2) 불응성 저혈압, 불응성 쇼크 상태가 지속되거나 불응성 저산소증이 지속되는 경우다. 이러한 경우 일반적인 만성중증 질환이나 급성기 악화 환자에서 적용된 인공호흡기 적용 상태와는 조금 다른 관점에서 접근이 필요하며 임종기 판단을 위해서는 의학적 윤리적 논점을 검토해야 하므로 사례별로 해당 분야 전문가의 자문이나 의료기관 윤리위원회의 검토가 필요하다.

임종기의 판단을 단순히 '회복이 되지 않는 상태'로 판단하거나 '의식이 돌아오지 않는 상태'로 잘못 이해할 경우, 임종과정이 아닌 과정에서 치료를 중단할 수도 있으므로 한 시점의 활력 징후 등으로만 판단하지 말고 환자의 치료 경과와 상태 등 여러 상황을 포괄적으로 고려해 평가해야 한다. 담당 의료진은 치료 수준에 대해 가족과 지속적으로 협의하고 모호한 경우에는 동료 의사의 자문도 구해야 한다.

| 참고문헌 |

1. Emanuel EJ. Chapter 9: Palliative end-of-life care. Harrison's Principles of Internal Medicine, 20th New York: McGraw Hill, 2021.
2. Landzaat LH, Sinclair CT. Chapter 217: Care of the dying patients. Principles and Practice of Hospital Medicine 2ed. New York: McGraw Hill, 2021.
3. 이상민, 김수정, 최윤선 등. 말기와 임종과정에 대한 정의 및 의학적 판단지침. 대한의사협회지 2018, 61(8): 509-521.

4. Nelson JE, Cox CE, Hope AA, et al. Chronic critical illness. Am J Respir Crit Care Med 2010; 182 : 446-454.

5. Carson SS, Bach PB, Brzozowski L, et al. Outcomes after long-term acute care. An analysis of 133 mechanically wentilatoed patients. Am J Respir Crit Care Med 1999; 159: 1568-1573.

6. National Clinical Guideline Center. Care of dying adults in the last days of life. London: National Institute for Health and Care Excellence, 2015.

20장 임종기 판단과 의료 윤리

문재영 | 충남대학교 의과대학 내과

> **사례 1**
>
> 특발성 폐섬유화증으로 치료받던 70대 환자가 1년 전 폐암 진단 후 폐엽 절제술과 항암화학치료를 해오고 있다. 최근 수개월 사이 체중이 감소하고 있으며 항암치료 후 폐렴이 반복돼 두 번째 입원치료 중이다. 입원치료 35일째이나 폐렴은 호전과 악화가 반복되고 있고 비강 캐뉼라를 통해 산소를 공급하다 하루 전부터 저유량 마스크를 이용하고 있다. 담당의사는 환자가 회복해도 장기 생존을 기대할 수 없고 항암치료를 지속하기 어려운 상태라고 판단하고 있다. 하지만 중환자실에서 인공호흡기와 집중치료도 해보지 않고 임종과정이라고 판단할 수 있는지 고민하고 있다. 환자의 자녀들은 여전히 치료에 대한 기대가 높아 추가 항암치료를 지속할 수 있기를 바라는 눈치다.

'생애말기(end-of-life)'란 질환 또는 신체 상태로 환자의 여명이 수주에서 수개월, 길게는 2-3년이 남은 때를 뜻하며 이때 환자에게 임종 전까지 필요한 돌봄과 지지를 제공하고 이를 계획하고 준비하는 과정을 모두 '생애말기돌봄(end-of-life care)'이라고 정의한다. 엄밀히 구분해 '임종기(last weeks or days)'는 환자가 사망하기 직전 수일의 기간을 의미하지만 말기와 임종기를 의학적으로 구분하거나 법률로 명시하는 경우는 드물다.

『호스피스·완화의료 및 임종과정에 있는 환자의 연명의료결정에 관한 법률(연명의료결정법)』에서는 '말기환자'와 '임종과정'을 구분하고 있으며 치료에도 불구하고 근원적인 회복의 가능성이 없고 악화되는 상태라는 점은 동일하고 의사의 진단('말기환자') 또는 의학적 판단('임종과정')을 요구한다.

임종기 판단은 15장 임종기 판단과 예후 판정에서, 연명의료결정법의 제도적 문제점은 17장 연명의료결정법에서 다루었으므로, 이번 장에서는 생애말기와 임종기에서 의료인들이 경험하는 윤리적 갈등과 사례를 살펴보고자 한다. 아울러 이러한 갈등에 대처할 방안으로 임상윤리교육과 훈련, 의료기관윤리위원회의 역할을 설명하고자 한다.

1. 임종기 판단을 둘러싼 문제

의학지식과 과학기술이 발달한 오늘날 말기환자의 여명, 중증환자의 사망을 정확하게 예측하는 것은 가능하지 않다. 말기질환 중에서도 말기암은 수개월 또는 1년 이내 사망 가능성을 구분할 수 있을 뿐이며 만성폐쇄성폐질환 등 말기 장기 부전은 그 질환을 전문적으로 진료해온 전문가조차도 환자의 생존기간을 예측하는 데 번번이 실패한다. 적극적인 치료에도 증상이 지속되고 근원적인 회복이 어려운 '질병의 말기 상태'는 의학적 진단과 정의가 가능하지만, '임종과정'은 임종 징후가 나타나기 시작하는 마지막 수일 전이 돼야 정확하게 알 수 있을 뿐이다. 임종과정 판단뿐 아니라 의학은 치료 결과와 환자의 경과를 100% 확률로 보장할 수 없는 불확실성을 내재하고 있다. 의료기관에서 입원치료 중인 환자의 임종과정 판단을 임종 징후가 나타날 때까지 미룬다면 이러한 불확실성은 최소화할 수 있겠지만, 환자와 가족은 비현실적인 기대를 안고 회복시킬 수 없는 침습적 치료를 지속하게 된다.

'사례1'에서 보듯 의학적 불확실성을 인정하지 못하면 말기 및 임종과정 환자에게 사전돌봄계획(advance care planning)을 통해 적절한 생애말기돌봄, 임종돌봄을 제공할 수 없다. 사전돌봄계획은 환자에게 필요한 신체적, 정신적, 영적 돌봄을 적극적으로 추구해 삶의 질을 유지하고 동시에 삶의 마무리를 준비하며 성숙하고 발전하는 기회를 만듦으로써 환자가 존엄하고 좋은 죽음에 이를 수 있다는 점에서 반드시 필요하다.

따라서 의료인은 말기환자와 임종이 예견되는 환자가 조기에 사전돌봄계획을 수립할 수 있도록 도와야 한다. 유럽완화의료학회(The European Association for Palliative Care)에서는 '개인이 미래의 치료에 대한 목표와 선호도를 정의하고 가족 및 의료 제공자와 이를 논의해 적절한 경우 이러한 선호도를 기록할 수 있도록 하는 것'이라고 했다. 사전돌봄계획에 관한 자세한 내용은 26장에서 확인할 수 있다.

사전돌봄계획을 촉진하기 위해 사전연명의료의향서 제도를 도입하는 국가들이 늘고 있다. 연명의료에 대한 정확한 이해가 부족한 일반인이 작성한 사전연명의료의향서가 연명의료에 관한 정확한 의사를 반영하지 못하거나 실제 상황에 처해서는 환자가 의향서를 철회하기도 한다고 제도의 신뢰성을 비판하는 주장도 있다.

하지만 의료인이 말기환자, 임종과정에 있는 환자의 경우에 환자의 최선의 이익을 보장하고 자기결정권을 존중하기 위해서는 환자의 필요와 가치관을 파악하고 이를 필요한 치료와 돌봄 계획에 반영해야 한다. 따라서 말기환자, 임종과정의 환자를 진료하는 의사는 환자가 서식을 작성한 시점의 바람과 현재의 바람이 달라질 수 있다는 것을 이해해야 한다. 나아가 이 서식을 매개로 임상 상황에 따라 지속적이고 반복적으로 협의와 합의 과정을 거치고 환자의 자율성을 촉진해 적절한 사전돌봄계획 수립을 중재할 수 있어야 한다.

> **사례 2**
>
> 　평소 Child-Pugh C 등급 비대상성 알코올성 간경변증으로 입퇴원을 반복하며 치료받고 있는 50대 환자가 흑색변과 혈압저하로 입원했다. 1년 전 경경정맥 간내 문맥정맥 단락술(TIPS) 시술을 했으나 이번에도 정맥류 출혈이 있어 입원 후 수차례에 걸쳐 내시경적 결찰술을 시행했고, 간신증후군이 반복돼 혈액투석을 시작하게 됐다.
>
> 　환자는 혈액투석을 받으며 혈압저하가 있어 두 차례 중환자실에서 지속신대체요법을 받았으나 여전히 복수 조절이 잘 되지 않고 간헐적 신대체요법을 받고 있다. 간이식 등록은 수개월 전부터 권유했으나 환자는 동의 여부를 밝히지 않고 있다. 입원 113일째 발열과 함께 의식저하를 보이는 등 패혈증 쇼크를 의심해 환자를 중환자실로 옮겼다.
>
> 　중환자의학 전문의는 환자의 임상 경과로 볼 때 만성중증질환으로 예후가 불확실하고 인공호흡기가 연명의료가 될 수 있어 가족과 사전돌봄계획이나 연명의료에 관한 상담을 시작하는 게 좋겠다는 입장이나 담당의사는 아직 임종과정으로 보기에는 이르다는 입장이다.

　의학적 불확실성만큼 임종과정 판단을 어렵게 하는 요인은 의사들의 '죽음을 바라보는 가치관'의 차이다. 국내 의과대학 및 의료기관의 교육, 수련 과정에서는 암묵적으로 환자의 생존과 생존기간 연장을 최고의 가치라고 가르치는 경향이 있다. 그만큼 죽음과 관련된 교육, 윤리적 의사결정, 임종돌봄에 관한 교육은 후순위로 밀리게 된다. '죽음', 말기 돌봄을 포함한 죽음에 대한 논의를 터부시하는 사회문화, 법제도의 영향도 무시할 수 없다. 결과적으로 의사의 전공, 임상 경험, 말기환자 진료 경험 등에 따라서 임종과정 의사결정이 영향을 받는 등 말기 및 임종돌봄의 격차를 좁히기 어렵다. 다양한 임종 상황 중에서 특히 만성중증질환(chronically critical illness) 환자의 임종과정 판단을 둘러싼 견해 차이가 흔한 이유다.

　만성중증질환자는 혈액투석이나 인공호흡기 등 생명유지장치와 각종 투약에 의존해 생체 징후가 안정적인 상태로 유지되는 경우가 흔하다. 따라서 임종 직전에 나타나는 임종 징후나 생체 징후의 변화만을 근거로 임종과정을 판단하면 환자의 의사에 반하는 연명의료가 지속되고 환자는 불필요한 고통과 불편 속에서 생의 마지막을 맞게 된다. 의사는 만성중증질환자의 임종과정 판단을 위해 그동안의 임상 경과와 의학적 예후, 환자의 선호와 삶의 질 등을 종합적으로 고려해야 한다. 그래야 비로소 법의 취지와 목적을 되살리고 환자의 최선의 이익에 부합하는 의료행위를 할 수 있다.

2. 연명의료 유보·중단 결정을 둘러싼 갈등

> **사례 3**
>
> 2년 전 악성림프종을 진단받고 항암치료를 받아오던 29세 환자다. 2개월 전 재발 판정을 받고 항암치료를 권고 받았으나 환자 본인이 체력 저하로 항암치료를 연기해 오다 수일 전부터 의식저하를 보여 입원했다. 검사 결과 폐포자충 폐렴(Pneumocystis jiroveci pneumonia)과, 결핵성 뇌수막염, 림프종의 뇌전이 및 연수막암종증(leptomeningeal seeding)이 확인됐다. 환자는 의식이 악화되고 호흡부전이 발생해 중환자실로 옮겨 기계환기를 시작했다.
>
> 중환자실에서 집중치료 21일째 뇌간반사가 모두 소실돼 담당 의료진은 환자가 임종과정으로 회복이 불가능한 상태라고 판단하고 가족에게 설명했다. 하지만 환자의 가족들은 "기적이라는 게 있지 않느냐", "어떻게 병원이 환자 치료를 포기하라고 할 수 있느냐"며 연명의료 중단을 받아들일 수 없다고 거세게 항의하고 있다.

말기 또는 임종기에는 환자 및 이해 당사자 사이에 다양하고 복잡한 갈등이 발생한다. 특히 갑작스러운 임종을 맞게 된 경우, 사전돌봄계획을 수립하거나 논의할 시간이 부족한 경우, 젊은 환자의 임종 등은 갈등 발생의 대표적인 위험 요인이다. 의료인과 팀이 이러한 임상 상황에서 흔히 부딪히게 되는 윤리적 갈등을 이해하고 대처할 수 있도록 평소 교육과 훈련을 받는다면 갈등 상황에서도 환자의 이익을 보호하고 적절한 임종돌봄을 제공할 수 있다.

연명의료결정제도가 시행되기 이전에는 담당의사가 환자에게 무익한 연명의료 상태라고 판단해도 가족들이 연명의료 유지를 주장해 생기는 갈등이 빈번했다. 그 반대로 환자와 가족은 존엄한 삶의 마무리를 원했지만 의료진이 법제도 미비를 이유로 생명유지장치의 유보나 중단을 거절하면서 생기는 갈등도 빈번했다. 연명의료결정법이 시행된 이후에는 갈등 양상이 변화하고 있다. 여전히 가족들이 회복이 불가능한 임종과정임을 받아들이지 못하는 경우도 있지만 이는 가족들이 숙고할 충분한 시간 동안 적절한 의사소통을 통해 해결할 수 있다. 그 반대의 경우도 연명의료결정법에서 대상 환자를 구체적으로 정하고 있어 갈등이 확대되는 경우가 드물다. 오히려 제도가 시행된 이후 상급 종합병원에서는 다음 같은 사례들이 보고되고 있다.

첫째, 환자의 의사표현 능력, 의사결정 능력과 작성된 연명의료계획서의 적절성에 대한 자문 의뢰

둘째, 임종과정이나 연명의료에 관한 판단 등에 관한 자문 의뢰

셋째, 연명의료결정 제도에 포함되지 않는 환자(가족이 없는 환자, 식물상태 환자 등)의 연명의료 결정과 최선의 이익, 치료 목표에 대한 자문 의뢰

> **사례 4**
>
> 1년 전 다발성 전이 유방암으로 진단받고 항암치료와 방사선치료를 이어오고 있는 60대 환자다. 최근 수일간 호흡곤란이 악화돼 응급실을 통해 입원했다. 의료진은 다발성 폐전이와 흉수 및 폐렴으로 진단하고 '고유량 비강 캐뉼라 산소요법(high flow nasal cannula)'과 항생제 치료를 시작했다.
>
> 담당의사는 환자의 전신 상태와 암 진행 상태로 미루어 추가적인 항암치료를 통해 생존기간을 연장하기 어렵다고 판단하고 완화의료팀에게 호스피스·완화의료를 의뢰했다. 호스피스·완화의료 전문의가 보호자를 방문했을 때 환자는 의식이 명료했으나 가족들이 호스피스·완화의료 전문의의 환자 진찰을 거부했다. 가족들은 담당의사로부터 어떠한 고지도 받지 않았고 호스피스·완화의료는 원하지 않고 끝까지 치료할 계획이라고 항의했다.
>
> 일주일 뒤 환자의 의식상태는 조금씩 악화되기 시작했으나 담당의사는 가족을 적극적으로 설득하기보다 환자 상태를 가족들이 보면서 인식이 바뀔 기다리겠다는 입장이었다. 열흘 뒤 환자는 컴퓨터단층촬영검사실에서 심폐정지가 발생해 1시간가량 심폐소생술을 받았지만 소생하지 못했다.

사례 4에서 보듯이 말기 돌봄, 임종기 돌봄에 관한 의료진의 훈련 부족, 의료진과 환자 및 가족의 미흡한 의사소통은 이해당사자들의 감정적 소진이 커지는 임상 상황에서 갈등의 주요 원인이 된다. 말기 및 임종과정 환자를 위한 사회적 지원과 인프라가 부족한 국내에서는 환자의 돌봄을 위해 가족이 감당해야 하는 부담과 희생이 크다. 가족의 재정 상태도 갈등의 흔한 원인이다. 의료기관의 호스피스·완화의료 서비스 강화를 유인하기에 충분하지 않은 건강보험 제도도 완화 돌봄, 임종기 돌봄의 질적 향상을 가로 막아 직간접으로 갈등에 영향을 준다. 특히 환자의 예후나 치료 목표에 관한 환자 가족과 의료진 사이의 기대 차이와 의사소통 실패는 말기 및 임종과정 환자 돌봄에서 윤리적 갈등을 낳는 가장 빈번한 원인이다.

이러한 갈등을 예방하기 위해 말기 또는 임종이 예견되는 환자를 진료하는 의료인은 환자 및 가족과 조기에 적극적인 협의와 합의를 통해 환자의 의사를 파악하고 사전돌봄계획을 수립해 의료팀 내에서 계획을 구체적으로 공유해야 한다. 그런데도 예방하거나 해결하지 못하는 윤리적 갈등 상황은 의료기관윤리위원회의 자문을 통해 공론화하고 집단적 의사결정의 도움을 구할 수 있다.

3. 연명의료 유보·중단 의사결정의 윤리적 근거와 원칙

북미에서 확립된 환자의 자율성(autonomy)은 철학적, 법적으로는 환자가 원하지 않는 것을 거절할 수 있는 '하지 않을 권리(a negative right)'로 해석한다. 이는 생명윤리의 주요 원칙 중 '해악 금지'의 원칙과 일맥상통하며 잠재적 위험성을 내재한 의료행위에서 환자를 보호하기 위함이다. 하지만 자율성을 '해야 할 권리(a positive right)'라고 해석할 경우 모든 치료마다 환자의 동의를 구하거나 의학적 근거가 희박한 환자의 요구까지 대응해야 하므로 '해악 금지의 원칙', '정의의 원칙'과 충돌할 수밖에 없다. 오히려 해야 할 의무(positive obligations)는 의사에게 부과된 것으로 의사는 '선행의 원칙'과 '전문직업성의 책임성'에 따라 환자에게 적절한 치료를 제공할 의무가 있다. 이러한 관점에서 연명의료 유보나 중단의 윤리적 적절성은 의료 제공자의 진실성(integrity)과 전문직업성 및 의료행위의 목적에 따라 판단하는 편이 옳다. 일반적으로 중환자 의학 분야의 전문가들과 학자들은 연명의료의 유보와 중단이 윤리적, 법적 차이가 없으며 환자에게 잠재적 이득이 없이 부담을 가중시키는 치료를 의사가 제공해야 할 윤리적 법적 의무가 없다는데 동의한다.

환자의 이익은 의료윤리의 핵심 원리이므로 연명의료의 유보나 중단 또한 이익(benefit)과 무익(futility)의 관점에서 고려돼야 한다. 일반적으로 무익은 목표로 하는 신체적, 생리적 효과 또는 의미 있는 생존을 달성할 수 없는 상태를 의미한다. 하지만 환자의 이익은 다분히 주관적인 개념으로 환자 입장에서 이익 여부를 해석해야 한다. 즉 특별한 상황에서는 의사에게 의미가 없는 미미한 신체적, 생리적 변화라 할지라도 환자에게는 충분히 가치 있는 이익일 수 있다. 예를 들어 단순히 피할 수 없는 사망을 연기하는 것에 불과할지라도 환자에게 필요한 영적, 사회적 마무리를 위한 시간이라면 무익하다고 단정짓는 오류는 경계해야 한다.

4. 의료기관윤리위원회의 역할

나라마다 다양한 연명의료 유보·중단 결정에 관한 법률과 제도를 운영하고 있다. 하지만 개인의 권리 증진과 사회의 변화, 의학과 기술의 발전에 따른 치료 결정의 복잡성, 중증환자의 증가와 가치의 다양성 등의 이유로 법제도만으로 모든 연명의료 유보·중단의 임상 상황을 명쾌하게 해결하는 것은 불가능하다. 법으로 포괄할 수 없는 영역이 존재하고 법제도에 의한 해결보다 집단적 의사결정이 효과적일 수도 있다. 의료진, 환자, 가족 사이의 충분한 의사소통으로 합의와 협의를 통해 대안을 마련할 수도 있다(함께하는 의사결정, shared decision making).

이 같은 이유로 병원윤리위원회 또는 의료기관윤리위원회는 임상윤리가 발전한 국가에서는 오래전부터 운영돼 온 제도다. 위원회는 의료기관 구성원과 의료진을 대상으로 임상윤리 교육을 주도하고 복잡한 임상윤리 갈등 상황을 자문하며 의료기관의 임상윤리 정책을 개발하는 역할을 해왔다. 연명의료결정법에서도 의료기관윤리위원회의 설치 및 운영을 규정하고 교육, 상담, 심의 기능을 부여하고 있다.

임상윤리 토대가 미약한 국내 현실에서 위원회 또는 임상윤리 자문을 통해 윤리적 갈등 상황을 해결해 본 경험이 부족한 의료기관윤리위원회는 복잡한 연명의료 유보·중단 사례에 적극적으로 대처하지 못하거나 법 해석에 의존하는 심의에 그친다. 이러할 경우 병원 구성원들의 임상윤리 대처 능력이 향상되기 어렵다. 법제도의 취지를 살리고 의료 전문가로서의 정체성에 맞는 역할을 해냄과 동시에 환자의 최선의 이익을 구현하기 위해서라도 의료인과 의료기관은 각 기관의 상황에 맞게 의료기관 윤리위원회 조직을 인적, 물적으로 지원하고 발전시켜 임상윤리 역량을 높여 나가야 한다.

> **사례 5**
>
> 평소 노숙을 하던 사람으로 길에서 쓰러진 채 발견돼 응급실로 이송된 40대 환자다. 검사 결과 뇌동맥류파열에 의한 지주막하출혈로 응급감압술을 시행하고 중환자실로 입실했다. 환자는 여전히 무의식(coma) 상태이고 담당의사와 해당 분야 전문의는 회복이 불가능한 임종과정으로 판단하고 있다. 연명의료결정법에 따라 가족을 찾아본 결과 누나와 남동생이 확인됐고 다른 가족은 없었다. 하지만 환자는 10년 전 누나와 남동생에게 많은 돈을 빌린 이후 연락하지 않고 지냈다 하고, 특히 누나는 환자에게 감정적으로 격한 반응을 보인다고 한다. 담당의사는 평소 연락도 하지 않고 지지적이지 않았던 관계인 두 사람에게 환자의 연명의료유보·중단 결정에 참여하도록 해 동의서를 받는 것이 윤리적, 법적으로 타당한지 의료기관윤리위원회에 심의를 요청했다.

임종과정 판단은 본질적으로 불확실성을 내재하지만 의료 전문가의 판단이 배제된 다른 방법은 상상할 수 없다. 말기 진단과 임종과정 판단은 환자의 존엄성을 보호하고 환자의 최선의 이익을 보장하기 위한 것이므로 조기에 사전돌봄계획을 수립해 적절한 말기 돌봄, 임종돌봄을 제공할 수 있도록 의료인이 도와야 한다. 이를 위해 의료인은 좋은 죽음과 죽음의 질이라는 문제를 환자의 가치관과 생명윤리 원칙에 입각해 바라보는 훈련을 해야 한다. 임종 시기에는 다양하고 예민한 윤리적 갈등이 발생할 수 있다. 의료인은 반복적인 의사소통으로 윤리적 갈등을 예방하고 의료기관은 의료기관윤리위원회를 중심으로 현장의 의료인을 지원할 수 있어야 한다.

| 참고문헌 |

1. Hui D, Santos RD, Chisholm G, et al. Bedside clinical signs associated with impending death in patients with advanced cancer: preliminary findings of a prospective, longitudinal cohort study, Cancer 2015; 121: 960-7.
2. John JY, Downar J, Fowler RA, et al. Barriers to goals of care discussions with seriously ill hospitalized patients and their families; A multicenter survey of clinicians JAMA Intern Med 2015; 175(4): 549-556.
3. Elisabeth G, Giacomini M, Cook D, et al. Withholding and withdrawing life support in critical care settings: ethical issues concerning consent. J Med Ethics 2007; 33: 215-218.
4. Myburgh J, Abillama F, Chiumello D, et al. End-of-life care in the intensive care unit: report from the task force of world federation of societies of intensive and critical care medicine. Journal of Critical Care 2016; 34: 125-130.

21장 뇌사와 지속식물상태

김도경 | 동아대학교 의과대학 의료인문학교실

고전적으로 호흡, 심장 박동의 정지, 평탄한 심전도파(asystole)는 사망의 결정적 증거로 활용되고 있다. 하지만 장기이식이 가능해지면서 심폐사, 즉 순환정지사망이 아닌 또 다른 죽음의 기준이 등장했다. '뇌사(brain death)' 개념은 1959년 프랑스의 신경생리학자들이 심한 뇌손상이 있는 인공호흡기에 의존한 환자를 보고 'coma dèpassé'라고 명명하면서 알려졌고, 1967년 세계 최초로 심장이식이 성공하면서 뇌사 상태가 이식을 위해 중요한 임상적 의미를 지니게 됐다.

이 장에서는 뇌사의 개념과 종류, 뇌사와 관련된 윤리적 논의를 살펴보고 뇌사와 구분이 필요한 '지속식물상태(persistent vegetative state, PVS)'에 대해 알아보도록 하겠다.

1. 뇌사의 개념과 종류

장기이식 기술의 발전으로 뇌사의 정의가 필요하게 됐다. 장기이식은 기증자의 장기 적출을 통해 가능한데, 장기 적출은 사망 이후에 이루어져야 한다. 이를 '사자공여자규칙(the dead donor rule)'이라고 하는데, 이식 등의 목적으로 기능이 유지되고 있는 장기를 적출하기 위해서는 적출 전 기증자가 의학적 사망 상태이어야 하며 장기 적출이 사망의 원인이 돼서는 안 된다는 것이다. 뇌사는 우리 몸의 생명유지에 필수적인 장기 중 하나인 뇌의 비가역적 기능 정지를 죽음으로 여기는 것이다. 뇌의 전체 또는 뇌의 일부에서 비가역적 기능 정지가 발생할 수 있는데 이에 따라 뇌사는 전뇌사, 뇌간사, 대뇌사로 구분된다.

1) 전뇌사(whole brain death)

전뇌사는 뇌간을 포함한 뇌의 모든 기능이 불가역적으로 멈춘 상태로 이때를 개인의 죽음으로 여긴다. 1968년 하버드 의과대학 특별위원회는 장기이식이 가능하도록 '전뇌사'를 바탕으로 최초의 뇌사 기준을 제시했다(표1). 같은 해 8월 세계의사회 '시드니선언'에서도 순환정지사망과 더불어 뇌간을 포함한 뇌 전체 모든 기능의 불가역인 중지를 죽음 결정의 근거로 명시했다. 전뇌사는 우리나라를 포함한 많은 나라의 뇌사 기준으로 채택되고 있다.

표1 | 하바드 의과대학 특별위원회 뇌사 기준(The Harvard criteria, 1968)

---
1. Unreceptivity and unresponsiveness (감각 수용 및 반응이 없음)
2. No movement or breathing (움직임과 호흡이 없음)
3. No reflexes (반사 반응 없음)
4. A flat electroencephalogram (평탄한 심전도파)
- 최소 24시간 후 반복했을 때 변화가 없어야 함. 저체온증과 중추신경 억제제(CNS depressants)에 의한 것이 아니어야 함

전뇌사 개념에 따르면, 아주 작은 부분이라도 뇌의 기능이 남아 있다면 그 개인은 살아 있는 것이며 그러한 기능이 없을 때 죽었다고 판정된다. 하지만 개체의 죽음과 마찬가지로 장기의 죽음 역시 일련의 연속된 과정이라는 입장에서 전뇌사의 이러한 까다로운 기준에 대해 회의적인 입장이 있다. 뇌사 선언을 위해 모든 뇌의 기능이 멎기를 기다리는 불편한 상황이 초래되고 그 사이 순환정지사망이 발생해 장기 구득을 위한 최적의 시간을 놓칠 수 있기 때문이다.

2) 뇌간사(brainstem death)

뇌간은 생명유지에 필요한 호흡과 혈압, 체온, 혈당, 자율신경을 조절하는 생명유지중추이며 뇌와 척수를 연결해 운동, 반사기능을 담당한다. 뇌간의 기능이 중지되면 생명유지에 필수적인 호흡과 혈압이 유지되지 않으며 결국 대뇌와 척수, 심장기능의 중지가 필연적으로 동반되기 때문에 뇌간사는 뇌간의 불가역적인 기능 상실을 죽음으로 보아야 한다는 입장이다. 영국, 대만 등의 국가들은 뇌간사를 죽음의 기준으로 인정하고 있다. 뇌간사설을 지지하는 입장에서는 뇌간의 기능이 상실하면 각성할 수 없는 혼수상태에 빠지며 짧은 기간 내 사망에 이르게 돼 뇌간의 기능 상실이 죽음의 충분조건이 된다고 주장한다. 하지만 뇌간 상부의 뇌 조직이 기능을 하기 때문에 뇌간의 회복불가능한 손상이 있다 하더라도 이론적으로는 꿈 등의 정신작용과 관련된 뇌의 활동이 이루어지고 있을 가능성이 있어 뇌간사설에 반대하는 입장이 있다.

3) 대뇌사(higher brain death)

대뇌사는 대뇌의 기능이 불가역적으로 상실된 상황을 죽음으로 정의한다. 대뇌에서는 인격, 의식, 인지, 기억, 판단, 추론, 자발 행동, 즐거움이나 염려 등의 활동이 일어나는데, 자신과 환경을 자각하는 이러한 인간의 의식 활동을 인간 존재의 핵심으로 여기며 인격(personhood)이나 인간 존재의 자율성을 강조하는 사람들은 의식활동을 영구적으로 상실한 경우 죽음으로 볼 수 있다고 주장한다.

대뇌사에 반대하는 의견으로는 대뇌 활동 없이 인지 활동이 불가능하다는 견해에 오류가 있을 수 있으며 대뇌사를 인정하는 경우 '의식 있음'에서 '불가역적인 의식 상실' 상태까지의 연속적 과정에서 죽음의 시점을 결정해야 하는데 그 시점이 부정확할 수 있다는 것이다. 나아가 무뇌아(anencephaly)나 식물상태에 있는 사람들의 장기도 이용할 수 있어 '미끄러운 비탈길(slippery slope)'이 될 수 있다는 의견이 있다. 실제 뇌간의 활동이 남아있어 온기가 있고 스스로 호흡하며 반사작용으로 기침을 하거나 빛에 반응하는 사람에게 죽음을 선언하는 데 거부감이 있을 수 있다.

2. 뇌사와 지속식물상태

의식은 각성(wakefulness)과 인지(awareness)의 두 가지 임상적 요소를 가진다. 각성은 상행 그물활성계(ascending reticular activating system)에 의해 중재되며 인지는 대뇌피질에서 관장한다. 지속식물상태는 각성의 기능은 있지만 인지를 할 수 없는 상태가 일정기간 이상 변화없이 지속되는 상황을 의미한다. 1994년 'Multi-Society Task Force report on the PVS'에서는 저산소성 허혈이나 대사성 혹은 선천성 손상의 경우 3개월 이상, 외상성 뇌손상의 경우 12개월 이상 상황이 지속되는 경우를 '지속식물상태'로 정의했다.

전뇌사를 기준으로 뇌사와 지속식물상태를 비교해보면 뇌사가 뇌 전체의 비가역적 기능 손상이라고 한다면 지속식물상태는 대뇌 일부나 전체의 손상에 의해 야기된다. 상당기간 신경학적 변화가 없는 지속식물상태 역시 환자의 상태가 비가역적이라 간주한다. 뇌간의 기능은 유지돼 호흡이나 순환에 필요한 혈압조절, 자율신경계의 작용, 무의식적 반사운동이 관찰되며 뇌하수체와 뇌간의 자율조절 기능이 보존된다면 장기간 생존이 가능하다(표 2).

표2 | 뇌사와 지속식물상태의 차이 *집중돌봄을 하지 않을 경우

	뇌사	지속식물상태
손상부위	뇌전체	대뇌피질
의식(consciousness)	각성(wakefulness) (-), 인지(awareness) (-)	각성(wakefulness) (+), 인지(awareness) (-)
호흡·순환	불가능	가능

운동	불가능	가능
예후	수주내 사망*	장기간 생존 가능

3. 지속식물상태 환자의 연명의료 중단

지속식물상태는 뇌사와 달리 의식이 없는 상태로 환자가 장기간 생존할 수 있으나 궁극적으로는 회복 가능성이 없다고 여겨지기 때문에 종종 연명의료 중단과 관련된 논란에 휩싸인다. 미국의 카렌 퀸란 사건과 테리 시아보 사건이 대표적인 예다. 1975년 4월 카렌 퀸란은 술과 함께 안정제를 복용한 후 잠이 들었다. 친구들은 숨을 쉬지 않는 카렌 퀸란을 발견하고 병원에 옮겼지만 퀸란은 저산소성 뇌손상으로 지속식물상태가 됐다. 퀸란의 부모는 같은 해 11월 인공호흡기 제거를 요청했고 1976년 5월 뉴저지 주 대법원 판결에 따라 인공호흡기를 제거했다. 퀸란은 자가호흡이 있었고 그로부터 9년을 더 생존했다.

테리 시아보는 1990년 무의식 상태로 쓰러진 채 발견됐고 심폐소생술을 했지만 뇌 손상으로 지속식물상태를 진단받았다. 1998년 테리 시아보를 돌보던 남편 마이클 시아보는 아내에게 회복 가능성이 없다며 영양공급튜브 제거를 위한 소송을 제기했다. 이는 미국 사회에 큰 논란을 불러 일으켰고 수차례의 법적 공방 끝에 2005년 3월 영양공급튜브 제거가 이루어졌다.

국내에서는 지속식물상태에서 연명의료 중단이나 영양공급 중단을 허용하지 않는다. 김 할머니 사건 이후 2009년에 제정된 대한의학회의 '연명치료중지에 관한 지침'에서는 연명의료 중지 대상 환자로 6개월 이상 식물상태로 지낸 회복 가능성이 없는 지속식물상태 환자를 포함했다. 하지만 2016년 제정된 연명의료결정법에서 연명의료중지는 사망이 임박한 임종과정에 있는 환자에 한해 이루어지며 지속식물상태의 환자는 포함되지 않는다. 현행법상 이들이 말기 상태의 범주에 속하는지조차 불분명한 상태로서 지속식물상태의 돌봄에 대한 여러 차원의 사회적 논의가 요청된다.

죽음은 단순히 개인의 물리적·생리적 중단이라는 개념을 넘어 사회적·법적 차원에서 다뤄지고 있다. 전뇌사는 대부분의 사회에서 보편적으로 합의된 죽음의 한 형태로서 국내에서도 이를 채택하고 있다. 일부 국가에서 전뇌사를 기다리는 인위적 절차들을 비판하며 뇌간사를 죽음의 기준으로 채택해 심폐사가 발생해 장기의 허혈성 손상이 야기되는 상황을 줄이고자 노력한다. 대뇌사설은 의식의 불가역적 상실을 인간됨의 붕괴로 보는 입장으로 인지기능의 상실을 개인의 죽음으로 평가하는데, 보편적인 죽음의 기준으로 받아들여지지 않고 있다.

지속식물상태는 대뇌 피질의 손상에 의한 것으로 뇌사와 구분되며 호흡이나 순환, 무의식적인 운동이 가능한 상태로 뇌사와 구분된다. 하지만 뇌사와 마찬가지로 비가역적 기능 상실로 여겨지고 있어, 현실에서는 이들에게 죽음을 허용할 수 있는지, 즉 지속식물상태에서의 치료를 연명의료로 판단하고 치료를 중단할 수 있는지, 언제, 어떤 수준에서 치료 중단이 가능한지 등의 논의가 이어지고 있다.

| 참고문헌 |

1. 김명희. 뇌사와 장기이식. 한국의료윤리학회(편) 의료윤리학3판. 서울: 정담미디어, 2001: 295-304.
2. 피터 싱어, 헬가 커스. 생명 윤리학II. 변순용 외 역. 서울: 인간사랑, 2006.
3. Talbot M. 생명윤리학. 강철 외 역. 서울: 정담미디어, 2016.
4. Veatch RM, Ross LF. Transplantation Ethics 2nd . Washington DC : Georgetown University Press, 2015.
5. The Multi-Society Task Force on PVS Medical Aspects of the Persistent Vegetative State. N Engl J Med 1994; 330: 1499-1508.
6. 대한의사협회 외. 연명치료 중지에 관한 지침. 서울 : 대한의사협회, 2009.

7. 세계의사협회. 시드니선언. 'WMA Declaration of Sydney on the Determination of Death and the Recovery of Organs' Aug.1968. Available from: https://www.wma.net/policies-post/wma-declaration-of-sydney-on-the-determination-of-death-and-the-recovery-of-organs/ [cited 2021 Aug 20]

22장 뇌사 후 장기 공여

김도경 | 동아대학교 의과대학 의료인문학교실

장기공여는 장기이식의 전체 과정이 시작되기 위한 전제이자 절차의 시작이다. 종종 장기공여는 기증에 대한 찬사, 이식에 대한 이득, 효율성의 강조 등으로 그 과정에서 발생할 수 있는 윤리적 문제가 간과되기도 한다. 여기에서는 장기공여로 인해 등장한 새로운 죽음의 기준인 뇌사를 중심으로 뇌사에서의 장기공여를 살펴보고 이식에서 발생할 수 있는 윤리적 문제를 알아보고자 한다.

1. 국내 뇌사 판정의 기준과 절차

우리나라에서 뇌사는 장기기증을 전제로 내려지는 죽음의 선언이다. 뇌사는 심장이 뛰고 있는 환자에게 사망을 선언하는 것이므로 이에 관여하는 의료진은 뇌사가 아닌 상황에서 장기의 제거로 인해 환자가 사망하게 되는 오류를 피하고 판단에 있어 신중을 기해야 한다. 국내는 전뇌사를 인정하고 있으며 전문의사 2명 이상과 의료인이 아닌 위원 1명 이상이 포함된 뇌사판정위원회를 거쳐 환자의 뇌사 여부를 결정하도록 하고 있다. 국내 뇌사 판정 기준은 아래 〈표1〉과 같다(장기 등 이식에 관한 법률 시행령, 별표 1).

표1 | 국내 뇌사 판정 기준

〈뇌사판정의 선행 조건〉

가. 원인질환이 확실할 것
나. 치료될 가능성이 없는 기질적인 뇌병변이 있을 것
다. 깊은 혼수상태로서 자발호흡이 없고 인공호흡기로 호흡이 유지되고 있을 것
라. 치료 가능한 약물중독(마취제, 수면제, 진정제, 근육이완제, 독극물 등으로 인한 중독을 말한다)이나 대사성 장애의 가능성이 없을 것
마. 치료 가능한 내분비성 장애(간성혼수, 요독성혼수, 저혈당성뇌증 등을 말한다)의 가능성이 없을 것
바. 저체온상태(직장온도가 섭씨 32° 이하인 상태를 말한다)가 아닐 것
사. 쇼크상태가 아닐 것

〈판정 기준〉

가. 외부 자극에 전혀 반응이 없는 깊은 혼수상태일 것
나. 자발호흡이 되살아날 수 없는 상태로 소실되었을 것
다. 두 눈의 동공이 확대·고정되어 있을 것
라. 뇌간반사가 완전히 소실되어 있을 것(다음의 반사가 모두 소실된 것을 말한다)
   1) 광반사(light reflex)
   2) 각막반사(corneal reflex)
   3) 안구두부반사(oculo-cephalic reflex)
   4) 전정안구반사(vestibular-ocular reflex)
   5) 모양체척수반사(cilio-spinal reflex)
   6) 구역반사(gag reflex)
   7) 기침반사(cough reflex)
마. 자발운동, 제뇌경직, 제피질경직, 경련 등이 나타나지 않을 것
바. 무호흡검사 결과 자발호흡이 유발되지 않아 자발호흡이 되살아날 수 없다고 판정될 것

※ 무호흡검사
자발호흡이 소실된 후 자발호흡의 회복 가능 여부를 판정하는 임상검사로서 그 검사방법은 다음과 같다. 100% 산소 또는 95% 산소와 5% 이산화탄소를 10분 동안 인공호흡기로 흡입시킨 후 인공호흡기를 제거한 상태에서 100% 산소 6L/min를 기관내관을 통하여 공급하면서, 10분 이내에 혈압을 관찰하여 혈액의 이산화탄소분압($PaCO_2$)이 50 torr 이상으로 상승하는 것을 확인하였음에도 불구하고 자발호흡이 유발되지 않으면 자발호흡이 되살아날 수 없다고 판정하며, 검사가 불충분하거나 중단된 경우에는 혈류검사로 추가 확인해야 한다.

사. 다음의 구분에 따른 방법에 따라 가목부터 바목까지의 규정에 따른 판정 결과를 재확인하였을 때에도 그 결과가 같을 것
   1) 뇌사판정대상자가 6세 이상인 경우: 1차 판정부터 6시간이 지난 후에 실시
   2) 뇌사판정대상자가 1세 이상 6세 미만인 경우: 1차 판정부터 24시간이 지난 후에 실시
   3) 뇌사판정대상자가 생후 2개월 이상 1세 미만인 경우: 1차 판정부터 48시간이 지난 후에 실시
아. 다음의 구분에 따른 방법에 따라 뇌파검사를 하였을 때에 평탄뇌파가 30분 이상 지속될 것
   1) 뇌사판정대상자가 1세 이상인 경우: 사목에 따른 재확인 이후에 실시
   2) 뇌사판정대상자가 생후 2개월 이상 1세 미만인 경우: 사목에 따른 재확인 이전과 이후에 각각 실시

2. 뇌사 후 장기공여와 심장사 후 공여의 차이

사망 후 장기공여는 사망의 종류에 따라 '심장사 후 장기공여(donation after cardiac death or donation after circulatory death, DCD)', '뇌사 후 장기공여(donation after brain death, DBD)'로 구분할 수 있다. 이식을 필요로 하는 사람에 비해 공여되는 장기 수는 늘 부족하기 때문에 이 차이를 줄이기 위해 일부 국가에서는 심장사 후 장기공여의 비율을 높이고자 노력하고 있다. 우리나라는 안구 기증을 제외하고 심장사 후 장기공여는 거의 이루어지지 않고 있는데 이에 대한 논의가 필요하다. 심장사 후 장기공여는 죽음에 이르는 상황에 따라 '통제가능(controlled)'과 '통제불가능(uncontrolled)'한 두 가지 경우로 구분된다. 구체적인 분류는 〈표2〉와 같다.

표2 | 심장사 후 장기 공여의 Maastricht 분류(The Maastricht classification of Donation after circulatory death)

분류	유형	상황	일반적 발생 장소
1	통제불가능	도착 시 사망 상태	응급실
2	통제불가능	심폐소생술을 하였으나 회복되지 않음	응급실
3	통제불가능	계획된 연명의료 중지에 따른 심정지	중환자실
4	통제가능 또는 통제불가능	뇌사 환자에서의 심정지	중환자실

심장사 후 장기공여의 경우, 심장이 멎고 우리 몸의 혈액 순환이 정지했다 하더라도 장기의 기능에 영향을 미치는 세포 수준의 사망까지는 시간이 소요된다는 점을 활용해서 사망을 선언한 후 바로 수술실로 이송해 장기를 구득하거나 장기의 허혈 상태를 최소화하기 위해 재순환을 실시한다. 비록 사망 후 재순환이 심장의 자발적 운동 회복을 의미하지는 않지만, 재순환이라는 상황은 임상 현장에 부담이 되며 유족들에게 치료를 끝까지 하지 못하고 장기 적출로 인해 사망을 야기했다는 죄책감을 초

래할 수도 있다.

　뇌사 후 장기 공여는 순환 정지로 인한 장기의 허혈과 재순환 등의 부담을 피할 수 있다. 하지만 뇌사를 기다리는 중에 심장사가 발생하는 것을 막기 위해 뇌사로 입증될 때까지 연명의료를 지속하는 문제가 발생하고 있다.

3. 뇌사 후 장기공여 동의에서의 윤리적 문제

　장기기증 동의는 본인에 의한 동의와 가족이나 유족의 동의에 의해 이루어진다. 국내에서는 장기기증을 희망하는 개인은 '국립장기조직혈액관리원'이나 장기이식 등록기관에 기증 의사를 밝혀 기증에 대한 등록증을 발급받는다. 하지만 뇌사 판정을 받은 시점에 장기기증을 하기 위해서는 가족의 동의가 다시 필요하다. 가족 또는 유족의 동의는 뇌사자와의 가족 순서에 따라 선순위자 1명의 서면 동의로 이루어지며 기증을 거부하는 경우, 이전에 뇌사자의 기증 의사가 있다 하더라도 장기기증을 진행하지 않는다.

　장기이식에 대한 동의 제도는 '옵트인(opt in)'과 '옵트아웃(opt out)'으로 나눌 수 있다. 옵트인은 기증자나 가족 혹은 유족의 명시적 동의가 있을 때 장기공여가 가능하다. 반면 옵트아웃은 기증에 대한 명시적 반대 의사가 없는 경우, 즉 거부의 권리를 행사하지 않은 상황에서 추정적으로 기증의 의사가 있다고 미루어 짐작하고 뇌사 상태에서 공여가 가능하도록 한 제도다. 장기이식이 활발하게 진행되고 있는 스페인, 프랑스, 오스트리아, 영국 등이 옵트아웃제를 운영하고 있다. 추정된 동의(presumed consent)를 기반으로 옵트아웃을 선택하는 경우, 잠재적 기증자의 숫자는 크게 늘어날 수 있으나 정책에서 발견되는 강제성은 개인의 자유나 종교적 자유에 갈등을 야기할 수 있으며 의료체계를 신뢰하지 않는 곳에서는 오히려 역효과가 날 수 있다.

4. 뇌사 후 장기공여 분배에서의 윤리적 문제

장기는 수요에 비해 공급이 부족한 희소한 자원으로 장기의 활용에 있어 이해상충을 피하고, 그 할당에 있어 세심한 고려가 필요하다. 뇌사판정과 장기 구득에서 발생할 수 있는 이해상충을 피하기 위한 방안으로 뇌사판정 대상자의 뇌사조사서를 작성하거나 진료한 의사 및 뇌사판정 대상자의 장기 구득 업무를 수행한 장기구득기관 종사자는 해당 환자의 뇌사판정위원으로 역할을 할 수 없다(장기 등 이식에 관한 법률 시행령, 제19조). 즉, 뇌사를 결정할 때 대상 환자의 담당의사, 장기구득기관의 의료진이 관여할 수 없도록 했다. 이식 대상자의 순위는 각 이식의료기관에 등록된 의학적 응급도(간장, 심장), 항목별 점수(나이, 대기기간, 기증 전력 여부, 혈액형 동일 여부, 지리적 접근도 등) 등을 고려해 국립장기조직혈액관리원(Korean Network for Organ Sharing, KONOS)에서 결정한다.

제한된 장기를 공정하게 배분하기 위한 여러 기준이 제시되고 있지만 절대적으로 정의롭고 공평한 기준을 세우는 것은 불가능하다. 의학적 기준을 따라야 한다는 입장과 함께 이식 순위 결정에 있어 질병 발현에 대한 개인의 기여도 -환자의 사회적 생활양식(예를 들어 과도한 알코올 섭취, 마약 복용 등)으로 인한 경우와 환자의 의도가 개입하지 않은 원인(예를 들어 선천성 질환이나 B형 감염 등)으로 인한 장기 부전-와 개인의 사회경제적 기여도 등을 배려해야 한다는 목소리가 있다. 장기공여를 포함해 의료자원을 어떻게 나눌 것인지는 지속적으로 논의할 주제다. 현재 우리나라의 경우에는 의학적 기준을 중심으로 장기 배분을 하고 있다.

장기공여는 개인이 자율성을 가진 존재로서 최선의 치료를 받았다는 신뢰 하에 이루어져야 한다. 즉 뇌사 판정은 신중해야 하며 기증된 장기를 사회적 합의에 따라 배분할 때 기증자의 선의를 실천할 수 있다. 장기공여와 이식에는 자율성, 신의, 정직, 죽음을 피해야 하는 원칙과 개념, 분배의 유용성과 공의가 모두 포함된다. 이러한 요소들을 모두 고려하고자 노력할 때, 장기공여가 우리 사회에 '생명 나눔'이라는 의미 있는 죽음의 한 형태로 자리잡을 수 있을 것이다.

| 참고문헌 |

1. 남상욱. 뇌사 심폐사 그리고 장기이식. Korean J Pediatr 2009; 52(8): 856-861.
2. 권복규, 김현철. 생명 윤리와 법. 서울: 이화여자대출판부, 2009.
3. Beatch RM, Ross LF. Transplantation Ethics 2nd ed. Washington, DC: Georgetown University Press, 2015.
4. NHS Blood and Transplant. 'Donation after circulatory death'. available from: https://www.odt.nhs.uk/deceased-donation/best-practice-guidance/donation-after-circulatory-death/ [cited 2021. Sep 30]

23장 죽음과 관련한 영적 현상

정현채 | 서울대학교 의과대학 내과

> **사례**
>
> 말기암으로 입원 중인 75세 환자를 간병하는 딸이 아버지가 했다는 이야기를 담당 의사에게 전한다. "6·25 때 학도병으로 같이 참전했다가 전사한 친구가 병실 문 앞에 와 있다고 하셨어요" 그리고 "의식이 없으시니 가족이 하는 얘기를 전혀 못 들으시겠죠?"라고 묻는다. 또 다른 말기암 환자의 보호자는 임종이 임박한 어머니가 "오래 전에 죽은 친척이 병실 문 앞에 와 있다며 불안해하신다"고 주치의에게 전한다.

위 사례에서 담당의사는 이 같은 물음에 어떤 대답을 해줄 수 있을까? 이 장에서는 인간의 죽음, 그리고 죽어감과 관련해 일어나는 중요한 영적인 현상인 근사체험(near death experience, NDE)과 삶의 종말체험(deathbed vision)에 대해 알아보고 이런 현상을 이해하는 것이 환자 진료, 특히 임종을 앞둔 환자를 돌볼 때 얼마나 중요한지 얘기해 보려고 한다.

1. 근사체험

의학의 발달과 함께 1960년대 이후로 심장이 멎고 호흡이 정지된 지 얼마 안 된 사람을 살려내는 심폐소생술이 점점 더 발전해 인공호흡으로 공기를 기도에 불어넣고 두 손으로 흉부를 반복해 압박하는 현재의 형태로 정립됐다. 이 시술을 통해 소수의 사람이 죽었다가 다시 살아나게 됐고 또 이들 중 10~25%가 심장이 멎어 있던 동안의 근사체험을 보고하기 시작했다.

근사체험을 지칭하는 'near death experience'는 미국의 정신과 전문의 레이먼드 무디 주니어(Raymond A. Moody, JR., 1944~)가 처음 사용한 말이다. 전 세계적으로 1,300만 부가 팔린 그의 책 《다시 산다는 것(life after life)》의 서문을 쓴 사람이 미국에서 활동했던 정신과 전문의 엘리자베스 퀴블러 로스(Elisabeth Kübler-Ross, 1926~2004) 박사다.

그녀는 고치벌레 형태를 뒤집으면 아름다운 나비로 변하는 헝겊 인형을 갖고 다녔는데, 죽어가는 어린이 환자들을 돌볼 때 늘 그 인형을 비유로 죽음을 설명해주며 위로했다. 또한 근사체험이 환자의 연령, 성별, 인종, 종교의 유무나 종류와 무관하게 일어난다는 사실을 발견한 뒤, "인간의 육체는 영원불멸의 자아를 둘러싼 껍질에 지나지 않는다. 따라서 죽음은 존재하지 않으며 다른 차원으로의 이동이 있을 뿐"이라는 견해를 일관되게 펼쳤다. 그녀가 이러한 주장을 했던 것은 자신의 오랜 임상경험 때문이었다. 수많은 환자의 임종을 지켜보며 관찰한 삶의 종말 체험과 근사체험을 통해 이끌어낸 결론이었던 것이다.

전 세계에서 발간되는 107종의 의학술지 중 영향력 면에서 3위(Impact factor 60. 3, 2019년 현재)를 차지한 바 있는 《란셋(The Lancet)》에 2001년 〈심정지 후 회생한 사람에서의 근사체험: 네덜란드에서의 전향적 연구〉라는 근사체험 연구 결과가 실렸다. 발간 역사가 200년이 다 돼 가는 유서 깊고 권위 있는 학술지에 근사체험자들을 대상으로 한 연구 결과가 실린 것은 주목할 일이었다. 이 연구는 근사체험에 관한 최초의

'전향적' 연구로서 이전의 후향적 연구보다 신뢰성이 훨씬 높다고 볼 수 있다.

네덜란드의 연구자들은 10개 병원에서 사망 판정을 받은 직후 심폐소생술로 다시 살아난 344명을 조사해 18%인 62명이 근사체험을 했다는 사실을 발표했는데, 이때 체험의 공통적인 요소를 10가지로 정리해 보여주고 있다. 10가지 체험 요소는 자신이 죽었다는 인식, 긍정적인 감정, 체외이탈 경험, 터널을 통과함, 밝은 빛과의 교신, 색깔을 관찰함, 천상의 풍경을 관찰함, 이미 세상을 떠난 가족과 친지와의 만남, 자신의 생을 회고함, 삶과 죽음의 경계를 인지함이다.

근사체험의 10가지 체험 요소 중 하나인 '밝은 빛과의 교신'은 발성기관을 통해 언어로 이루어지는 소통은 아니고 생각이 즉각적으로 전달되고 이해되는 방식이라고 한다. '밝은 빛'의 질문 역시 물질적인 것에 대해서 아니라 다른 사람을 얼마나 배려하고 사랑했으며 지혜를 쌓아 왔는지에 대한 질문이라고 한다.

또한 자신의 생을 회고하는 체험에서는 살아오면서 겪었던 중요한 사건들이 '주마등처럼(panoramic life review)' 펼쳐지며 순간순간을 다시 경험하게 된다고 한다. 이때 자신이 가해자였던 경험에서는 피해자가 겪었을 참담한 심정을 그대로 느끼게 된다. 그러므로 가시 돋친 말이나 이기적인 행동으로 남을 괴롭히며 살아왔던 사람은 무척이나 괴로운 시간일 것이다. 반대로 자신의 선한 의도나 행동을 다시 경험하는 순간에는 무한한 기쁨과 평안을 맛보게 된다고 한다.

이 연구에서는 근사체험이 인간의 삶에 어떤 변화를 초래했는지를 알아내기 위해 근사체험자 23명과 소생하기는 했지만 근사체험을 하지 않은 15명을 8년이란 긴 기간에 걸쳐 조사하고 비교했다. 근사체험 무경험자에 비해 경험자는 다른 사람에 대해 공감과 이해 수준이 높아졌고 인생의 목적을 더 잘 이해하며 영적인 문제에 더 큰 관심을 갖게 됐다. 또한 죽음에 대한 두려움은 큰 폭으로 감소하고 사후생에 대한 믿음과 일상사에 대한 감사의 마음이 크게 증가했다. 몇 분 안 되는 짧은 순간의 체험이 8년 뒤까지도 큰 영향을 미쳐 체험자들의 삶에 심대한 변화를 초래한 것이다.

이와는 달리 잠깐 동안의 꿈이나 환각, 착각으로는 삶이 거의 변화되지 않는다는 사실을 우리는 경험적으로 알고 있다. 근사체험을 직접 하지 않더라도 강의나 독서를 통해 간접경험을 하는 것만으로도 근사체험자에게 일어나는 삶의 긍정적인 변화가 일어난다고 알려져 있는데, 이는 필자도 경험하는 일이다.

2012년 11월 필자가 한국여의사회 초청으로 죽음학 강의를 한 후 질문시간에 여의사 한 분이 자신의 친구가 경험한 흥미로운 사례를 제보해 주었다. 우리나라에서 의과대학을 졸업한 후 미국으로 건너가 마취과 의사로 근무하면서 경험한 일이다. 그는 유대인이 세운 큰 병원에서 주로 심장수술의 마취를 담당했는데 수술을 집도하는 외과의사는 실력은 뛰어나지만 평소 동양인을 비하해 이 한국인 의사도 늘 무시를 당했다고 한다.

그러던 어느 날 바로 이 외과의사의 심장이 멎는 응급사태가 발생하자 의료진이 달려들어 심폐소생술을 했는데 30분이 지나도 반응이 없자 포기하려고 했다. 그때 이 한국인 의사는 평소 자신을 무시하긴 했지만 수술 실력이 뛰어난 의사라 아깝다는 생각이 들어 자신이 심폐소생술을 더 해보겠다고 자청한다. 미국인 의료진은 멀뚱히 보고만 있는 가운데 한국인 의사는 비지땀을 흘리며 심폐소생술을 했고 30분쯤 지났을 때 기적적으로 심장이 뛰기 시작해 살아났다고 한다.

그런데 이 외과의사가 살아나서 하는 말이, 심장이 멎어 사망 판정을 받았던 시간 동안 자신이 체외이탈을 해 붕 떠서 자신의 육체가 소생술을 받고 있는 광경을 모두 지켜보았다는 것이다. 내려다보니까 미국인 의료진은 심폐소생술을 거의 흉내만 내고 있는 것처럼 보였지만 자신이 늘 무시하던 한국인 마취과 의사는 혼신의 힘을 기울여 심폐소생술을 하더라는 것이다. 그래서 회생한 후에는 한국인 마취과 의사가 자신을 살렸다고 감사하며 이후 대하는 태도가 180도 달라졌다고 한다.

이 사례는 의사가 직접 경험한 근사체험이어서 더욱 신뢰가 간다. 의사들은 대학 때부터 유물론과 실증주의에 입각한 과학교육을 받기 때문에 눈에 보이지 않는 이러한 현상을 인정하지 못하는 경우가 대부분이기 때문이다. 근사체험은 단순한 환각이나 꿈, 착각이 아니라 실제로 일어나는 현상임을 보여주는 사례다.

2. 삶의 종말체험

삶의 종말체험은 근사체험과 마찬가지로 죽음과 관련해 일어나는 대단히 중요한 영적인 현상이다. 임종자가 죽기 전 어떤 비전(vision)을 보는 현상을 말한다. 대체로 먼저 세상을 떠난 가족이나 친지 또는 친구가 임종하는 사람을 마중 나오는데, 임종자와 가족 모두에게 편안한 느낌을 주기 때문에 '마지막 선물(final gift)'이라고도 부른다. 한편 세상을 떠나는 사람이 멀리 떨어진 가족이나 지인 앞에 모습을 나타내는 경우도 있다.

세상을 떠나는 환자가 임종 때 보는 비전에 대해 회의론자들은 복용 중인 약물의 영향으로 환자가 헛것을 보는 것으로 폄하하곤 한다. 그러나 이 현상을 오랫동안 연구한 영국의 정신과 전문의 피터 펜윅 박사는 전혀 다른 연구결과를 얘기한다. 임종 때의 비전은 전혀 혼돈스럽지 않으며 대부분 의식이 활짝 깨어 있을 때 발생하고 때로는 장기간 무의식상태로 있던 환자가 죽기 전 짧지만 맑은 의식을 회복할 때 보게 된다고 말한다.

우리나라에서 오랫동안 호스피스 간호사로 활동한 최화숙 선생이 자신의 경험들을 기록한 책《아름다운 죽음을 위한 안내서》에도 비슷한 체험이 소개돼 있다. 대부분 임종과정이 시작되면 "죽은 가족이 와 있다"고 말하는 등 우리 눈에는 보이지 않으나 환자들에게는 보이는 어떤 대상이나 존재의 마중을 받는다는 것이다. 또 죽음이 임박한 환자들은 현재와 죽음 이후의 세상을 함께 볼 수 있는 것 같다고 했다. 환자들은 최 선생과 이야기하는 도중 갑자기 허공을 응시하면서 누군가와 무어라고 말하다가 다시 이 세계로 돌아와 이야기를 계속했는데, 방금 전 이야기가 끊어진 그 부분부터 정확하게 다시 시작하더라는 것이다. 이러한 우리나라의 사례에서도 보듯이 삶의 종말 체험을 하는 임종기 환자들은 펜윅 박사가 지적한 대로 명료한 의식상태를 유지하는 것으로 보인다. 즉, 임종기 환자에서 관찰되는 섬망과는 전혀 다른 것임을 알 수 있다.

2015년 9월 일군의 학자가 미국 애리조나 주 투손(Tucson)에 모여 의식의 비국지성에 대한 선언문을 발표했다. 모임의 목적은 우리가 죽을 때 무슨 일이 일어나는가를 알아보고 그렇게 해 알게 된 것을 임종기 환자가 품위 있는 죽음을 맞도록 자비롭고 인도적인 돌봄에 적용하는 것이었다. 11개 조항으로 된 이 선언문의 주요 내용은, 우리 의식은 뇌 같은 특정한 곳이나 특정한 시간에 한정되지 않고 육체의 죽음 뒤에도 계속 존재한다는 것이다. 이 선언에는 생물학, 신경과학, 심리학, 의학, 정신의학을 전공한 학자와 다수의 임상의사도 참가했다. 이렇게 결론을 내린 것은 근사체험, 삶의 종말 체험, 사후통신, 영매 연구, 그리고 어린이를 대상으로 한 환생 연구에 힘입은 바가 크다. 물질 위주의 과학이 발달하면서 개발된 심폐소생술로 인해 전 세계적으로 수천 건 이상의 근사체험 사례가 축적되면서, 주류 과학계에서는 인정하지 않던 의식의 (뇌로부터의) 독립적인 실체가 조금씩 알려지게 된 것은 역설적이라고 할 수 있다. 이 선언에 있는 '뇌에 국한되지 않는 영구불멸의 의식(immortal, non-local consciousness)'이란 용어가 이를 잘 말해주고 있다.

임종이 임박한 환자가 느끼는 죽음에 대한 불안과 공포는 자신의 존재와 이를 받쳐 주던 모든 근거가 소멸한다고 생각하는 데 있다. 따라서 죽음과 관련해 일어나는 중요한 영적인 현상인 근사체험과 삶의 종말 체험을 알려주는 것은 죽음에 대한 불안과 공포를 없애 주는 데 큰 도움이 된다. 평소 죽음에 대해 관심을 가지지 못했을 경우에도 임종이 가까워질 때 옆에 있는 누구든 죽음은 소멸이 아니라 옮겨감이란 사실을 임종자의 귀에 대고 말해주는 것만으로도 죽음에 대한 크나큰 두려움을 감소시켜 줄 수 있다.

2019년 우리나라 통계청 자료에 따르면 10대, 20대, 그리고 30대 연령층의 사망원인 1위가 자살이다. 또한 노인 연령에서의 자살률도 OECD 국가 중 1위를 차지한다. 자살을 하게 되는 심리의 바탕에는 '죽으면 끝'이라는 생각이 깔려 있기 때문이다. 그러나 죽음은 끝이 아니어서 자살을 하더라도 어려운 문제가 없어지는 게 아니라 또렷한 의식으로 그대로 가지고 가게 된다. 또한 육체가 있어야 자살을 하게 만든

곤란한 상황을 해결하기 위해 여러 가지 시도를 해볼 텐데, 해결 도구인 육체가 없어져 버리면 더 이상 어떻게 해볼 도리가 없어진다. 이런 사실을 알려주는 것이 자살예방교육의 바탕이 돼야 한다.

친밀했던 사람과 사별하고 나서 수년이 지났는데도 깊은 슬픔에 빠져 일상을 회복하지 못하는 사람에게도 죽음과 관련한 영적인 현상을 알려주면 큰 위로가 된다. 육신은 흙으로 돌아가도 육체에 싸여 있던 영원불멸의 자아는 그대로 유지되면서 다른 차원으로 옮겨갔다는 사실을 알면 상실감과 허무감으로부터 벗어날 힘을 얻게 되기 때문이다.

| 참고문헌 |

1. 정현채. 우리는 왜 죽음을 두려워할 필요 없는가. 서울: 비아북, 2018.
2. 최준식. 삶을 여행하는 초심자를 위한 죽음 가이드북. 서울: 서울셀렉션, 2019.
3. Lommel PV, Wees RV, Meyers V, et al. Near-death experience in survivors of cardiac arrest: a prospective study in the Netherlands. Lancet 2001; 358: 2039-2045.
4. Schwartz SA, Schwartz GE, Dossey L. Declaration for integrative, evidence-based, end-of-life care that incorporates nonlocal consciousness. Explore 2016; 12: 162-163.

24장 좋은 죽음이란

유상호 | 한양대학교 의과대학 의료인문학교실

좋은 죽음에 대한 논의가 부쩍 증가하고 있다. 노령화가 급속히 진행되는 것이 그 배경이기도 하겠지만 사회가 성숙해짐에 따라 삶의 질과 밀접하게 결부된 삶의 마무리에도 많은 사람이 큰 관심을 보이고 있기 때문이다. 최근 OECD에 포함된 여러 국가의 '죽음의 질'을 비교한 결과를 살펴보면, 우리나라의 죽음의 질을 좋다고 평가하기는 어렵다. 이런 사회적 관심과 함께 의료에서의 좋은 죽음에 대한 논의 역시 활발한 편이다.

특히 1996년 보라매병원 사건을 겪은 의료계는 죽음을 앞두고 있는 환자를 어떻게 돌보는 것이 적절한지, 죽음에 대한 환자 본인과 가족의 의견을 어떻게 확인하고 수용할지에 대해 많은 논란이 있어 왔다. 의식 없는 환자를 앞에 두고 의사와 가족이 실랑이를 벌이는 일이 거의 매일 발생했던 것이 당시 대학병원의 모습이었다. 2018년 통계청 자료에 따르면, 사망자 100명 중 76명이 병원에서 사망했으며 가정에서 사망한 수는 14명에 불과했다. 65-84세 인구로 좁혀서 살펴보면 병원에서 사망한 수는 81명에 달한다.

이번 장에서는 이런 상황에서 어떤 방식의 죽음이 바람직한 것인지, 특히 의료 현장에서 거의 대부분 죽음을 맞이하는 현재 우리나라의 상황에서 의료에서의 바람직한 죽음, 즉 좋은 죽음의 모습은 과연 어떤 것이며, 이를 위해 무엇을 이해하고 노력해야 할지 알아보고자 한다.

1. 좋은 죽음의 의미

좋은 죽음은 그동안 여러 명칭으로 불려왔다. '존엄한 죽음', '행복한 죽음', '품위 있는 죽음', '웰다잉' 등이 이에 해당된다. 최근에는 '웰다잉'이 꽤 많이 사용되고 있다. 그러나 웰다잉을 포함해 이런 명칭들은 주로 죽음의 과정에 초점이 맞춰져 있는 반면, 좋은 죽음은 죽어감과 죽음의 과정뿐 아니라 좋은 죽음을 실현하는 데 필요한 주요 조건과 환경까지 모두 고려한다는 점에서 더 적절한 명칭으로 생각된다. 이에 이번 장에서는 '좋은 죽음'을 주요 개념으로 사용할 것이다.

좋은 죽음의 의미는 무엇인가? 일견 보기에 좋은 죽음이란 '형용 모순'처럼 보인다. 아마도 사람이 그 자체로 나쁜 것, 즉 본질적 반가치(反價値)로 간주하는 것이 죽음과 고통일 것이다. 죽음을 이런 반가치 차원에서 이해한다면 좋은 죽음이란 '좋은 그 자체로 나쁜 어떤 것'이라는 형용 모순이 성립된다. 그러나 이번 장에서 살펴보는 죽음은 유기체의 소멸이라고 하는 중립적인 의미의 생물학적 사태 또는 과정을 중심으로 이런 생물학적 과정을 둘러싼 사람과 사회의 조건과 환경을 모두 포함하는 것을 의미한다. 그러므로 좋은 죽음이란 한 유기체의 소멸과 관련된 주관적 좋음과 객관적 좋음이 모두 갖춰져 있는 경우를 가리킨다.

그럼에도 좋은 죽음을 정의하는 것은 결코 쉬운 일이 아니다. 차라리 죽음의 과정이나 결과가 나쁜 경우는 보다 쉽게 제시할 수 있다. 예를 들어 의료의 개입이 죽음을 맞고 있는 환자들의 고통을 오히려 가중시키거나 중환자실에서 홀로 죽음을 맞게 되는 결과를 초래한다면 이는 명백히 나쁜 죽음에 해당된다. 임종기의 과도한 의료는 오히려 좋은 죽음을 맞는 것을 방해할 수도 있으며 과도한 의료의 개입이 없는 죽음 또한 좋은 죽음의 정의에 포함될 수 있다. 그러므로 좋은 죽음이 무엇인지에 대한 규정은 하나의 개념 제시로는 불충분하며 좋은 죽음을 구성하는 다수의 요소나 조건이 무엇인지 이해하고 검토하는 것이 반드시 필요하다.

2. 좋은 죽음의 구성 요소

좋은 죽음은 하나의 개념이나 한 가지 측면의 정의로는 성립되기 어렵다. 좋은 죽음은 문화적 영향을 크게 받을 뿐 아니라 심지어 개인의 선호에 따라서도 차이를 보일 수 있다. 좋은 죽음을 구성하는 공통의 요소들이 분명히 있겠지만 누구의 관점에서 제시하는지, 어떤 문화권에서 접근하는지에 따라 좋은 죽음의 구성 요소나 구성 요소에 대한 중요성의 순위에 차이가 있을 수밖에 없다. 그럼에도 좋은 죽음을 구성하는 객관적 요소는 분명히 제시할 수 있으며 이런 구성 요소의 목록은 국내나 국외를 비교해 볼 때 큰 차이를 보이지 않는다.

일반적으로 좋은 죽음의 구성 요소에는 신체적 경험, 심리적 경험, 사회적 경험, 영적 경험, 죽음의 준비, 삶의 완성, 의료의 특성 등 같은 요소들이 포함된다. 신체적 경험에는 증상 및 통증 조절과 기능 유지 및 지지가 포함되며 심리적 경험에는 부정적 감정 조절, 사회적 경험에는 친밀한 관계 유지 및 사회적 역할 유지, 영적 경험에는 삶의 의미나 목적 확인이 포함된다.

죽음 준비에는 남은 과업 정리, 가족에게 부담 주지 않기가 포함되며 삶의 완성에는 삶의 정리와 작별인사 나누기 및 관계 회복, 의료의 특성에는 지속적 돌봄, 불필요한 의료 지양, 죽음에 대한 의료인의 준비가 포함된다. 이들은 크게 개인 중심 요소, 관계 중심 요소, 환경 중심 요소로 분류해 볼 수 있다. 개인 중심 요소에는 신체적 경험, 심리적 경험, 영적 경험이 포함되며 관계 중심 요소에는 사회적 경험과 삶의 완성이, 환경 중심 요소에는 죽음의 준비와 의료의 특성 등이 포함된다.

〈표1〉을 보면 좋은 죽음의 구성 요소는 국내 일반인, 국내 의료인 및 서구의 환자들 간에 큰 차이를 보이지 않으나 이들 요소에 대한 중요성 순위에서는 분명한 차이를 나타낸다. 국내의 일반인들은 가족에게 부담 주지 않기, 가족과 함께 함 같은 관계 중심 요소를 중요시한 반면 서구의 환자들은 통증 조절, 신적 존재와의 평화 같은 개인 중심 요소를 중요시했다. 한편, 국내 의료인의 경우에는 환자를 인격체로 대우하

는 의료인과 의료시스템, 기계적 의료에 의존하지 않음 같은 환경 중심 요소를 강조한 점을 확인할 수 있다. 이런 차이를 살펴보더라도 좋은 죽음에 대한 보편적이거나 절대적인 기준은 성립되기 어려우며 이런 기준에 입각한 좋은 죽음의 실현 또한 기대하기 어렵다.

표1 | 국내와 국외의 좋은 죽음의 구성 요소(괄호 안의 숫자는 좋은 죽음의 구성 요소들에 대한 해당 집단의 중요성의 순위를 나타낸 것임).

	국내 일반인*	국내 의료인**	서구 환자***
개인 중심 요소	남은 과업 정리(3)	죽음을 받아들임	통증(고통) 조절(1)
	통증(고통) 조절(4)	신체적 편안함	신적 존재와의 평화(2)
	삶의 의미 확인(5)	자신에 대한 조절능력 유지	의식 유지(4)
	신적 존재와의 평화(6)	존엄성 유지	삶의 의미 확인(7)
	의식 유지(10)		갈등 해결(8)
관계 중심 요소	가족에게 부담 주지 않기(1)	사랑하는 사람과 가족에게 부담 주지 않기	가족과 함께 함(3)
	가족과 함께 함(2)	사랑하는 사람과 함께 함	
환경 중심 요소	재정적 문제 해결(7)	환자를 인격체로 대우하면서 끝까지 가료를 제공하는 의료인과 의료시스템	치료 선택지 준수(5)
	집에서 임종(8)	기계적 의료에 의존하지 않음	재정적 문제 해결(6)
	치료 선택지 준수(9)		집에서 임종(9)

* Yun YH, Kim KN, Sim JA, et al. Priorities of a "good death" according to cancer patients, their family caregivers, physicians, and the general population: a nationwide survey. Support Care Cancer. 2018 ; 26(10) : 3479-3488.
** 유상호. 좋은 죽음에 대한 의사의 개념과 교육. 박사학위논문. 서울대학교 대학원, 2014.
*** Steinhauser KE, Clipp EC, McNeilly M, et al. In search of a good death: observations of patients, families, and providers. Ann Intern Med 2000 ; 132(10) : 825–832.

3. 좋은 죽음 관련 소통

좋은 죽음을 성공적으로 성취하기 위해서는 좋은 죽음의 구성요소 가운데 전부는 아니더라도 상당수를 충분한 수준으로 실현해야 한다. 이를 위해 주요 당사자인 죽음을 앞두고 있는 사람(이후 환자), 가족, 의료인 간 소통은 무엇보다 중요하다. 소통을 통해 좋은 죽음의 구성 요소를 직접 실현할 수 있을 뿐 아니라 주요 당사자의 협력과 지지를 이끌어낼 수 있기 때문이다. 환자와 가족 간 적절한 소통은 환자가 남은 과업을 정리하거나 삶의 의미를 확인하는데 도움을 줄 수 있으며 임종 전까지 가족과 함께할 기회를 늘릴 수 있다. 또한 환자와 의료인 간 적절한 소통은 과도한 의료의 개입을 예방할 수 있으며 통증 같은 증상 조절에 기여한다.

좋은 죽음과 관련된 소통은 환자-의료인 간 소통, 의료인-가족 간 소통, 환자-가족 간 소통, 의료인-의료인 간 소통 등을 모두 포함한다. 이 중에서 가장 중요한 소통은 환자와 의료인 간 소통이다. 환자와 의료인 간 주기적 소통을 통해 환자는 의료인으로부터 자신의 상태에 대한 중요한 지식을 얻게 되고, 의료인은 환자의 객관적 상태와 주관적 변화에 대한 중요한 정보를 얻게 되며 이를 통해 환자-의사 간 치료적 관계는 강화된다. 이렇게 강화된 치료적 관계는 환자의 신체적, 심리적 증상을 완화시키고 환자의 삶의 질에 긍정적인 영향을 미치게 된다.

환자와 의사 모두에게 가장 큰 어려움을 주는 소통은 바로 '나쁜 소식 전하기'이다. 불치의 병에 걸렸다거나 치료가 더 이상 의학적으로 의미가 없다는 소식은 환자와 의료인 모두에게 받아들이기 매우 어려운 정보다. 그럼에도 의료인이 이 같은 정보를 적절히 전달해 환자를 이해시키고 환자는 이를 잘 수용해 남은 삶을 계획하는 데 도움이 된다면 이런 정보의 소통은 반드시 잘 이루어져야 한다.

일반적으로 나쁜 소식 전하기는 환자에게 정보를 전달해 의사결정을 돕는 부분과 공감을 표현해 환자와 가족을 위로하고 지지하는 부분으로 구성돼 있다. 나쁜 소식 전하기를 위해 가장 많이 활용하고 있는 의사소통 모형은 SPIKES 모형으로 상담

환경의 조성(setting), 환자의 기존 인식 파악(perception), 환자가 얼마나 알고자 하는지 확인(invitation), 환자 상태에 대한 지식 제공(knowledge), 공감 표현(emotion), 계획 수립과 요약(strategy/summary)의 절차로 구성된다. 그러나 이런 절차의 형식이나 순서에 지나치게 구속될 필요는 없다. 의사소통 모형이 지향하는 바는 환자가 자신의 상태를 올바르게 이해하고 적절한 의사결정을 내릴 수 있도록 환자와 의사가 긴밀하게 협력하고 치료적 관계를 구축해야 한다는 것이다.

의료인-가족 간 소통 또한 상당히 중요하다. 가족은 환자의 가장 가까운 곳에서 환자를 지원하는 역할을 한다. 가족은 이런 역할로 인해 환자의 변화를 가장 먼저 파악할 수 있는 위치에 있기도 하다. 그러므로 의료인은 가족과의 정기적 면담을 통해 환자의 상태를 더 면밀하게 파악할 수 있으며 환자가 진정 원하는 그러나 의료인에게 털어놓지 못한 바가 있는지, 있다면 그것이 무엇인지 확인할 수 있다. 또한 면담을 통해 가족이 겪고 있는 어려움을 파악해 가족에게 필요한 지원과 지지를 제공할 수 있다.

환자에게 희망을 주면서도 정확하고 충분한 정보를 제공하는 것이 좋은 죽음과 관련된 소통에서 무엇보다 중요하다. 또한 의료에서의 소통의 궁극적인 목적은 환자와의 신뢰관계 형성이며 이를 통해 환자 진료의 질을 향상시키는 것이다. 이 같은 소통의 중요성을 이해하고 실천할 수 있는 의료인의 역할은 더 이상 강조해도 부족함이 없으며 이를 위해 적절한 교육과 훈련이 반드시 필요하다. 또한 다시 한 번 강조할 점은 의료인의 적절한 공감 표현이 의료인에 대한 환자와 가족의 신뢰를 증진시킬 뿐 아니라 환자-의사 간 치료적 관계를 강화해 환자가 임종기에 겪는 고통과 스트레스를 낮추는 데 큰 역할을 한다는 것이다.

4. 좋은 죽음 관련 윤리

좋은 죽음을 성취하기 위해서는 주요 당사자들의 바람직한 행위가 반드시 요구되며 관련 정책 또한 바람직한 방향으로 추진되어야 한다. 먼저 환자와 가족은 남은 삶을 정리하고 죽음을 준비할 수 있어야 한다. 이를 위한 선결 조건은 환자 상태에 대한 정확하고 충분한 정보를 환자에게 전달하는 것이다. 의사의 정보 공개와 진실 말하기의 중요성이 부각되는 지점이다. 환자 가족은 종종 환자가 정신적 충격을 받을까 걱정해 환자에게 정확한 진단이나 예후를 알려주지 말 것을 의료인에게 요구하기도 한다. 가족의 요구를 받아들이게 된다면 가족과 의료인 간 공모가 시작된다.

이 같은 공모는 환자가 자신의 신체와 인격에 관해 자율적 권한을 갖는 존재로 인정받지 못한다는 점에서 대단히 비윤리적일 뿐 아니라 환자의 미래 계획에 차질을 유발해 환자에게 피해를 줄 수 있다는 점에서도 비난받을 일이다. 물론 환자에게 모든 정보를 한꺼번에 전달할 필요는 없으며 어떤 경우에는 그렇게 해서도 안 된다. 환자가 수용할 수 있는 정도의 수준과 양에 해당되는 정보를 점진적으로 전달해 환자가 자신과 관련된 주요 사실을 이해하고 수용할 수 있도록 해야 한다.

의료 현장에서는 종종 환자가 자신에게 매우 중요한 사안에 대해 결정을 미루거나 가족에게 결정을 일임하는 경우를 보게 된다. 좋은 죽음이 단지 편안한 죽음을 의미한다면 이런 환자의 태도를 수용할 수 있을 것이다. 그러나 이런 태도가 자율적 의사결정의 권한을 유보하는 것이라면 이는 달리 보아야 할 문제다.

좋은 죽음의 관점에서, 그리고 환자의 자율성 존중이라는 관점에서 환자의 이런 태도가 바람직한지 여부에 대해서는 단지 드러난 환자의 태도로만 평가해서는 안 되며 환자와의 반복적인 면담을 통해 환자가 진정 원하는 것이 무엇인지 확인해야 한다. 환자의 뜻이 진정 결정을 유보하거나 가족에게 일임하고자 하는 것이라면 환자의 결정을 수용해야 한다. 그러나 이런 태도가 두려움이나 불안으로 인해 생긴 결과라면 환자와 가족을 설득해 최선의 결정을 내리도록 지지해야 한다. 이 같은 과정을 통해 주요 당사자들 모두가 납득할 만한 결정을 내리는 것이 바로 최근 대두되고 있는 함께하는 의사결정의 진정한 의미일 것이다.

중대한 병으로 인해 죽음을 앞두고 있는 환자는 언제라도 상태가 악화될 수 있다. 그러므로 환자 상태가 악화될 경우, 특히 의사결정 능력에 문제가 생길 경우를 대비해 사전돌봄계획을 세워 두어야 한다. 사전돌봄계획이란 환자가 갖고 있는 삶의 목표와 가치관에 입각해 미래 의료에 대한 계획을 수립하는 과정을 가리킨다. 환자는 사전돌봄계획 수립을 통해 자신의 상태가 악화됐을 때 어떤 일이 벌어질 수 있는지 이해할 수 있으며, 이런 상황에 대비해 불확실한 미래에 대해 어느 정도의 통제력을 발휘할 수 있다.

이런 계획에는 일반적으로 환자가 원하는 의료의 종류, 환자가 원하지 않는 의료의 종류, 중환자실 입실 및 호흡기 사용 여부, 심폐소생술 시행 여부, 기타 다른 치료책이나 기기 적용 여부 등이 포함된다. 의료인은 사전돌봄계획의 수립을 위해 환자와 가족에게 악화됐을 때 예상되는 환자의 상태, 이때 요구되는 의료, 심폐소생술이 필요한 경우 등에 대해 상세한 정보를 제공해야 한다. 그리고 환자는 이런 정보를 바탕으로 가족 및 의료인과 상의해 사전돌봄계획의 세부 내용을 결정해야 한다. 그러나 미래를 완벽히 예상할 수는 없으므로 환자를 대신해 의사결정을 내릴 수 있는 대리인을 선정해 둘 필요가 있다. 이때 대리인은 환자의 삶의 목표와 가치관을 결정의 기준으로 삼아야 한다.

과도한 의료의 개입이 죽음을 앞두고 있는 환자의 고통을 가중시킨다면 이는 절대 바람직하지 않는 일이다. 현재 우리나라에서는 연명의료를 합법적으로 거부할 수 있다. 환자가 임종과정에 진입한 경우라면 환자 본인의 명시적 의사나 추정적 의사 또는 가족의 전원 합의를 통해 연명의료를 거부할 수 있는 것이다. 단 연명의료의 거부는 환자가 평소 갖고 있는 가치관에 부합돼야 하며 환자의 최선의 이익에도 부합돼야 한다. 연명의료 거부는 소극적 안락사와 개념적으로 구분하기 어려우므로 좋은 죽음의 성취에 반한다는 주장도 있다. 안락사는 인위적으로 삶을 단축시키는 것이므로 나쁜 죽음에 해당될 뿐 아니라 그 목적이 무엇이었던 간에 죽음에 이르게 했으므로 윤리적으로 비난받을 일이라는 것이다. 그러나 안락사와 연명의료 거부는 중요한 차이를 갖고 있다. 연명의료 거부는 환자 자신이 원하지 않는 의료를 거부할 권한의 행사인데 반해 안락사는 삶을 단축시키는 수단을 활용해 죽음에 도달하는 것을 의미한다.

또한 안락사는 환자나 의료인이 죽음을 의도해야 하는 반면 연명의료 거부는 죽음을 예견할 뿐 의도하는 것은 아니다. 의도와 예견을 구분하는 것이 정당하다면 연명의료 거부를 소극적 안락사로 간주하는 것은 무리한 주장일 것이다. 연명의료를 거부하겠다는 의사를 명시적으로 환자가 밝혔다면 이때 환자의 의사결정 능력은 온전해야 한다. 의료인은 환자가 온전한 의사결정 능력을 가지고 침착하고 냉정한 상태에서 이런 결정을 내린 것인지 확인할 필요가 있다.

죽음을 앞두고 있는 환자 중 일부는 좀 더 공격적인 치료를 원하기도 한다. 그런데 이런 치료책에는 치료 효과가 아직 증명되지 않았거나 그 효과가 제한적이거나 아예 없는 경우도 포함된다. 삶에 희망을 걸고 끝까지 치료에 매진하려고 하는 환자와 가족의 의지는 존중받아야 한다. 그러나 환자가 원하는 치료책의 예상되는 이익과 위험을 비교해 보았을 때 이익보다 위험이 상당히 크다면 이를 환자에게 제공할 수는 없다. 조금이라도 이익이 있다는 이유로 이런 치료책을 선택하게 된다면 환자에게 정당화되지 않는 피해를 주게 될 것이며 결국 나쁜 죽음을 초래할 수 있으므로 이는 명백히 비윤리적인 처사다.

좋은 죽음을 성취하기 위해서는 나쁜 죽음의 과정이나 결과를 우선적으로 예방하고 회피해야 한다. 그러나 환자나 가족이 삶에 대해 보이는 애착을 몰지각한 행위로만 간주해서는 안 된다. 환자가 자신의 상태를 자연스럽게 받아들이면서도 치료 과정에 희망을 가질 수 있도록 의료인은 환자와 가족을 지지하고 위로해야 한다.

5. 좋은 죽음의 의의

좋은 죽음은 죽음 논의에서 가장 중요한 개념 중 하나다. 좋은 죽음은 실천적 측면과 이론적 측면에서 모두 중요한 의의를 갖는다. 삶을 잘 영위하고 완성하기 위해, 그리고 바람직하지 않은 죽음의 과정과 결과를 회피하기 위해 좋은 죽음의 개념이 요청될 뿐 아니라 바람직한 삶과 죽음이 궁극적으로 무엇인지에 대한 탐구를 위해서도 중요하다.

좋은 죽음의 구성 요소가 개인 중심 요소를 넘어 관계 중심 요소와 환경 중심 요소를 모두 포함하고 있다는 점에서 한 개인이 좋은 죽음을 성취한다는 것은 단순히 개인의 문제로 볼 수 없다는 점은 분명하다. 특히 죽음의 의료화가 급속히 진행되고 있는 현 상황에서 좋은 죽음을 맞기 위한 조건으로서의 의료의 중요성은 더욱 부각되고 있다. 의료의 개입이 오히려 환자에게 고통을 가중시킨다면 이는 너무도 역설적인 것이다. 의료의 전통적인 목적은 질병의 치료와 생명의 보호다. 그러나 이제는 여기에 좋은 죽음의 성취를 포함시켜야 할 것이다. 그러므로 좋은 죽음은 의료인의 중요한 책무 중 하나로 자리매김해야 한다.

| 참고문헌 |

1. 유상호. 좋은 죽음에 대한 의사의 개념과 교육. 박사학위논문. 서울대 대학원, 2014.
2. Cherny NI, Fallon MT, Kaasa S, et al. Oxford textbook of palliative medicine. Sixth ed. Oxford: Oxford University Press, 2021: 50-52, 1132-1154, 1170-1179.
3. Kissane DW, Bultz BD, Butow PN, et al. Oxford textbook of communication in oncology and palliative care. Second ed. Oxford : Oxford University Press, 2017: 28-32, 71-90.
4. Steinhauser KE, Clipp EC, McNeilly M, et al. In search of a good death: observations of patients, families, and providers. Ann Intern Med 2000; 132(10): 825 – 832.
5. Yun YH, Kim KN, Sim JA, et al. Priorities of a "good death" according to cancer patients, their

family caregivers, physicians, and the general population: a nationwide survey. Support Care Cancer 2018; 26(10): 3479-3488.

25장 좋은 죽음 맞이하기

유은실 | 울산대학교 의과대학 병리학교실
유상호 | 한양대학교 의과대학 의료인문학교실

1. 죽음 준비가 필요한 이유와 배경

죽음은 누구든지 그리고 언젠가는 반드시 맞닥뜨릴 수밖에 없다. 그럼에도 많은 사람이 '언제 죽을지 모르는데 굳이 죽음을 준비해야 할 이유가 있을까?'라고 생각한다. 죽음이란 모두가 겪게 되지만 홀로 경험할 수밖에 없는 지극히 개인적인 사건이고 그 정체를 도저히 알 수 없기 때문일 것이다. 그런데 죽음이 이처럼 일상적이면서도 개별적인 사건이라고 해서 과연 우리는 죽음을 준비할 필요가 없는 것일까?

우리가 밥을 먹지 않고는 살 수 없듯이 죽음 없이는 삶도 있을 수 없다. 생명이 잉태하는 순간부터 그 생명체는 죽음을 향한 삶이라는 여행을 시작하는 것이다. 따라서 우리의 삶은 죽음으로 완성되는 것이라고 할 수 있다. 죽음을 제외한 나머지 삶만을 중요하게 생각하고 죽음은 외면한 채 살아간다면 우리 삶은 절름발이 신세가 될 것이다.

오늘날 우리는 자신과 가족의 성공적인 삶을 위해 부단히 노력하고 계획하고 준비한다. 부모들은 아기가 태어나자마자 유치원 입학을 위해 등록하고 젊은이들은 진학과 취업을 위해 시험준비를 하며 결혼식은 준비하면서도 삶의 종착역인 죽음에 대해서는 언제 어떻게 죽음을 맞게 될지 모른다는 이유로 준비할 생각조차 하지 않는 것은 아이러니가 아닐 수 없다.

　매일 먹는 한 끼 식사를 생각해 보자. 밥과 반찬을 만들기 위해서는 쌀과 야채 등 식재료를 사야 하고 준비한 재료를 제대로 손질해야 한다. 또한 요리법을 알고 있어야 하고 기본적인 조리 기구들이 있어야 한 끼 식사가 완성된다. 물론 누군가 만들어 놓은 음식을 돈만 지불하고 사 먹을 수도 있겠지만 그 돈도 내가 준비해야 하는 것이다. 죽음도 누구나 반드시 겪어야 하는 일이므로 밥을 먹는 일과 마찬가지여야 한다.

　그러나 이 둘 사이에 크게 다른 점은 밥과 반찬을 마련하기 위한 방법은 쉽게 알 수 있고 만들어보는 연습도 가능하며 실패하면 다시 시도해 볼 수 있지만, 죽음을 맞는 일은 전혀 그렇지 않다는 것이다. 그렇다고 죽음을 맞기 위해 아무런 준비를 하지 않는다는 것은 한 끼 식사를 위해 아무것도 하지 않고 생명을 유지해 보겠다는 것처럼 무모한 일이다.

　그러므로 죽음 준비가 필요한 이유와 배경을 살펴보면 다음과 같다.

　첫째, 자신의 삶을 잘 영위하고 완성하기 위해 죽음 준비가 필요하다.

　둘째, 죽음 준비는 자신이 원하는 좋은 삶에 대한 분명한 인식을 갖게 해 삶의 계획 수립에 기여하며 삶의 총체적 복지를 증진시킬 수 있다.

　셋째, 죽음 준비 없이 죽음을 당하게 된다면 그 사람이나 가족이 나쁜 죽음을 맞게 될 가능성이 높아진다. 준비 없이 맞는 죽음으로 인해 겪을 수 있는 피해로는 신체적 고통, 정신적 충격, 재정적 손실, 삶의 계획 미완수 등 다양하다.

　넷째, 개인의 자율성과 자기결정권 측면에서 볼 때 준비 없이 죽음을 맞이하게 되면 자율성이 저하되거나 침해될 가능성이 높아진다. 특히 죽음에서 자율성의 침해는 자신이 원하지 않는 방식으로 죽음을 맞게 된다는 점에서 더욱 바람직하지 않다.

　다섯째, 죽음 준비는 죽음을 앞두고 있는 특정한 사람들에게만 해당되는 것이 아니다. 죽음 준비는 모든 사람의 복지나 행복과 관련된 부분이다.

　여섯째, 준비된 죽음은 남겨진 가족들이 죽음을 받아들이는 데 긍정적인 작용을 한다. 반대로 준비하지 못한 죽음, 예를 들어 급작스러운 죽음은 남겨진 가족들에게 큰 후유증을 남길 수 있다.

일곱째, 환자를 돌보는 의료인은 특히 죽음 준비의 중요성을 이해해야 한다. 이런 이해에 접근하는 가장 효과적인 방법 중 하나는 직접 죽음 준비를 해보는 것이다.

죽음을 적절하게 맞이하기 위해 우리가 해야 할 일, 특히 죽음을 멀게 느낄 수밖에 없는 건강할 때와 죽음을 가깝게 느낄 수밖에 없는 환자일 때 해야 할 일이 무엇인지 구체적으로 살펴보자.

2. 건강할 때 준비할 일

1) 오늘의 삶을 잘 준비하자

죽음과 삶은 동전의 앞뒤와 같다. 따라서 오늘의 삶을 잘 준비하는 것이 죽음을 준비하는 것이라고 할 수 있다. 삶에서 중요한 것이 사람마다 다를 수 있겠지만 크게 두 가지를 생각해 볼 수 있다. 그 하나는 몸과 마음의 건강이며 또 다른 하나는 재정적 건전성이다.

몸의 건강은 근력, 유연성, 그리고 지구력에 의해 좌우된다. 이 세 가지를 키우고 유지하기 위해서는 자신에게 맞는 다양한 운동을 꾸준히 해 나가야 한다. 또한 긍정적 태도를 지니고 스트레스 대처 능력이 있다면 마음이 건강하다고 할 수 있을 것이다. 마음의 건강을 위해서는 필요에 따라 명상, 묵상, 심리치료 등 다양한 방법을 활용할 수 있다. 재정건전성은 욕구 충족의 삶을 살 것인지, 소욕 지족의 삶을 살 것인지 같은 삶의 태도를 어떻게 설정하는 데 달려 있다. 현실적으로는 젊고 건강할 때부터 저축과 건전한 투자를 통해 장기적인 재정계획을 수립하고 그 계획을 차근차근 지속적으로 실천하는 것이 필요하다.

2) 내가 하고 싶은 것(bucket list)과 하고 싶지 않은 것(duck-it list)을 정리해 보자

삶이 얼마 남지 않은 사람들이 가장 후회하는 두 가지는 '하고 싶은 일을 해보지 못한 것'과 '하지 말았어야 하는 일을 한 것'이라고 한다. 따라서 좋은 죽음을 위한 준비는 후회 없는 삶을 사는 것일 수밖에 없다. 죽음이 멀리 있다고 생각할 수밖에 없는 시기에서부터 자신의 삶에서 '꼭 해 보고 싶은 일들(버킷리스트, bucket list)'과 '하면 후회할 일들(덕킷리스트, duck-it list)'를 정리해 눈에 잘 보이는 곳에 붙여놓고 하나씩 실천에 옮겨보도록 하자.

버킷리스트는 살아가는 동안(죽기 전)에 꼭 해보고 싶은 경험과 이루고 싶은 것들을 적은 목록을 말한다. '죽다'라는 뜻의 구어체인 '킥 더 버킷(kick the bucket)'에서 유래된 말로 중세시대 교수형을 집행하거나 자살할 때 양동이에 올라가 그 양동이를 걷어차면 죽게 되는 상황에서 유래됐다고 한다. 덕킷리스트는 죽는 날까지 꼭 피해야 할 것들이라는 뜻으로 수지 홉킨스의 책《내가 죽은 후에 네가 해야 할 일들》에서 언급되고 있다. 못된 사람 밑에서 또는 그런 사람과 함께 일하기, 자기혐오, 삶의 의욕을 저하시키는 친구 등이 저자의 덕킷리스트에 들어 있다.

3) 오랫동안 즐길 수 있는 취미를 꾸준히 발전시켜 새로운 경력이 되도록 해 보자

현대 사회에서는 자신이 좋아해서 하고 싶은 일을 직업으로 갖지 못하는 경우가 많다. 이럴 때 자신의 직업에 대해 불만을 품고 소홀히 하기보다는 현재의 직업에 충실하면서 동시에 꼭 하고 싶은 일을 찾도록 한다. 그런 일을 취미로 병행하면서 꾸준히 발전시켜 나가되 본업 못지않게 진지한 노력을 기울여 보자. 이렇게 취미를 발전시켜 나가다 보면 어느 사이에 그 취미는 제2의 본업이 되기도 한다. 이런 삶이 바로 은퇴 없는 삶이 되고 죽음을 향한 여정에 더 큰 의미가 생기게 된다.

4) 식탁 위에서 죽음을 이야기하자

일상에서 죽음을 말하기는 정말 어렵다. 많은 사람이 죽음을 대화의 주제로 삼는 일을 극력 피하려고 한다. 그러나 죽음만큼 이야기 나누기에 무궁무진한 내용을 담고 있는 주제도 없다고 할 수 있다. 반드시 죽음이라는 단어를 사용하지 않고도 많은 이야기를 나눌 수 있다. 최근에는 반려동물의 죽음을 통해 많은 이야기를 주고받으며 삶을 다시 생각해 보는 경우가 늘어나고 있다. 그런데 이런 이야기는 평소에 마음을 터놓고 지내는 가족, 친구들과 나누는 것이 편하므로 그런 분위기를 만들어 가기 위해서는 가족 중 연장자가 솔선수범하는 것이 필요하다. 부모가 먼저 자녀들에게 자신의 죽음관을 알리고, 가족들이 식사를 하면서도 죽음을 말할 수 있을 정도라면 좋은 죽음을 맞기 위한 기초가 단단하게 다져진 가정이라고 할 수 있다.

5) 간접적인 죽음 경험을 해 보자

죽음은 일생에 단 한 번 경험할 수 있는 일이다. 따라서 좋은 죽음을 맞기 위해서는 어쩔 수 없이 간접적으로 죽음을 경험하고 그 경험을 토대로 준비할 수밖에 없다. 아무리 간접적인 경험이라도 그런 경험이 우리에게 주는 교훈은 엄청날 수 있다. 많은 책을 통해 죽음에 관해 진지하게 생각해 볼 수 있다. 그런데 아무리 좋은 책도 혼자 읽기가 쉽지 않을 수 있어 여러 사람과 함께하는 독서모임을 통해 책을 읽고 이야기를 나누면 다양한 경험을 공유할 수 있다. 책 이외에도 죽음의 문제를 다루는 영화가 끊임없이 만들어지고 있어서 토론의 소재로 삼기에 더 없이 좋다. 죽음학을 공부하는 모임이나 관련 행사에 참여하는 것도 죽음과 관련된 문제들을 더 잘 이해해 죽음을 직시할 힘을 키워주는 기회가 될 것이다. 또한 자신의 삶을 돌아보고 스스로 자신의 묘비명이나 부고의 글을 직접 써 보면서 자신의 삶을 돌아볼 수 있다.

무엇보다도 호스피스기관에서 죽음을 목전에 둔 사람들을 돕는 활동을 하면 마지막을 맞는 사람은 물론 남겨지는 가족들을 더 잘 이해하게 된다. 대부분의 호스피스기관 봉사자들은 자신이 죽음을 맞는 사람에게 도움을 준 것보다 더 많은 것을 봉사를 통해 배우고 얻을 수 있었다고 고백한다.

6) 죽음과 관련된 서류를 미리 작성해 두자

좋은 죽음을 맞기 위해서는 자기(운명)결정권을 제대로 행사할 수 있어야 한다. 자기결정권 행사를 위해서는 법적 효력이 있는 서류를 작성해 두는 것이 필요하다. 미리 준비해 두면 도움이 되는 서류로는 유언장, 사전연명의료의향서, 장기기증서약서, 법적대리인 지정서 등이 있다. 최근에는 우리나라에서도 여러 이유로 사전 유언장 작성이 증가하고 있는데, 여기에는 유산뿐 아니라 장례식 절차, 자녀들에게 남기는 글 등을 모두 포함하도록 한다. 이런 서류를 작성할 때는 법적 요건을 갖추어 작성해야 하고 필요에 따라 공증 등의 절차를 밟아야 사후에 법적으로 인정받을 수 있다는 점에 유의할 필요가 있다.

사전연명의료의향서는 19세 이상의 성인은 누구나 자신의 의사에 따라 작성할 수 있는데 국립연명의료관리기관에서 정한 의료기관과 사회단체를 방문해 정확한 설명을 직접 듣고 작성해야 하고 작성 후에는 국가 기관에 등록된다. 장기기증을 원하는 경우에는 국립장기조직혈액관리원, 사랑의장기기증운동본부, 한마음한몸운동본부 등에 등록할 수 있다. 이러한 서류들은 온전히 개인의 자기결정권을 토대로 하는 것이므로 언제라도 그 내용을 바꾸거나 철회할 수 있다.

7) 의료 문제를 의논할 주치의를 정하고 의료대리인 제도에 대한 인식을 새롭게 하자

현재 우리나라에는 장애인주치의제도는 있으나 일반 주치의제도는 없다. 따라서 누구든 진료를 받고자 하면 가장 적절한 전문진료과 의원이나 2차의료기관인 종합병원에서 진료를 받을 수 있다. 그리고 1,2차의료기관에서 진료확인서를 받아 3차의료기관인 대학병원에서 다시 진료를 받을 수도 있다. 이런 의료전달체계 때문에 환자들이 여러 병의원의 전문진료과를 방문하는 의료쇼핑과 소수의 3차의료기관에 환자가 집중되는 기이한 현상이 발생하고 있다. 현실이 이와 같기는 하지만 가까운 의원이나 병원에 자신의 건강 전반에 걸쳐 상담과 진료를 받을 수 있는 주치의를 정해 둔다면 평소에는 소소한 건강문제까지도 모두 의논할 수 있고 위급한 의료 문제가 발생했을 때는 보다 효율적으로 상급 병원에서 문제를 해결할 길을 주치의를 통해 찾을 수 있을 것이다.

'의료대리인'이란 의료 문제와 관련된 결정을 내려야 할 때 자신의 뜻을 정확하게 대변해 줄 수 있는 사람인데, 현재 우리나라에서는 의료대리인에 대한 인식이 부족하고 법적으로도 의료대리인을 인정하지 않고 있다. 그러나 점차 핵가족화되고 1인가족이 급증하고 있으므로 앞으로 의료대리인의 필요성은 증가하게 될 것이다.

8) 자신이 원하는 마지막 모습을 그려보고 좋은 죽음을 맞이하기 위해 구체적으로 계획을 세우자

죽음을 말하기도 어려운데 자신의 마지막 모습을 그려보는 것은 더더욱 어려울 것이다. 그러나 가장 가까운 사람이 돌봐 주고 편안하고 안정된 장소에서 마지막 시간을 보내며 죽음을 맞는 자신의 모습을 상상하는 것만으로도 삶에 긍정적인 효과가 있다는 사실은 잘 알려져 있다.

이처럼 마지막 시간이 평안하기 위해서는 첫째, 가족은 물론 다른 사람들과의 관계가 매우 중요하다는 점을 인식해 평소에 대인관계가 원만한 삶을 살아야 하고, 둘째, 자신의 집이든 요양 시설이든 의료기관이든 어디에 있든지 가장 적절한 돌봄을 받을 수 있는 경제적 지원이 가능해야 한다. 따라서 자신의 삶 속에서 부딪히는 인간관계에서 발생하는 문제를 건전하게 해결해 나가기 위한 구체적인 방안과 경제적 자립의 토대를 마련하기 위한 계획을 실천하는 것이 필요하다.

이처럼 우리는 일상의 삶 속에서 다양한 형태로 마지막 시간을 준비해 언제 맞닥뜨릴지 모르는 죽음에 무방비 상태로 당하지 않고 보다 의연하게 죽음을 맞을 수 있을 것이다. 다시 말해 삶 속에 녹아 있는 죽음 준비를 통해 우리는 궁극적으로 후회 없는 삶을 살 수 있을 것이며 인간으로서의 존엄과 품위를 유지하며 죽음의 순간을 맞게 될 것이다.

3. 환자일 때 준비할 일

좋은 죽음을 맞기 위해서는 환자가 돼서도 마찬가지로, 앞에서 제시한 건강할 때 준비해야 할 일을 실천에 옮겨야 한다. 환자는 병의 상태가 심각하지 않고 회복이 기대되는 경우와 병의 상태가 심각하고 임종과정에 진입했거나 진입할 가능성이 높은 경우로 구분해 살펴볼 필요가 있다. 회복이 기대되는 환자와 임종과정에 진입한 환자는 준비해야 할 일에 있어 분명한 차이가 있다. 이번 절에서는 임종과정에 진입했거나 진입할 가능성이 높은 경우에 준비해야 할 일에 대해 살펴보고자 한다.

임종과정에 진입한 환자들은 일반인이나 다른 상태의 환자들과는 달리 좋은 죽음을 맞기 위해 준비해야 할 일이 분명히 있다. 첫째, 사전돌봄계획을 의료인과 상의해 준비하고 이를 가족과 공유해야 한다. 둘째, 마무리 짓지 못한 일을 마무리하고 주변을 정리해야 한다. 셋째, 가족과 많은 시간을 함께 보내고 미리 작별인사를 해두어야 한다.

1) 사전돌봄계획을 의료인과 상의해 준비하고 가족과 공유하자

임종과정에 진입했거나 진입할 가능성이 높은 환자는 우선 앞으로 자신이 받게 될 의료가 어떤 것이며 그 효과와 부작용, 특정 치료를 받았을 때 예상되는 자신의 상태와 삶의 질 등에 대해 의사의 설명을 듣고 미리 사전돌봄계획을 준비해야 하며 이를 가족과 공유해야 한다. 병의 진행에 따라 필요한 의료의 종류와 범위가 달라질 것이며 환자의 의사결정 능력에도 변화가 생길 수 있으므로 미리 예상되는 의료의 종류와 범위 및 한계를 결정해 두는 것이 바람직하다.

특히 연명의료에 대해 의료인과 상의한 후 결정해 두어야 한다. 연명의료에 대해 결정해 놓지 않은 상태에서 환자의 의사결정 능력에 문제가 생긴 경우에는 가족과 의료인 간에 의견 불일치나 갈등이 생기는 경우가 허다하다. 연명의료결정법에서는 임종과정에 있는 환자를 대상으로 하는 심폐소생술, 혈액투석, 항암제 투여, 인공호흡기 착용 등 치료 효과 없이 임종과정의 기간만 연장하는 의학적 시술을 '연명의료'로 규정하고 있다. 이외에도 환자의 개별 상태에 따라 예상되는 연명의료의 종류가 다양할 수 있으므로 이에 대한 결정 또한 필요하다. 연명의료에 대한 결정은 환자, 가족, 의료인 간에 심한 갈등을 일으킬 수 있으므로 의료인은 환자와 가족에게 충분한 정보를 환자가 이해할 때까지 반복적으로 제공해 환자가 제대로 결정할 수 있도록 도와야 한다.

또한 이런 결정은 연명의료계획서 작성을 통해 공식화할 수 있으므로 환자는 의료인에게 연명의료계획서 작성을 요청할 수 있고 의료인은 이에 대해 미리 환자에게 알려주어야 한다. 의사결정 능력에 장애가 생길 경우를 대비해 가족이나 친지 중 가장 신뢰하는 사람을 대리인으로 선정해 둘 수 있으며 가족에게 자신의 의사를 확실히 전달해 가족 간 갈등이 생기지 않도록 준비해야 한다. 사전연명의료의향서를 작성한 적이 있다면 작성했다는 사실과 그 구체적 내용을 의료인에게 알려줄 필요가 있다.

의료에 대한 결정은 남은 삶과 매우 밀접한 관련이 있으므로 남은 삶에 대한 계획을 우선 명확히 세워둘 필요가 있다. 그래야 필요한 의료의 종류와 구체적 내용, 그 효과와 부작용, 특히 특정 치료를 받는 중에 발생할 수 있는 신체적, 심리적 변화나 후유증 및 예상되는 삶의 질을 이 삶의 계획에 입각해 구체적으로 평가할 수 있다. 그러므로 의료에 대한 결정과 준비는 남은 삶의 계획 수립과 밀접한 관련이 있을 뿐 아니라 삶의 영위에 있어 핵심 조건이라고 할 수 있다. 환자가 자신의 남은 시간을 제대로 보낼 수 있는 계획을 수립할 수 있도록 도와야 하는 의료인의 책무 또한 강조돼야 한다.

특히 환자의 상태와 예후를 숨김 없이 환자에게 알려주어 환자가 잘 준비할 수 있도록 도와야 한다. 물론 해당 사실을 한 번에 모두 알려줄 필요는 없으며 환자나 가족의 상태에 따라 어떤 경우에는 그렇게 해도 안 된다. 환자의 상태에 따라 점진적으로 사실을 전달해야 하며 종국에는 환자가 자신의 상태에 대해 충분히 이해하고 준비할 수 있도록 도와야 한다. 이 과정에서 환자가 희망을 잃지 않도록 지속적인 지지와 위로를 제공하는 것이 매우 중요하다.

2) 마무리 짓지 못한 일을 마무리하고 주변을 정리하자

마무리하지 못한 중요한 일 또는 삶의 계획이 있다면 이를 마무리하거나 마무리할 방안을 세워 두어야 한다. 좋은 삶이란 삶에서 행복을 느끼고 누리는 것이기도 하지만 동시에 자신이 원하는 삶의 계획이나 목표를 달성하는 것이기도 하다. 그러므로 좋은 삶을 성취하기 위해서는 가족이나 사업에서 마무리하지 못한 일이나 중요한 삶의 계획을 성공적으로 마무리 지을 필요가 있다. 해당 일이나 계획을 마무리하기 어렵다고 판단한다면 마무리할 방안이나 자신을 대신해 마무리할 믿을 만한 사람을 정해 두는 것이 좋다.

가족 관련 일에는 여러 가지가 있을 수 있는데 환자에게 성인 자녀가 있다면 결혼 같은 중대한 일이 이에 포함된다. 이런 일들을 마무리하기 위해서는 환자의 상태가 어느 정도 양호하고 활동이 가능해야 하므로 미리 계획을 세우고 추진하는 것이 바람직하다. 사업 관련 일 또한 다양할 수 있다. 사업체를 소유하고 있거나 직접 운영하고 있다면 앞으로의 사업체 운영 방안과 후임자를 선정해 두어야 한다. 사업체에 고용돼 있다면 자신의 맡은 업무를 마무리하거나 마무리할 수 없다면 해당 업무의 책임자와 상의해야 한다.

이외에도 마무리해야 할 일에는 대하기 불편하거나 해결하기 어려운 경우 등도 포함한다. 가족 간에 불화가 있었으나 아직 화해하지 않은 경우, 누군가에게 상처나 피해를 주었으나 사과나 보상을 하지 않은 경우 등이 대표적인 예다. 가족 구성원과 불화로 연락하지 않거나 연락은 하더라도 서먹한 관계라면 먼저 화해의 손을 내밀고 사과를 먼저 할 필요가 있다. 누군가에게 크게 실망을 주었거나 피해를 준 경우라면 적극적으로 용서를 구하고 보상을 해야 한다. 반대로 누군가로부터 상처를 받거나 피해를 입었다면 먼저 용서하고 화해할 용기를 낼 필요가 있다. 또한 도움을 받았거나 고마움을 표해야 하는 사람이 있다면 잊지 말고 고맙다는 인사를 전해야 한다. 아직 해결되지 않은 일을 마무리하는 것은 좋은 죽음을 구성하는 매우 중요한 요소이므로 이러한 일을 잘 해결하는 것 또한 좋은 죽음을 위해 반드시 필요한 조치다.

아울러 자신의 주변을 정리해야 한다. 조금이라도 재산이 있다면 유언장을 통해 처리 방안을 명확하게 밝혀 두어야 한다. 남겨진 재산 때문에 가족들 사이에 분쟁이 생기는 경우가 많으므로 재산에 대한 처리는 반드시 명확하게 해두어야 한다. 채무나 채권 관계가 있다면 빠른 시간 내 깔끔하게 정리해야 하며 정리가 어려운 경우에는 관련 사항을 명확히 작성해 대신 처리해 줄 가족이나 친지에게 전달해야 한다.

소유하고 있는 물건 중 당장 사용하지 않거나 필요하지 않은 물건은 필요한 다른 사람에게 주거나 관련 단체에 기부할 수 있으며 사용할 수 없는 물건은 과감히 버린다. 사생활과 관련된 기록이나 물건이 있다면 미리 정리해 폐기할 것과 가족에게 남길 것을 분류해 두어야 한다.

자신의 장례와 관련된 사항도 가족에게 명확히 전달해야 한다. 장례 방법으로 어떤 방식을 원하는지 가족에게 미리 알려주어야 하며 상조회사에 가입돼 있다면 이 사실 역시 가족에게 알려주어야 한다. 묘비를 세울 계획이라면 묘비명을 정해두는 것도 필요하다.

3) 가족과 많은 시간을 함께 보내고 미리 작별인사를 해두자

현재 많은 사람은 자신의 성공과 발전을 위해 개인 작업이나 사회 활동에 집중하고 있으며 거의 대부분 시간을 여기에 할애하고 있다. 그러나 가족과 함께 보내는 시간을 무엇보다 중요시하며 행복의 가장 큰 부분으로 인식하고 있다는 점 또한 주지의 사실이다. 임종과정에 진입한 환자들에게는 더더욱 가족과 함께하는 시간이 중요하다. 가족과 함께하면 신체적, 정신적 안녕을 얻을 수 있을 뿐 아니라 증상 완화와 삶의 질 향상 같은 긍정적인 결과를 기대할 수 있다. 그러므로 임종과정에 진입한 환자들은 가족과 가능한 한 많은 시간을 보내는 것이 좋으며 그동안 가족과 함께 하고 싶었지만 미뤄왔던 일들, 예를 들어 여행가기 등을 함께 하는 것이 좋다. 이런 미뤄왔던 일들을 함께해 가족과의 유대를 더욱 강화하고 정서적 조응과 일체감을 높일 수 있으며 이를 통해 환자와 가족 모두 좀 더 편안하고 평화로운 작별을 할 수 있을 것이다.

 신체적, 정신적으로 좀 더 안정적이며 의식을 유지하고 있을 때 미리 작별인사를 해두어야 한다. 또한 평소에 가족과 친지에게 하고 싶었으나 하지 못한 사랑이나 고마움의 말을 충분히 표현할 필요가 있다. 많은 환자가 가족과 친지에 대한 자신의 사랑과 고마움을 표현하고 싶어 하지만 정작 임종과정 중에 흔히 발생하는 의식 장애로 인해 그러지 못하고 있는 것이 현실이다.

 물론 작별인사는 누구에게나 힘든 일이며 더구나 영원한 작별을 위한 것이라면 더더욱 그러할 것이다. 그러나 뒤에 남겨지는 가족과 충분한 시간을 가지고 작별인사를 해 가족에게 큰 위안과 평화를 줄 수 있다. 인간은 죽을 때까지 성장하며 이런 성장을 통해 삶을 완성하고 탁월함을 이룰 수 있다. 죽음을 수용하고 가족과 평화로운 작별인사를 나눔으로써 삶의 종착점에서 한 단계 더 성장할 기회를 얻을 수 있는 것이다.

4. 죽음 준비의 의의

 죽음, 그리고 좋은 죽음을 맞기 위한 준비는 인생에 있어 어떤 준비보다도 중요하다. 사람의 삶이 유한하다는 것은 부정할 수 없는 사실이며 죽음은 결국 모두에게 찾아올 것이므로 죽음을 준비하는 일은 모두에게 해당되는 일이다. 건강할 때와 임종을 앞두고 있을 때의 죽음에는 그 세부사항과 시급성에서 차이가 분명히 있겠지만 죽음 준비의 중요성과 당위성에 비추어 볼 때 죽음 준비가 어느 시기에만 필요한 것은 아니다. 그러므로 죽음 준비는 아무리 강조해도 지나치지 않은 삶의 핵심적 부분이다.

의료인은 죽음 준비에 있어 특수한 입장에 있다. 병든 환자와 죽음을 앞두고 있는 환자를 돌보고 있기 때문이다. 그러므로 의료인은 죽음 준비의 중요성과 그 세부적인 사항에 대해 확실히 이해해야 하며 환자가 좋은 죽음을 맞을 수 있도록 성심껏 도와야 한다. 이 같은 점은 예비 의료인이나 수련 중인 의료인에게도 동일하게 적용된다. 의료의 목적은 질병을 치료하고 환자의 생명을 보호하는 것이다. 그러나 현대 의학으로도 치료할 수 없는 질병은 너무나 많으며 궁극적으로 죽음은 회피할 수 없다. 그러므로 의료의 목적에 좋은 죽음을 반드시 포함시켜야 할 것이며 의료인은 이의 실현을 위해 죽음 준비의 중요성을 다시 한 번 되새겨 보아야 할 것이다. 마지막으로 로마의 현자 세네카의 말로 이번 장을 마무리하고자 한다.

"잘 죽는 법을 알지 못하는 자는 잘 살지 못한다." 그리고 잘 죽는 법을 알기 위해서는 미리 준비해야 한다.

우리 가족을 위한 선언문

내가 불치병에 시달리며 죽음에 가까워졌을 때를 대비해서 나의 가족과 나를 담당하는 의료진에게 다음과 같이 선언합니다.

현실이 우리를 지치게 하더라도 괴로움을 이겨내는 힘은 가족의 사랑이라는 것을 결코 잊지 않는다. 우리는 이미 쓰고 단 삶의 일부를 경험했으며 이를 우리 가족의 중요한 자산으로 삼는다. 우리는 각자의 삶에 책임을 진다. 자신의 보람 있는 인생은 자신의 의지와 노력에 따른다는 것을 절감한다. 우리 가족은 그 토대 위에서 생활한다는 것을 확신한다.

아버지는 노후의 생활이 찌들어서 가족에게 의지하는 삶이 되지 않도록 경계한다. 스스로 먹고 자는 자립생활과 봉사가 자신의 존엄한 삶임을 깨닫는다. 아버지는 삶의 마지막 단계에서 부닥뜨리게 될 무의미한 연명의료를 거부한다. 너희 어머니가 그랬던 것처럼 아버지의 소망도 마찬가지다. 차질이 빚어지지 않았으면 좋겠다. 아버지는 이미 떠나간 가족의 영혼이 자유롭게 날고 있는 그 숲 속을 마지막 안식처로 삼고자 한다. 이 역시 아버지의 삶의 존엄에 관한 일이다. 내 인생 마무리에 관한 구체적인 내용을 적은 서류는 책상 왼쪽 서가에 꽂혀 있다. 아들과 며느리는 위급한 상황에 놓일수록 당황하지 말고 아버지의 바람이 이뤄지도록 마음을 다져가야 한다.

손자에게도 우리의 이같은 약속이 가슴과 가슴으로 전달되어 그의 성장에 도움을 주었으면 좋겠다. 이것이 언젠가는 손자의 삶을 바르게 이끌어갈 수 있는 좋은 추억이자 뿌리가 되도록 노력한다.

우리는 이 서약을 우리 삶의 원동력으로 삼는다.

최절주, 《존엄한 죽음》

| 참고문헌 |

1. 호스피스·완화의료 및 임종과정에 있는 환자의 연명의료결정에 관한 법률.
2. 수지 홉킨스. 내가 죽은 뒤에 네가 해야 할 일들. 서울: 푸른책들, 2019.
3. 오츠 슈이치. 죽을 때 후회하는 스물다섯 가지. 파주: 21세기북스, 2011.
4. 최절주. 존엄한 죽음. 서울: 메디치, 2017
5. Cherny NI, Fallon MT, Kaasa S, et al. Oxford textbook of palliative medicine. Sixth ed. Oxford: Oxford University Press, 2021.
6. 국립연명의료관리기관 http://www.lst.go.kr.
7. 국립장기조직혈액관리원 http://www.konos.go.kr.

26장 사전돌봄계획 수립

김민선 | 서울대학교 의과대학 소아청소년과

'사전돌봄계획(advance care planning)'이란 개인이 자신의 의료적 상황에 대해 선호와 우선순위를 표현할 수 있도록 논의하는 과정을 말한다. 사전돌봄계획은 생애말기 돌봄과 관련한 내용을 포함하는 경우가 많으며 환자를 중심으로 하는 함께하는 의사결정(shared decision making) 영역에서 중요한 위치를 차지한다. 이 장에서는 사전돌봄계획의 개념과 이를 통해 얻을 수 있는 유익 및 관련 근거를 살펴보고 사전돌봄계획 논의 시 유의해야 하는 점에 대해 알아볼 것이다.

사전돌봄계획의 정의는 여러 문헌에서 다루어졌는데 최근 유럽완화의료학회(European Association for Palliative Care)에서는 '개인이 미래의 치료에 대한 목표와 선호도를 정의하고 가족 및 의료제공자와 목표 및 선호도에 대해 논의하고 적절한 경우 이러한 선호도를 기록할 수 있도록 하는 것'이라고 했다. 미국을 중심으로 한 델파이 연구에서는 사전돌봄계획을 '모든 연령 또는 건강한 상태의 성인이 미래 의료에 대한 개인의 가치, 삶의 목표 및 선호도를 이해하고 공유할 수 있도록 지원하는 프로세스'라고 정의하고, 사전돌봄계획의 목표는 '사람들이 심각하고 만성적인 질병 동안 자신의 가치, 목표 및 선호도와 일치하는 의료 서비스를 받을 수 있도록 돕는 것'이라고 제시했다.

사전돌봄계획의 결과는 기록으로 남겨두는 것을 권장하는데 이는 비단 법적인 서류뿐 아니라 논의 내용을 의무기록 등에 기록해 두는 것을 포함한다. 국내에서 사용 가능한 법적 서류는 2016년 제정되고 2018년 시행된 「호스피스·완화의료 및 임종단계에 있는 환자의 연명의료결정에 관한 법률」(이하 "연명의료결정법")에서 제시한 사전연명의료의향서와 연명의료계획서 서식이 있다. 사전연명의료의향서는 19세 이상의 성인이 공식적으로 지정된 사전연명의료의향서 등록기관에서 충분한 설명을 듣고 임종기 연명의료 적용 여부에 대한 의사를 작성하는 문서로 이는 연명의료 정보처리시스템의 데이터베이스에 등록된다. 연명의료계획서는 생애말기에 있거나 임종과정에 있는 환자가 담당의사 및 해당 분야 전문의 1인과 함께 논의해 연명의료의 유보 및 중단에 관한 의사를 기록하는 문서로 의료기관에서 작성하게 된다.

사전돌봄계획은 개인이 생애 말의 돌봄과 죽음에 관한 준비를 할 수 있도록 돕고 의료적으로 회복이 어려운 상황에서도 긍정적인 태도를 가지게 하고 무익한 연명의료를 피할 수 있도록 하며 환자가 의사 표현을 할 수 없게 된 후에 가족이 느끼는 부담을 줄여주는 것으로 알려져 있다. 또한 의료진과 환자, 그리고 그 가족이 환자의 의료적 상태와 환자의 선호에 대해 잘 이해하고 공유해 제공되는 돌봄에 대한 만족도가 높아지며 불필요한 입원 및 응급실 방문을 줄여주는 것으로 나타났다.

여러 연구에서는 사전돌봄계획을 미리 논의한 환자의 경우 자신이 임종기에 지내기를 원하는 장소에서 지낸 비율이 미리 논의하지 않은 환자에 비해 높은 것으로 나타났으며 남겨진 가족들의 불안과 우울도 상대적으로 낮았다. 의료진의 경우 사전돌봄계획을 논의하는 것 자체에 대한 부담을 가지는 경우가 있으나 성공적으로 사전돌봄계획을 논의한 경우에는 환자가 원하는 치료를 제공하고 있다는 인식을 통해 생애말 치료 제공 과정에서의 스트레스가 감소한다고 보고됐다.

이처럼 사전돌봄계획은 환자와 가족, 의료진에게 여러 도움을 주지만 실제 의료현장에서는 아직 원활하게 이루어지지 않고 있다. 특히 생애말기돌봄계획을 논의하는 것은 매우 복잡한 과정이기 때문에 성공적인 결과를 달성하는 데는 의료진과 환자의 관계, 의료진이 사전돌봄계획을 잘 논의할 능력을 갖추었는지, 사전돌봄계획을 세우는 당사자가 어떤 상황에 처해 있는지, 이러한 논의에 대한 생각이 어떠한지 등 여러 요인이 영향을 미치게 된다.

위중한 질병을 진단받지 않은 건강한 성인도 사전돌봄계획을 세울 수 있고 그런 계획이 도움이 된다. 하지만 특별히 사전돌봄계획 논의가 필요한 대상은 다음에 제시된 경우다.

생명을 위협하는 질환이나 중증 만성 질환으로 진단받은 환자:

(1) 의학적으로 1-2년 내에 사망할 가능성이 높다고 판단되는 환자
(2) 노인 장기 요양 시설에 입소하게 되는 경우
(3) 75-80세 이상의 고령 노인
(4) 의사결정 능력을 상실하게 될 가능성이 높은 환자

위에 해당하는 사람들은 건강한 성인에 비해서는 생애말기에 진입하거나 의사결정 능력을 상실해 누군가가 대신 연명의료에 관한 결정을 하게 될 가능성이 높으나 죽음이 임박한 상태는 아니다. 이러한 환자를 만나는 의료진은 사전돌봄계획의 필요성에 대해 알려주고 관련한 대화를 나눌 기회를 찾는 것이 중요하다.

외국의 경우에는 이들이 사전돌봄계획을 수립하는 데 의사결정대리인(substitute decision-maker) 지정이 매우 중요하다. 반면 국내 연명의료결정법에는 이와 관련한 조항이 없으며 환자가 의사결정 능력이 없고 미리 밝혀 둔 연명의료 관련 공식적 문서가 없을 경우, 1촌 이내 직계가족이 결정하도록 돼 있다.

또한 미국 및 영국의 사전연명의료의향서(advance directives)는 환자가 중요하게 생각하는 가치와 전반적 선호 등에 대해 상세하게 기술하는 문서인데 비해 국내 사전연명의료의향서는 환자가 임종과정에 있을 때 시행하고자 또는 시행하지 않고자 하는 연명의료의 종류만을 객관식으로 선택하도록 구성돼 있다. 그렇기 때문에 치료 과정에서 가정형의 질문(if question) 등을 포함한 대화를 통해 환자가 현재 상황에 대해 어떻게 인식하고 있는지, 향후 치료 계획에 대해서는 어떤 생각을 가지고 있는지를 경청하고 의무기록에 기록해 두는 것이 더욱 중요하다.

이미 생애 말에 진입해 여명이 수주 혹은 수개월밖에 남지 않은 경우에는 사전돌봄계획이 더욱 어려우며 때로는 호스피스·완화의료 전문가의 개입이 필수적이기도 하다. 환자가 이러한 상황에 처했을 때 의료진은 환자가 이전에 이미 연명의료를 포함한 돌봄계획에 대해 논의한 적이 있는지, 작성된 공식 문서가 있는지 검토해야 한다.

그리고 환자는 자신의 우선순위에 대해 숙고하고 자신의 건강이 악화되는 경우, 치료의 목표에 대한 명확한 계획을 수립하기 위해 연명의료 계획을 검토할 기회를 제공받아야 한다. 다만 의료진이 예측하기에 환자의 여명이 수개월밖에 남아 있지 않다고 하더라도 여전히 질병 중심 치료(disease-specific treatment)를 추구하고자 하는 경우에는 환자의 의사를 존중하는 것이 필요하다. 사전돌봄계획을 논의하는 것은 치료를 중단하거나 포기하도록 설득하는 과정이 아니기 때문이다. 의료진은 이 과정에서 환자가 특정 치료 계획이 자신에게 어느 정도의 의미와 가치를 지니는지를 숙고할 수 있도록 적절한 질문을 제시할 수 있다. 예를 들면 '현재 자신의 의료적 상황과 예후를 어떻게 이해하고 있는지, 두려운 것과 기대하는 것은 무엇인지, 현재 상황에서 최선의 선택을 하기 위해 가장 중요하게 생각하는 것은 무엇인지' 등이다.

그러나 환자의 상태가 매우 악화돼 수일 또는 수주 내 임종할 가능성이 매우 높은 상황이라면 심폐소생술 등의 연명의료를 할지 말지 선택하도록 하는 것보다는 좋은 죽음을 준비할 수 있도록 도울 수 있는 방법을 찾는 것이 중요하다. '마지막 시간을 어디에서 지내고 싶은지, 누구와 함께하고 싶은지' 등에 대해 생각해 보도록 할 수 있다.

사전돌봄계획을 논의할 때 사용할 수 있는 지침(표1)으로는 다음의 종류가 있다. 이 장에서는 SPIKES 구조에 맞추어 사용할 수 있는 대화문 예시를 제시한다.

표 1 | 대화 지침

SPIKES	SHARE	PREPARED
S (setting) P (perception) I (invitation) K (knowledge) E (emotion) S (subsequent)	S (supportive environment) H (how to deliver the bad news) A (additional information) RE (reassurance & emotional support)	P (prepare for the discussion) R (relate to the person) E (elicit patient preferences) P (provide information) A (acknowledge emotions and concerns) R (realistic hope) E (encourage questions) D (document)

Setting: 면담 준비, 초대 예고

"컨디션이 어떠신가요? 요즘 가장 힘드신 건 어떤 건가요?"

"환자분께 최선의 치료를 제공하기 위해서 현재 상태와 앞으로의 계획에 대해서 말씀드리고 의견을 듣는 시간을 가졌으면 합니다. 괜찮으신가요?"

Perception: 얼마나 어떻게 알고 있는지 확인

"현재 ooo 님의 상황에 대해서 어떻게 들으셨는지요? 환자분이 이해하고 계신 것을 말씀해 주실 수 있을까요?"

"진단받은 이후 현재까지 ooo 님의 삶이 어땠는지 조금 얘기해 주실 수 있을까요?"

"현재 치료를 통해서 어떤 결과를 기대하고 계십니까?"

"질병 및 치료와 관련해서 어떤 어려움이 있으신가요?"

Invitation: 정보 전달 방법과 정도에 대한 논의

"그런 일이 없기를 바라지만 혹시라도 상황이 악화된다면 ooo 님께 자세히 설명 드리는 것이 도움이 될지요?"

"질병 진행에 따라 나타날 수 있는 증상과 상황에 대해 설명드리는 것을 원하시는지요?"

Knowledge: 정보의 공유

"ooo 님의 치료 과정을 검토한 결과 저희가 이해하고 있는 ooo 님의 상황은 _____입니다. 앞으로 이런 상태가 지속된다면 _____ 예후가 가장 일반적입니다."

"지금 ooo 님께서 받고 계시는 치료의 목적은 질병으로 인한 증상을 조절하고 앞으로 잘 지내실 수 있도록 돕는 것입니다."

"질병이 어떤 속도로 진행될지 지금으로서 정확히 예측하기가 어렵습니다. ooo 님이 오랜 기간 동안 잘 지내시기를 정말 바라지만 어쩌면 예상보다 빠른 시기에 장기 기능이 나빠질 수도 있어 걱정이 됩니다."

Emotion: 감정 탐색과 대응

"이야기를 듣고 화가 나실 수 있습니다."

"그런 마음이 드시는군요. 환자분께는 그렇게 받아들여질 수 있지요."

"그러지 않기를 바라지만, 만약 ooo 님의 상태가 악화된다고 할 때 어떤 부분이 가장 걱정되세요?"

"지금 ooo 님의 상황을 생각할 때 가장 중요하게 여기시는 것은 무엇인지요?"

Subsequent: 향후 계획에 대한 논의 및 면담 정리

"ooo 님께는 _____ 부분이 가장 중요하다는 것을 이해했습니다. 잘 기록해 두고 치료 과정에서 의료진이 인식할 수 있도록 하겠습니다."

"오늘의 논의를 종합했을 때 제가 생각하기에는 _____ 하는 것이 좋을 것으로 생각합니다. ooo 님의 의견을 어떠신지요?"

"ooo 님께 가장 적합하고 좋은 치료를 제공하도록 최선을 다하겠습니다."

| 참고문헌 |

1. Rietjens JAC, Sudore RL, Connolly M, et al. Definition and recommendations for advance care planning: an international consensus supported by the European Association for Palliative Care. Lancet Oncol 2017; 18(9): e543−e51.

2. Sudore RL, Lum HD, You JJ, et al. Defining advance care planning for adults: a consensus definition from a multidisciplinary Delphi panel. J Pain Symptom Manag 2017; 53(5): 821−32.e1.

3. 국립연명의료관리기관 정보 포털. 2021.10.25. Available from: https://lst.go.kr/

4. Davison SN, Simpson C. Hope and advance care planning in patients with end stage renal disease: qualitative interview study. BMJ 2006; 333(7574): 886.

5. Detering KM, Hancock AD, Reade MC, et al. The impact of advance care planning on end of life care in elderly patients: randomised controlled trial. BM J 2010; 340: c1345.

6. Molloy DW, Guyatt GH, Russo R, et al. Systematic implementation of an advance directive program in nursing homes: a randomized controlled trial. JAMA 2000; 283(11): 1437−44.

7. Elpern EH, Covert B, Kleinpell R. Moral distress of staff nurses in a medical intensive care unit. Am J Crit Care 2005; 14(6): 523−30.

8. MacLeod RD, Block L. Textbook of Palliative Care. Berlin: Springer Nature, 2018.

9. 우치토미 요스케, 후지모리 마이코. 나쁜 소식 어떻게 전할까. 고양: 국립암센터, 2008.

27장 말기환자의 신체적 돌봄

고수진 | 울산대학교 의과대학 혈액종양내과

말기환자의 삶의 질 향상을 위해 신체적 증상 조절은 중요하다. 특히 통증은 말기에 가장 흔한 증상이며 전인적 돌봄을 위해 열쇠 같은 중요한 증상이다. 암환자들은 평균 11개의 증상을 가지고 있으며 진행성 질환에서 흔하게 나타나는 신체적, 정신적 증상은 아래(표1)와 같다. 이번 장에서는 말기에 흔한 신체 증상 중 통증, 호흡곤란, 오심/구토, 피로/쇠약감, 변비에 대해 다룬다. 임종 수일 전에는 말기 섬망(terminal delirium)이 흔하며 임종기에 나타나는 증상들의 관리와 임종기에 어떤 치료에도 호전이 없는 경우 시행하는 완화적 진정(palliative sedation)도 다룬다.

표 1 | 진행성 질환에서 흔하게 나타나는 신체적, 정신적 증상과 빈도

증상	암 (%)	관상동맥질환 (%)	치매 (%)	에이즈 (후천성면역결핍증) (%)
통증(pain)	60	60	65	60
호흡곤란(dyspnea)	40	50		10
오심, 구토(nausea, vomiting)	40	45		20
불면(insomnia)	50			
혼돈(confusion)	30	40	60	30
피로, 쇠약감(fatigue, weakness)	50		80	60

우울(depression)	45	60	60	
식욕감소(anorexia)	60	40	60	40
변비(constipation)	50	30		20
실변(incontinence)	40		70	
불안(anxiety)	40			

말기에 나타나는 증상의 원인을 평가하고 치료하면서 동시에 증상 조절을 위한 약물적, 비약물적 치료를 병행해야 한다. 병력 청취와 신체 검진으로 증상의 원인을 평가하며 영상 또는 진단 검사는 환자에게 고통이나 위험을 주지 않는 범위에서 시행한다. 말기환자의 신체적 증상에 정신적, 사회적, 영적 요인이 영향을 줄 수 있으며 증상의 치료 방법은 환자의 상태에 따라 달라질 수 있다.

1. 신체 증상 관리

1) 통증

가) 빈도

통증은 진행성 암환자의 64%에서 나타나며 이중 약 43%에서 통증 조절이 불충분하다고 보고됐다.

나) 원인

통증은 기전에 따라 크게 침해수용통증(nociceptive pain)과 신경병증통증(neuropathic pain)으로 나뉜다. 침해수용통증은 장기 손상에 의해 침해수용체가 자극돼 생기는 통증으로, 체성 통증 및 내장성 통증으로 분류한다. 신경병증통증은 중추신경계 및 말초신경계 이상에 의한 통증으로 손상된 신경의 지배 영역의 감각이상 혹은 통증을 유발하지 않는 자극에도 통증을 느끼는 이질통(allodynia) 등의 신경학적 이상 증상을 동반한다.

다) 평가

모든 말기환자는 제5의 활력 징후라 할 수 있는 통증의 유무를 반드시 평가해야 한다. 통증을 호소하는 환자에게 통증의 기전과 원인을 찾기 위해 포괄적 통증 평가를 시행해야 하며 아래의 항목을 평가한다.

(1) 통증 병력: 관련 요인(P), 특성(Q), 위치/방사통(R), 강도(S), 시간적 양상(T)

(2) 현재 통증 치료력, 치료에 대한 반응, 돌발 통증 유무

(3) 통증 외의 암 관련 증상 평가

(4) 현재 암의 상태 및 암 치료력 평가

(5) 다른 동반 질환 및 암 진단 이전의 만성 통증 병력

(6) 정신사회적 평가

(7) 통증 및 통증 조절에 대한 지식 및 오해

(8) 통증 조절에 대한 환자의 기대 정도 및 통증이 일상생활에 미치는 영향 평가

통증 평가 도구를 사용해 통증 강도를 측정하고 일차원적 시각척도(numerical rating scale, visual analogue scale)를 사용해 통증의 강도를 0-10까지 표시하도록 해 평가하는 것이 바람직하다. 진통제 투여 이후에도 주기적으로 통증 치료의 효과, 부작용 및 치료에 대한 순응도 등을 평가한다.

라) 치료

통증 치료는 개개의 환자들에 맞추어 개별화돼야 하며 지속적인 통증과 돌발성 통증(breakthrough pain)을 함께 조절해야 한다. 기본적으로 진통제를 사용해 조절하며 약물치료로 통증 조절이 안 되는 경우 방사선치료나 시술을 의뢰하기도 한다.

통증 강도의 어느 단계에서나 마약성 진통제를 투여할 수 있으며 환자마다 적절한 진통제의 종류, 용량, 투여 경로를 개별화해 선택한다. 경구 진통제를 우선으로 하되, 환자 상황에 따라 적절한 경로를 선택한다. 통증의 종류에 따라 비마약성 진통제

및 보조 진통제 투여를 적극 고려한다. 신/간기능 저하, 만성폐질환 등이 있는 환자는 주의해 마약성 진통제 용량을 조절해야 하며 진통제의 부작용에 대비하고 특히 변비를 예방해야 한다. 마약성 진통제를 충분히 증량해도 통증이 조절되지 않거나 지속적으로 부작용이 발생하면 다른 마약성 진통제로 전환을 고려한다. 마약성 진통제를 장기간 투여하면 내성 및 신체적 의존이 발생할 수 있으나 중독과는 구분해야 한다. 통증이 있는 말기환자에게 마약성 진통제를 투여하는 경우 중독은 드물다. 통증을 효과적으로 관리하고 진통제를 올바르게 사용하도록 환자와 가족을 교육해야 한다.

비마약성 진통제로 NSAID, 아세트아미노펜(acetaminophen) 등이 포함되며 주로 약한 통증(numeric rating scale, NRS 1~3점) 조절을 위해 투여하되 모든 강도의 통증에 투여 가능하다. 최대 투여량 이상으로 증량하는 경우, 진통 작용은 증가하지 않고 부작용만 증가하는 천장효과(ceiling effect)가 있으므로 서로 다른 종류의 NSAIDs 병합은 효과보다 부작용이 증가해 권장하지 않는다.

마약성 진통제로 조절하기 어려운 뼈 전이 통증, 신경병증 통증 등을 조절하기 위해 투여하는 보조적 약물로 비스포스포네이트(bisphosphonate), 항우울제, 항경련제, 케타민(ketamine), 코르티코스테로이드(corticosteroid) 등이 포함된다. 침해수용통증은 비마약성 및 마약성 진통제로 대부분 조절이 가능한 반면, 신경병증통증은 진통제 치료에 보조진통제 병합 투여 및 중재적 통증 치료 등이 필요한 경우가 많다.

2) 호흡곤란

가) 빈도

호흡곤란은 숨을 쉴 때 느끼는 불편함 또는 호흡부족 즉, 숨이 찬 증상이다. 빈도는 사망의 원인에 따라 다양하나 폐암, 만성폐쇄성폐질환, 심장질환으로 사망하는 환자의 80~90%가 호흡곤란을 경험한다. 호흡곤란은 가장 괴로운 증상 중 하나로서 신체적 불편뿐 아니라 불안, 공포, 우울감을 유발하고 피로도를 상승시켜 신체 기능 및 삶의 질에 영향을 준다.

나) 원인

기도폐쇄, 기관지경련, 저산소증, 늑막삼출, 폐렴, 폐부종, 폐색전증, 진한 객담, 빈혈, 대사이상 등이 있다. 상실감과 죽음에 대한 두려움 같은 정신적, 사회적, 영적인 문제는 불안을 유발할 수 있으며 불안은 호흡곤란을 악화시킬 수 있다.

다) 평가

호흡곤란은 환자의 주관적인 경험이므로 객관적으로 측정되는 호흡수, 산소포화도, 동맥혈 가스분석 결과는 호흡곤란의 정도와 일치하지 않는다. 말기환자에서는 호흡곤란의 평가를 위해 산소포화도를 측정하는 것보다는 환자가 느끼는 호흡곤란의 강도를 평가하는 것이 바람직하다. 가역적이거나 치료할 수 있는 감염, 늑막삼출, 폐색전증, 폐부종, 천식 등을 진단하기 위해 병력 청취와 흉부 검진을 하고 전혈구검사, 흉부X선 검사 등이 도움이 될 수 있다.

라) 치료

호흡곤란의 원인 중 가역적이고 치료가 가능한 경우는(예, 흉수천자) 치료로 인한 부작용이 호흡곤란 자체보다 더 부담되지 않을 경우에만 치료를 해야 한다. 일반적으로 말기환자의 호흡곤란은 대증적으로 치료한다. 〈표2〉같이 저용량의 마약성 진통제는 중추신경계 호흡중추의 감수성과 호흡곤란의 느낌을 감소시켜 호흡곤란의 증상을 완화하는데 도움이 된다.

환자가 마약성 진통제를 복용하지 않았던 환자라면, 약한 마약성 진통제로 시작하며 이미 마약성 진통제를 복용하던 환자라면, 모르핀 같은 강한 마약성 진통제를 증량한다. 불안이 동반된 경우에는 벤조다이아제핀(benzodiazepine) 계열의 항불안제가 도움이 된다. 만성폐쇄성폐질환이나 천식이 있는 환자라면 기관지확장제와 스테로이드 흡입이 도움이 된다.

환자가 심부전에 의한 폐부종이 있는 경우 푸로세마이드(furosemide) 같은 이뇨제가 필요하다. 객담이 많은 경우 스코폴라민(scopolamine) 같은 항콜린제를 사용하면 기도 분비물을 줄일 수 있다. 저산소증이 있는 경우에는 산소를 투여하면 호흡곤란을 조절하는 데 도움이 될 수 있으며 마스크보다는 비강캐뉼라(nasal cannula) 사용이 대화, 경구 섭취, 경구 위생 등의 측면에서 유리하다. 저산소증이 없는 환자들은 산소 투여 대신 선풍기를 이용해 바람을 쐬어주는 것이 도움이 된다. 저산소증이 심한 경우에는 안면마스크나 비침습적 양압 환기법(noninvasive positive-pressure ventilation)을 사용할 수 있다. 비약물적 방법으로 적절한 습도와 온도의 신선한 공기를 공급하고 자극을 피해 안정적인 환경을 제공하며 호흡곤란을 완화시키고 객담 배출에 도움이 되는 자세를 취하도록 환자와 가족을 교육한다.

표 2 | 호흡곤란의 조절을 위한 약제

약제	용량	비고
약한 마약성 진통제 Codeine Hydrocodone	30 mg PO q4h 5 mg PO q4h	경증의 호흡곤란 환자, 마약성 진통제를 사용하지 않는 환자
강한 마약성 진통제 Morphine Oxycodone Hydromorphone	5-10 mg PO q4h 사용 중이던 마약성 진통제 용량의 30~50% q4h. 5-10 mg PO q4h 1-2 mg PO q4h	마약성 진통제를 사용하지 않는 중등도에서 중증의 호흡곤란, 통증이나 다른 증상으로 이미 마약성 진통제를 사용 중이던 환자
항불안제 Lorazepam Clonazepam Midazolam	0.5-2.0 mg PO/SL/IV q1h then q4-6h 0.25-2.0 mg PO q12h 0.5 mg IV q15min	불안이 해소될 때까지 1시간 단위로 투여하고 이후 유지용량 투여

3) 오심, 구토

가) 빈도

말기환자의 40~70%에서 오심, 구토가 발생한다. 오심(구역감)은 구토할 것 같은 불쾌한 느낌이며 구토는 자극에 반사적으로 위 내용물을 입으로 방출하는 것으로 장관과 흉복벽 근육의 수축으로 발생한다.

나) 원인

오심과 구토는 (1)위장관, (2)전정기관, (3)화학수용체 자극 부위(chemoreceptor trigger zone CTZ), (4)대뇌 피질의 자극으로 발생한다. 오심과 구토에 대한 약물치료는 각 부위의 수용체를 억제하는 것을 목표로 한다. 위장관에는 물리자극수용체(mechanoreceptors)와 화학자극수용체(chemoreceptors) 5-하이드록시트립타민 타입 3(5-hydroxytryptamine type 3 ($5-HT_3$)) 수용체가 있다. 전정기관에는 히스타민(histamine), 아세틸콜린(acetylcholine) 수용체가 있는 것으로 생각된다. CTZ에는 화학자극수용체, 도파민 타입2(dopamine type 2) 수용체, $5-HT_3$ 수용체가 있다. 대뇌피질과 연관된 오심의 예로는 항암치료 또는 다른 유해자극에 대한 예기 오심(anticipatory nausea)이 있다.

다) 평가

오심의 원인 질환으로 대사 변화(간부전, 신부전으로 인한 요독증, 고칼슘혈증), 장폐색, 변비, 위장관계 감염, 위식도 역류, 전정기관의 질병, 뇌전이가 있다. 약물(항생제, NSAIDs, PPI, 마약성 진통제, 항암제)이나 방사선 치료 등이 오심, 구토의 원인이 될 있으므로 가능하다면 중단한다. 불안도 오심을 일으킬 수 있다.

라) 치료

오심, 구토의 약물치료는 주의 깊은 병력 청취 및 신체 검진을 통해 평가된 원인을 치료하고 4가지 부위 수용체를 매개하는 방향으로 이루어진다. 말기환자는 비가역적이고 복합적인 사례가 많아서 항구토제의 지속적인 사용이 필요하다. 초기 치료로 도파민 길항제인 할로페리돌(haloperidol), 프로클로페라진(prochlorperazine)을 사용하며 프로클로페라진(prochlorperazine)은 할로페리돌(haloperidol) 보다 진정 효과가 크다. 마약성 진통제로 인한 구토 및 장운동 저하가 의심될 경우에는 메토클로프라마이드(metoclopramide)가 효과적인 치료가 될 수 있다. 위십이지장 폐쇄가 있는 경우에는 옥트레오타이드(octreotide)를 사용하면 구토의 양을 줄이며 필요한 경우 비위관을 삽입한다. 항암화학요법 또는 방사선요법으로 인한 오심, 구토에는 5-HT3 수용체 길항제(ondansetron, granisetron, palonosetron) 중 하나를 사용하는 것이 권장된다. 전정기능 장애의 경우 메클리진(meclizine) 같은 항히스타민 또는 스코폴라민(scopolamine) 같은 항콜린제가 효과적이다.

예기 오심에는 로라제팜(lorazepam) 같은 벤조다이아제핀(benzodiazepine)이 권장된다. 두개 내 압력 상승으로 인한 구역, 구토의 경우에는 덱사메타손(dexamethasone)을 사용해 뇌압을 낮춰주는 것이 도움이 된다. 음식 냄새나 좋지 않은 냄새를 피하고 가급적 고형식을 피하는 것이 좋다. 탈수를 예방하기 위해 수분을 섭취하도록 권하며 전해질 소실을 예방하기 위해 이온음료나 주스 등으로 보충해 줄 수 있다.

4) 변비

가) 빈도

변비는 단단한 변을 불규칙하게 보거나 배변이 어려운 경우, 배변의 횟수가 주 2회 이하로 줄어든 경우를 말하며 말기환자의 87%까지 나타난다. 치료하지 않을 경우 변비는 심한 통증과 구토를 일으키며 의식 혼란이나 섬망의 원인이 되기도 한다.

나) 원인

식사량 또는 식이섬유나 수분의 섭취가 적은 경우, 활동량 감소, 우울이나 스트레스 같은 기능적 위험 요소가 있으면 변비의 위험이 증가한다. 고칼슘혈증, 저칼륨혈증, 요독증, 갑상선기능 저하 등의 대사성 요인과 뇌 또는 신경을 침범하는 암, 자율신경계 이상 등의 신경학적 이상과 직장이나 골반의 구조적 문제 등이 있는 경우에도 변비가 생길 수 있다. 마약성 진통제나 삼환계 항우울제 및 그 밖에 변비를 초래하는 것으로 알려진 약물을 사용할 때는 예방적으로 변비약을 사용해야 한다.

다) 평가

변비는 환자의 주관적 느낌에 의해 정의되므로 평소 배변 횟수, 변의 단단하기, 배변량 등 배변 습관을 확인한다. 환자가 배변의 불편함을 호소하지 않아도 주2회 이하로 배변이 이루어지면 평가와 치료가 필요하다. 분변매복 및 급성 복증을 배제하기 위해 복부 검진 및 직장수지검사를 시행해야 한다. 장폐쇄가 의심되는 경우에는 복부 단순촬영검사가 진단에 도움이 된다.

라) 치료

신체 활동과 충분한 수분 섭취, 섬유소 섭취가 도움이 될 수 있지만 말기환자에서는 효과가 제한적이다. 탈수나 위장운동 장애에 의한 변비일 경우 섬유소를 복용하면 증상이 더 악화될 수 있다. 〈표3〉같이 자극성 하제, 삼투성 하제, 배변 완화제, 수액, 관장이 변비 치료의 근간이 된다. 마약성 진통제 및 다른 약물의 복용 시 변비를 예방하는 목적으로 하제와 배변 완화제를 같이 복용한다. 수일간의 치료에도 장운동이 일어나지 않는다면 직장수지검사를 해 분변을 제거하거나 좌약을 넣을 필요가 있다. 장운동의 감소가 원인인 환자들에게는 메토클로프라마이드(meto-clopramide)가 도움이 될 수 있다.

표 3 | 변비의 조절을 위한 약제

약제	용량	비고
자극성 하제		이러한 제제들은 연동운동을 직접적으로 자극하며 대장의 수분흡수를 감소시킬 수 있다
Prune juice	120 – 240 mL/d	6~12시간에 작용을 나타낸다.
Senna (Senokot)	2 – 8 tablets PO bid	
Bisacodyl	5 – 15 mg/d PO, PR	
삼투성 하제		이러한 제제들은 흡수가 안 되며 위장관에서 수분을 끌어당겨 저류시킨다.

Lactulose	15-30 mL PO q4-8h	lactulose는 위장관내 가스 참과 복부팽만을 초래할 수 있다.
Magnesium hydroxide (Milk of Magnesia)	15-30 mL/d PO	lactulose는 하루 이내에 작용하고, 마그네슘 제제는 6시간 내에 작용을 나타낸다.
Magnesium citrate	125-250 mL/d PO	
배변 완화제		이러한 제제들은 수분 분비를 증가시키며 세정작용이 있어 재변 내로 수분의 침투를 증가시킨다.
Sodium docusate (Colace)	300-600 mg/d PO	1~3일에 작용한다.
Calcium docusate	300-600 mg/d PO	
좌약 및 관장		
Bisacodyl	10-15 PR qd	
Sodium phosphate enema	PR qd	

5) 피로와 전신 쇠약감

가) 빈도

90% 이상의 말기환자들이 피로 또는 전신 쇠약감을 경험한다. 피로는 다발성 경화증, 만성폐쇄성폐질환, 심부전뿐 아니라 암환자에서 가장 흔히 보고되는 증상의 하나다.

나) 원인

말기환자가 경험하는 피로는 여러 원인의 복합적인 영향에 의해 발생한다. 염증성 사이토카인(inflammatory cytokines)으로 인한 면역항상성(immune homeostasis)과 신경내분비축(neuroendocrine axis)의 변동, 악액질로 인한 근육과 지방의 소실, 식욕부진과 영양실조, 탈수, 불면, 빈혈, 갑상선기능저하증, 약물 부작용 등이 피로와 쇠약감을 유발한다. 우울증 같은 정신적 고통도 피로를 가중시킬 수 있다.

다) 평가

피로는 주관적인 증상이므로 체중 감소 같은 객관적인 변화와 관련이 없을 수 있다. 따라서 피로에 대한 평가는 '피로 자가보고 척도(fatigue self-report scales)'를 사용할 수 있다. 임상진료에서는 'Karnofsky Performance Status'나 'ECOG' 활동도 평가를 사용할 수 있으며 질병의 전반적인 위중도 및 예후와 연관성이 있다.

라) 치료

근육량 감소 및 기능저하를 예방하기 위해 진행성 암환자는 운동으로 관절가동범위와 근력을 유지하는 것이 도움이 된다. 피로의 정도가 심하면 침상에서 안정을 통해 불필요한 에너지 소비를 줄이는 노력을 우선한다. 스트레스 관리를 위한 개인상담치료, 인지행동요법, 이완요법, 수면교육 등도 활용해 볼 수 있다. 가능하다면 피로에 영향을 주는 약물을 중단하고 전해질이나 대사성 장애를 조절하며 우울, 빈혈 같은 원인을 치료해 피로의 개선을 시도한다. 중등도 이상의 피로를 호소하는 경우에는 약물치료를 고려해 볼 수 있다. 스테로이드제제는 기운을 나게 하고 기분을 좋게 할 수 있으며 덱사메타손(dexamethasone)을 하루 한 번 투여한다. 메칠페니데이트(methylphenidate)도 기력을 증가시킬 수 있다.

2. 완화적 진정

비가역적인 말기 질환을 가진 환자가 기존의 치료로는 완화되지 않는 통증이나 호흡곤란 같은 심각한 증상을 경험하거나 조절되지 않는 경련 같은 위중한 증상을 경험하는 경우에는 최후의 중재로 완화적 진정(말기 진정, palliative sedation)을 고려해야 한다. 완화적 진정은 임종이 임박한 환자에서 어떠한 치료에도 호전이 없는 고통스러운 증상을 완화하기 위해 의도적으로 수면과 진정을 유지하는 것이다.

완화적 진정은 환자와 가족에게 가능한 모든 치료를 시도했음을 확인하고 환자와 가족이 '작별인사'를 할 수 있도록 한 후에 시작해야 한다. 완화적 진정은 기간에 따라 지속 진정과 간헐적 진정으로 구분하며 강도에 따라 강한 진정과 경도 진정으로 분류한다. 강한 진정은 보호자와 소통이 어려울 정도로 환자를 거의 무의식에 가까운 깊은 단계로 진정하는 방법이며, 경도 진정은 보호자와 소통이 서로 가능할 정도로 의식을 유지하는 가벼운 진정이다.

완화적 진정을 위해 미다졸람(midazolam)을 가장 많이 사용하며 미다졸람(midazolam)은 작용 시간이 매우 빠르고 반감기가 짧으며 용량에 비례해 진정의 효과가 있다. 0.5~5mg을 정맥 또는 피하로 일시 주사 후 1 mg/hr로 지속 주입하며 임상적인 반응에 따라 점진적으로 증량해 1-20 mg/hr 범위에서 환자에게 개별화된 적절한 용량을 결정한다. 이외에도 로라제팜(lorazepam), 디아제팜(diazepam) 등 보다 긴 반감기를 갖는 벤조다이아제핀(benzodiazepine)을 사용할 수 있다.

3. 임종 전 신체적 변화와 돌봄

삶의 마지막 시간은 환자와 가족에게 중요한 의미를 가진다. 준비된 평안한 임종은 환자와 가족에게 건강한 사별 경험과 좋은 기억으로 평생 남을 수 있다. 영적인 평안함을 찾고 작별인사를 할 수 있는 소중한 시간이다. 그러나 임종기를 인지하지 못하거나 돌봄이 잘 이뤄지지 않으면 환자에게 불필요한 고통을 초래하며 환자가 임종한 이후에도 가족의 고통이 오랫동안 이어질 수 있다. 환자가 임종기에 들어서게 되면 가족 및 돌봄 제공자, 팀원에게 현재 상태가 임종기임을 알려야 하고 환자의 신체적, 심리사회적, 영적인 상태를 파악하고 증상 및 징후 진단뿐 아니라 개인의 목표와 소망, 환자가 돌봄에서 중요하게 여기는 것 등에 대한 평가가 필요하다. 임종기는 일반적으로 기저질환이나 상태에 따라 다양한 경과를 보인다. 호스피스·완화의료 팀은 임종이 임박하기 전부터 환자와 가족의 임종 및 장례 준비 정도를 평가해야 한다. 환자가 작성한 사전연명의료의향서나 연명의료계획서, 임종 및 장례에 대한 의사표현 여부와 원하는 임종 장소, 장례식장의 사용, 장례 예식, 매장 방법 및 장지, 영정 사진이나 수의 등의 준비 여부를 확인하고 안구나 장기 기증 의사가 있는지도 확인한다. 임종기 환자에게 불필요한 검사나 약물을 중단해야 하며, 특히 편안함에 도움이 되지 않는다고 판단되는 혈압이나 산소포화도 측정, 수혈, 영양제 및 항생제 투여, 혈당 검사 등의 중단 여부를 결정한다.

임종 며칠 전의 환자들은 극도의 허약감과 피로를 느끼게 되며 침상에만 누워 지내는 상태가 되므로 욕창이 생길 수 있다. 임종 전의 환자에게 자주 체위 변경을 하는 것은 불편감을 가져올 수 있으므로 상태에 맞는 판단이 필요하다. 임종기에는 음식 섭취를 중단해 점막이 건조하게 되며 삼키는 것이 어렵게 된다. 환자에게 음식을 주려고 하기보다는 입안을 청결하게 하고 점막이 건조해지므로 입술에 윤활제를 바르고 인공 눈물을 사용하는 등의 돌봄이 도움이 된다.

구역반사가 소실되고 삼키는 것이 힘들어져 입 안에 분비물이 고일 수 있고 호흡 시에 '임종 천명음(death rattle)'이라고 불리기도 하는 그르렁거리는 소리가 나게 된다. 스코폴라민(scopolamine)을 투여해 분비물을 감소시킬 수 있다. 환자의 호흡도 변해 주기적으로 무호흡이 나타나거나 체인-스톡스 호흡(Cheyne-Stokes breathing)이 발생할 수 있다. 혈관 내 용적과 심박출량이 감소해 빈맥, 저혈압이 발생하며 손발이 차가워지고 피부에 얼룩이 생기는 망상피반(livedo reticularis)이 발생한다. 요실금이 발생할 수 있고 이보다는 덜 흔하지만 대변 실금이 발생할 수도 있다.

임종 전 환자는 의식과 신경기능의 변화에 따라 일반적인 임상 경과를 경험하기도 하지만 섬망이나 환각같이 힘든 과정을 거쳐 임종에 이르게 된다. 두 가지의 임상 경과 모두 환자와 가족에게 고통을 불러올 수 있으며 가족들을 안심시켜주고 환자에게 일어날 수 있는 상태 변화에 따라 〈표4〉처럼 의학적 조언이나 치료를 할 필요가 있다. 임종기에 나타날 수 있는 변화에 대해 가족에게 알려 주고 안내 자료를 제공해 문제를 미리 준비하도록 해 고통을 최소화할 수 있다. 음식을 섭취하지 못해 임종하는 것이 아니라, 임종과정에 들어서기 때문에 음식을 섭취하지 못하게 된다는 것을 설명해 환자의 가족 및 보호자들의 불안을 경감시킬 수 있다. 그리고 가족과 보호자들에게 임종 천명음이 생길 수 있고 이것이 질식이나 숨 막히는 것을 뜻하는 것이 아니라고 알리는 것이 호흡음으로 인한 불안을 줄이는 데 도움이 될 수 있다.

가족과 보호자들은 치료 중단을 선택하는 것이 '그들이 환자를 죽이는 것'이라고 생각해 두려움과 죄책감을 느낄 수 있다. 이 때문에 의학적 효과가 없는 치료를 요구할 수 있다. 그런 경우 의사는 가족과 보호자들에게 환자에게 일어나는 비가역적인 상황을 피할 수 없고 증상을 완화시키는 것이 목표라는 점을 상기시켜주어야 하며 연명의료가 오히려 환자에게 고통을 초래할 수 있음을 설명해야 한다. 의사들은 또한 무익한 의료행위를 중단하는 것이 합법적인 동시에 윤리적이라는 점과 연명의료의 중단이 환자가 죽는 원인이 아님을 강조해야 한다. 경우에 따라서는 이러한 상담을 수차례 반복할 수 있다.

청각과 촉각은 가장 마지막으로 소실되는 감각으로 알려져 있다. 그러므로 가족들은 환자가 들을 수 있다는 점을 고려해 대화하고 마지막 순간까지 임종환자와 의사소통할 수 있도록 격려한다. 의식이 없더라도 환자의 손을 잡거나 다른 방식으로 애정을 표현하도록 하는 것이 환자를 위해 무엇인가를 해주고 싶은 보호자들의 열망을 실현하는 효과적인 방법이 될 수 있다.

환자가 집에서 임종을 맞도록 할 계획이라면 의사는 가족과 보호자들에게 환자의 죽음을 확인할 방법을 알려주어야 한다. 기본적인 사망 징후는 심장기능과 호흡의 중지이며 동공이 고정되고 몸이 차가워지고 창백해지며 밀랍과 같이 변화된다. 근육은 이완되고 실금이 발생할 수 있다. 가족과 보호자들에게 환자가 죽은 후에도 눈을 뜨고 있을 수 있다는 것을 알려주어야 하며 이는 안와 후방의 지방층이 고갈돼 안와가 후방으로 전위되면서 눈꺼풀이 안구 전체를 덮기 어려워지기 때문임을 설명해 불필요한 오해를 갖지 않도록 한다.

환자가 임종에 임박하거나 임종하게 된 경우, 가족이나 보호자들이 누구에게 연락을 취할 것인지에 대한 계획을 세워야 한다. 미리 계획을 세우지 않을 경우, 보호자들은 공황 상태에 빠져 구급대원을 부를 수도 있고 구급대원의 출동에서부터 응급소생술, 입원에 이르기까지 원치 않는 일련의 과정이 일어날 수 있다. 환자가 사망한 직후에는 잘 준비된 가족이라도 충격과 허탈감을 겪고 정서적으로 극도로 불안정한 상태가 될 수 있다. 가족들이 상황을 받아들이고 안정을 취하는 데는 시간이 걸릴 수 있으므로 그들을 위로하며 기다려주는 것이 필요하다.

호스피스·완화의료팀이 사별 가족들에게 조의를 표하는 카드나 편지를 보내는 것은 환자에 대해 대화하고 환자의 미덕을 상기하며 환자를 치료하는 과정이 좋은 기억이었음을 알리고 가족의 고통에 대해 관심을 표하는 데 도움이 된다. 호스피스·완화의료팀이 장례식장에 참석하는 것이 의무는 아니지만 가족들에게 위로를 주고 사별의 위험도를 평가하는데 도움이 된다. 환자의 죽음으로 인해 배우자나 가까운 가족의 신체적, 정신적 건강이 나빠질 수 있으며 심지어 자살사고가 일어날 수 있으므로 호스피스·완화의료팀은 가족들의 사별 위험도를 평가해 돌봄 계획을 세워야 한다.

표 4 | 임종 전 상태의 변화에 따른 치료

환자 상태의 변화	가능한 합병증	가족이 보일 수 있는 반응과 염려	조언과 치료
극심한 피로	침상에 누워 지내는 상태가 되어 욕창이 발생한다. 욕창은 감염, 악취, 통증 및 관절통 등이 동반되기 쉽다.	환자가 게을러지고 포기하려 한다.	가족과 보호자에게 임종기의 피로감은 치료에 의해 호전되지 않는다는 사실과 움직임을 제한해서는 안 된다는 사실을 주지시킨다. 필요하면 공기 매트리스를 사용한다.
식욕부진	없다.	환자가 포기한다. 환자는 배고픔으로 고통받다가 굶어 죽을 것이다.	환자가 임종과정에 들어서기 때문에 먹지 않는 것이며, 임종기에 먹지 않는 것이 고통이나 죽음의 원인이 되지 않음을 알려서 안심시킨다. 경구, 정맥, 장내로 억지로 영양공급을 하는 것이 증상을 감소시키거나 생명을 연장하지는 않는다.

탈수	점막의 건조	환자가 갈증을 겪다가 탈수로 죽을 것이다.	말기환자에게는 탈수로 인한 증상을 느끼기 전에 의식을 잃게 되므로 고통을 느끼지 않음을 알리고 가족과 보호자를 위로한다. 정맥으로 수액을 공급하는 것은 폐부종과 말초부종을 유발하여 호흡곤란을 악화시킬 수 있으며 임종과정을 지연시킬 수 있다.
연하곤란	완화 의료에 필요한 경구 투약이 불가능해질 수 있다.		억지로 먹이지 않는다. 항생제, 이뇨제, 항우울제, 하제 등을 포함하여 불필요하게 복용하고 있던 약들을 중지한다. 알약을 삼키는 것이 힘들어질 경우 진통제, 항구토제, 항불안제, 향정신성 약물 등의 필수적인 약제를 액체로 투여하거나 구강점막, 설하, 직장 내 투여 등의 방법으로 바꾸어 투약한다.
임종 천명음		환자가 숨이 막히고 질식한다.	구강인두에 분비물이 고여서 생기는 증상이며, 환자가 질식하는 것이 아니라고 가족과 보호자를 안심시킨다. Scopolamine을 투약한다. (0.2~0.4mg SC q4h 또는 1~3 patches q3d) 분비물이 배출되도록 자세를 바꾼다. 흡인은 시행하지 않는다. 흡인은 환자에게 고통을 줄 수 있고, 대개 효과가 미미하다.

무호흡, 체인-스톡 호흡, 호흡 곤란		환자가 질식한다.	의식이 없는 환자는 질식이나 숨막힘을 느끼지 못한다고 안심시킨다. 주기적인 무호흡은 흔히 나타나는 임종직전의 변화이다. 호흡곤란의 완화를 위해 마약성 진통제나 항불안제를 사용할수 있다. 산소는 호흡곤란을 경감시키지 못하고, 임종과정을 지연시킨다.
요실금 또는 대변실금	사망까지 며칠이 걸린다면 피부의 손상이 발생한다. 보호자에게 감염균을 옮길 수 있다.	환자가 불결하고, 악취가 나고, 신체적으로 혐오감을 준다.	일반적인 감염예방 지침을 지키도록 교육한다. 침구와 베개를 자주 교체한다. 설사를 하거나 배뇨량이 많은 경우 기저귀, 요 카테터, 직장 튜브를 사용한다.
초조 또는 섬망	밤낮이 바뀐다. 자신이나 보호자를 상해한다.	환자의 통증이 극심하고, 곧 끔찍한 죽음을 맞게 된다.	초조나 섬망이 반드시 통증과 연관되는 것은 아니라고 가족과 보호자를 안심시킨다. 예후와 치료의 목표에 따라 섬망의 원인을 찾는 것을 고려하고 투약을 조절한다. haloperidol, chlorpromazine, diazepam, midazolam 등으로 증상을 조절한다.
점막의 건조	입술이 갈라지고, 입안이 헐고, 칸디다증이 생기면서 통증이 발생할 수 있다.	환자에게 악취가 나고, 신체적으로 혐오감을 준다.	베이킹 소다 구강세척액이나 타액 제재를 15~30분 간격으로 투약한다. 칸디다증에 국소 nystatin을 투약한다. 입술이나 코 점막에 바세린(petroleum jelly)을 60~90분 간격으로 발라준다. 안구 윤활제를 4시간 간격으로 투약하거나, 인공눈물을 30분 간격으로 투약한다.

말기 및 임종기에는 다양한 신체 증상이 나타난다. 기저 질환에 따라 주로 나타나는 증상이 다를 수 있으나 일반적으로 통증, 호흡곤란, 오심/구토, 변비, 피로/쇠약감 등이 발생한다. 이러한 신체증상들이 잘 조절되지 않으면 환자와 가족들의 고통을 더욱 가중시키게 된다. 주의를 기울여 증상을 조절하는 것은 삶의 마지막 순간에 이를 때까지 기능을 유지하고 편안한 상태를 유지함으로써 환자에게 개인적인 목표를 실현하고 준비된 임종을 맞이하는 기회를 제공할 수 있다. 증상의 원인이 치료 가능한 것이고, 치료 방법이 돌봄의 목표와 일치한다면 증상의 원인을 치료하며, 증상에 신속히 대처하고, 서방형 약물과 속효성 약물을 적절히 사용해야 한다. 다양한 증상을 조절하기 위해 약물 부작용을 고려하여 합리적인 치료계획을 세워야 하며, 비약물적 치료도 증상 완화에 상당히 도움이 될 수 있으므로 돌봄을 제공하는 가족과 협력관계를 만들어서 가족들을 치료에 적극적으로 참여시켜야 한다.

| 참고문헌 |

1. Walsh DS. The symptoms of advanced cancer. Semin Oncol 1995; 22(suppl 3): 67-72.
2. Walsh D. Palliative Medicine. Amsterdam: Saunders Elsevier, 2009.
3. 보건복지부, 국립암센터. 암성 통증관리지침 권고안 6판. 서울: 국립암센터, 2018.
4. Hui D, Bruera E. A personalized approach to assessing and managing pain in patients with cancer. J Clin Oncol 2014; 32(16): 1640-6.
5. 보건복지부, 국립암센터. 호스피스완화의료 개론. 서울: 국립암센터, 2012.
6. Emanuel EJ, Chapter 9: Palliative and end-of-life care Harrison's Principles of Internal Medicine, 20th New York: McGraw Hill, 2019.

28장 말기환자의 심리적, 정신적 돌봄

김선영 | 전남대학교 의과대학 정신건강의학과

> **사례**
>
> 47세 남성이 말기암으로 완화치료 중이다. 환자는 "그냥 빨리 갔으면 좋겠다, 밤새 자다가 내일 아침에 눈뜨지 않고 세상을 떠났으면 좋겠다"는 말을 자주 가족에게 했다. 담당의에게도 "내가 이렇게 사는 것이 무슨 의미가 있나. 종일 통증에 시달리고 가족들 고생시키고 병원비만 몽땅 쓰다가 결국은 죽을 것 아닌가. 이제 약 먹는 것도 싫다"고 했다.

위 사례는 말기환자 진료 시 드물지 않게 듣게 되는 호소다. 환자는 삶의 의미 등 실존적 문제와 관련된 '사기 저하(demoralization)'를 경험하는 것으로 보이며 통증으로 인한 고통, 경제적 문제, 가족들에게 짐이 되는 것에 대한 두려움(fear of burden), 그리고 빠른 임종을 소망함(desire to hastened death) 등이 관찰된다.

위 사례에서처럼 신체적 고통과 심리적 고통은 서로 밀접한 영향을 주고받기에 두 가지를 명확히 양분하기 어렵고, 따라서 두 가지를 배타적으로 다루는 것은 권장하지 않는다. 하지만 이 장에서는 교육적 편의를 위해 심리적 고통에 중점을 맞추어 말기환자가 경험하는 심리적 고통, 특히 실존적 갈등과 말기환자에서 흔히 발생하는 정신 질환을 다루고자 한다.

1. 말기환자가 경험하는 심리적 고통

| 슬픈 느낌 | 우울한 기분 | 적응 장애 | 주요 우울 장애 |

그림 1 | 심도에 따른 우울증의 연속선

말기환자가 경험하는 전반적인 심리적 고통을 기술할 때 '디스트레스(distress)'라는 표현을 쓴다. 이는 일상적인 스트레스와 구별되며 낙인의 느낌이 적은, 비교적 중립적인 표현이다. 디스트레스온도계는 0에서 10점까지 표시된 온도계 모양의 시각척도(visual analogue scale)로 환자의 전반적인 심리적 고통에 대한 스크리닝에 유용하며 지난 일주일 간의 실생활 문제, 가정문제, 영적·종교적 고민, 신체적 문제와 관련된 디스트레스를 탐색한다. 점수가 높을수록 심한 디스트레스를 의미하며 국내에서 발간된 《암환자의 삶의 질 향상을 위한 디스트레스 관리 권고안》에 따르면 절단점은 4점이다.

정신 심리 상담에서 환자들은 종종 우울 및 불안, 분노, 통증과 고통에 대한 두려움, 소속감에 대한 갈망과 고독감, 고립되는 느낌, 친밀한 관계의 회복에 대한 소망, 죽음에 대한 두려움, 사후 세계 등 영적인 고민, 자존감의 손상, 삶에 대한 실존적 고뇌 등을 호소한다.

특히 삶에 대한 실존적 고뇌는 에릭 에릭슨(Erik Erikson)의 정신사회발달단계의 마지막 단계인 '통합 대 절망'의 단계와 관련된다. 이 단계의 과제는 삶의 끝자락에 선 개인이 자신의 삶을 회고하며 자신의 삶의 가치를 확인하고 개인의 한계와 화해하고 현실을 받아들이는 것이다. 이 단계의 과제를 달성하지 못하면 그 개인은 실존적 고통을 겪게 된다.

말기환자가 자신의 삶에서 가치와 의미를 확인하지 못하고 앞으로 남은 시간의 목적마저 잃어버리게 된다면 환자는 삶의 의지와 희망을 잃게 된다. 이 상태를 의학적으로 사기 저하라 표현하는데, 환자는 자신에 대한 평가 절하, 실패했다는 생각, 수치심과 고립된 느낌을 갖게 되며, 그 결과 낙심과 허탈감, 심하게는 절망의 상태에 이른다.

사기 저하는 환자의 우울증, 빠른 임종을 소망함, 그리고 자살의 위험을 증가시키기 때문에 이에 대한 중재가 필요하다. 하지만 말기환자가 심한 사기 저하 상태로 들어가면 환자의 체력과 시간의 한계로 인해 중재가 매우 어렵다. 따라서 의료진은 환자가 사기 저하 상태에 이르기 전, 평소에 환자의 실존적 고통에 관심을 가지고 이를 예방하기 위해 노력을 기울여야 한다. 이를 위해서는 먼저 환자의 신체적 고통 혹은 우울증이나 섬망 등에 대한 지속적이고 적극적인 조절이 선행돼야 한다.

또한 가족과의 갈등 해소 및 지지를 격려하고 환자가 한계 안에서 삶의 목표를 재설정하고 추구할 수 있도록 도와야 한다. 예를 들면, 아내와 젊은 시절 가보지 못한 신혼여행을 이제라도 가는 것이 소원인 말기환자가 신체적 한계로 이를 추구할 수 없다면 아내와 함께 가족사진을 찍는 것으로 대체해 볼 수 있을 것이다.

말기환자의 실존적 고통을 중재하기 위한 단기 정신 치료가 몇 가지 개발돼 있는데, 생애 리뷰(narrative review of life story), 의미 중심 그룹 치료(meaning-based group psychotherapy, MCGP), 존엄치료(dignity therapy), 의미 및 목적 치료(meaning and purpose therapy, MaP), 암 관리하며 의미 있게 살기(managing cancer and living meaningfully, MCALM) 등이다.

2. 말기환자의 정신 질환

말기환자에서 흔하게 보고되는 정신질환은 적응장애, 우울장애, 불안장애, 섬망 등이다.

1) 우울장애

말기환자의 우울증은 삶의 질을 저하시키고 환자의 고통을 증가시키지만 말기환자가 우울한 것은 당연하다는 선입견으로 인해 간과되는 경우가 많다. 우울증은 말기환자가 일반적으로 느낄 수 있는 슬픈 느낌부터 주요 우울장애까지 그 심도에 따라 연결되는 연속선으로 이해할 수 있다(그림1).

환자가 일반적으로 보이는 슬픈 느낌이나 우울한 기분은 치료진의 관심과 지지 등, 일반적인 중재로 도움을 줄 수 있다. 하지만 말기환자의 3~16%에서 보고되는 주요 우울장애는 환자의 고통과 자살 위험을 증가시키고 삶의 질을 심각하게 저해하므로 정신치료나 약물치료 등 좀 더 적극적인 중재가 필요하다. 한편, 그 중간 즈음에 위치한 적응장애의 경우 어느 수준부터 적극적인 중재를 시작해야 하는지에 대해서는 아직까지 논란이 있다. 이 경우, 임상의는 환자의 고통과 삶의 질 등 임상 상태에 맞추어 판단해야 한다.

말기환자의 우울장애의 위험 인자는 일반인과 약간 다르다. 젊은 나이, 과거의 우울장애 병력, 좋지 못한 사회지지체계, 기능장애, 조절되지 않는 통증과 다양한 신체 증상, 실존적 고통 등이 말기환자 우울장애의 위험 인자로 보고된다.

주요 우울장애의 진단은 체중 감소, 피로감, 과도한 수면 등 말기환자의 신체 증상에 기인하는 항목이 상당수 포함하고 있기에 이 기준을 그대로 말기·임종기 환자에게 적용하는 것은 과잉진단의 우려를 낳는다. 따라서 말기환자에서 우울장애를 진단할 때는 신체 증상보다는 죄책감, 무가치감, 사회적 위축, 비관, 감정반응의 상실, 사기 저하, 이른 죽음에 대한 요망이나 자살 생각 등에 좀 더 관심을 두어야 한다. 척도 중에서는 신체 증상들이 문항에 포함되지 않은 병원-불안 우울 척도, 한국판 단축형 에딘버러 우울증 척도 등이 말기환자의 우울증 스크리닝에 유용하다.

말기환자의 우울장애 치료에서 가장 중요한 원칙은 환자와의 지속적인 만남과 진료, 그리고 일차 보호자와의 신뢰 관계의 형성이다. 말기환자의 상황이 심각하지만, 상담자가 지나치게 엄숙하거나 꼭 죽음과 관련된 문제에만 대화의 초점을 맞출 필요는 없다. 상담자는 가벼운 일상과 지나온 삶의 경험 및 감정 등 다양한 주제를 논할 수 있다. 다만 환자가 죽음이나 실존적 고통 등과 관련된 주제를 언제든지 원할 때 논할 수 있도록 상담자는 늘 수용하는 태도로 준비돼 있어야 한다.

지지정신치료 등 다양한 정신치료와 인지행동치료가 말기환자의 우울장애 치료에 효과가 보고돼 있으며 중등도 이상의 우울장애에서는 항우울약물 치료를 함께 제공할 것이 권고된다. 국내에서 수용 개작된 약물 치료 관련 지침에 따르면, 다양한 항우울제 중 특정 항우울제가 더 우수하다는 증거가 없으므로 약물 선택은 신체 상태, 부작용, 약물 상호작용, 금기, 과거의 효과 및 환자의 선호도 등에 따라 선택해야 한다. 우수한 내약성과 적은 부작용 측면에서 선택적 세로토닌 재흡수 억제제(selective serotonin reuptake inhibitor, SSRI)가 일차 선택 약으로 흔히 선호되며 세로토닌-노르에피네프린 재흡수 억제제(serotonin-norepinephrine reuptake inhibitor, SNRI), 미르타자핀(mirtazapine) 등 항우울제의 효용성이 알려져 있다. 한편, 기대여명이 짧은 말기환자의 우울장애 치료에서 정신자극제의 빠른 효과와 관련된 유용성이 종종 논의되지만, 이에 대한 근거는 아직 빈약해 추가적인 연구가 필요하다. 말기환자는 일반 우울장애 환자에 비해 약물 용량을 줄일 필요가 있으며 임종이 가까운 경우 그 의식 및 임상 상태에 따라 항우울제를 점진적으로 감량해 중단할 수 있다.

2) 불안장애

임종이 가까워지면 환자는 죽음에 대한 두려움, 의존, 신체적 장해, 외모, 사후세계, 경제적 문제 등 다양한 갈등과 관련된 불안감을 경험한다. 환자들은 보호자가 잠시라도 곁을 떠나는 것을 불안해하며 의존적인 모습을 보이기도 한다. 말기/임종기 환자의 불안과 관련된 진단은 적응장애-불안동반, 범불안장애, 공황장애, 외상 후 스트레스 장애 등 다양하다. 캐나다의 연구에서는 완화 치료중인 환자의 약 13%에서 다양한 불안장애가 발견되며 우울장애와 동반되는 경우가 흔했다.

불안장애는 환자의 삶의 질을 심각하게 저해하고 자살 위험을 증가시키므로 중재가 필요한데, 높은 유병률에도 우울장애에 비해 간과되는 경향이 있다. 또한 말기 환자에서 섬망, 통증, 호흡곤란 등의 신체적 원인 혹은 약물 부작용에서 기인하는 불안감, 즉 좌불안석(psychomotor agitation)과 심리적 불안을 구분하는 것이 쉽지 않다. 기관지 확장제(β-adrenergics), 스테로이드, 항정신증 약물, 아편양 제제와 벤조다이아제핀계 약물의 금단 등은 말기환자에서 좌불안석을 일으키는 흔한 원인이며 좌불안석 발생 시 원인을 찾아 교정하는 것이 중요하다.

환자가 두려워하는 것에 대해 지지적 대화를 나누는 것만으로도 환자의 심리적 불안감은 완화될 수 있으며 단기 정신치료, 교육요법, 점진적 근육 이완 등 정신 치료가 도움이 될 수 있다. 약물 치료로는 벤조다이아제핀 계열의 항불안제가 1차 선택약이다. 하지만 말기환자에게 사용할 경우 과잉 진정, 섬망, 낙상, 호흡곤란 등의 부작용에 주의가 필요하다. 항우울 약물과 항정신증 약물 역시 불안증상에 따라 사용이 가능하다.

3) 섬망

말기/임종기 환자에서 섬망은 매우 흔하며 국내 완화의료 병동에 입원한 환자에서 약 30%의 유병률이 보고된다. 섬망은 일중 변동성을 보이는 주의 및 의식 장애, 인지기능 저하 등 특징적인 증상을 보이는 신경 인지 장애다. 신체 상태, 약물 부작용, 금단 등 다양한 원인이 섬망을 일으킬 수 있다. 하지만 진단에 필수적인 상기 증상 외에도, 섬망은 좌불안석, 불안, 흥분, 불면, 환시 및 환각, 기분 변동성의 변화 및 정동 증상, 신경학적 이상 등 매우 다양한 임상 증상을 동반하며 이는 뇌의 다양한 부위의 기능 장애를 시사한다. 정신운동 활성 수준에 따라서는 과활성형, 저활성형, 혼합형 활성 수준으로 세분한다. 혼동 사정 도구, 한국어판 간호 섬망 선별 도구, 한국판 섬망 평가 척도 등이 섬망의 진단과 평가에 활용될 수 있다.

섬망은 환자와 가족, 치료진 모두에게 심각한 디스트레스를 유발하며 환자의 편안한 임종을 방해하기 때문에 적극적인 중재가 필요하다. 하지만 일반 환자의 섬망과 다르게 말기환자의 섬망 조절은 다양한 딜레마와 특수성을 지닌다.

섬망의 근본적 치료는 조절 가능한 원인을 찾아 교정하는 것이다. 이노우에(Inouye) 등이 제시한 다요인 모델은 섬망의 원인을 취약한 개인의 상태와 섬망을 촉발하는 요인으로 이해하는 것이며 섬망의 원인 교정에 있어 중요하다. 섬망에 취약한 위험 요인으로는 고령, 치매 등 기저의 인지 장해, 감염, 영양실조, 수술, 다중약물요법, 카테터, 시각청각 장애 등이 알려져 있다.

촉발 요인으로는 약물, 통증, 수면 박탈, 열, 칼슘·나트륨 등 전해질 불균형, 티아민 결핍, 저산소증, 저혈당, 간성 혼수 등이 거론된다. 특히 섬망의 흔한 원인 약물로서 항콜린 성상을 가진 약물, 마약성 진통제, 벤조다이아제핀 등 진정수면제가 보고된다. 비록 기대여명 한두 달 내의 말기·임종기 섬망의 호전가능성이 낮다고 보고되지만, 약 20%에서 섬망이 가역적이었음이 보고된다. 따라서 임종기 환자에서 섬망의 교정 가능한 원인을 평가하는 것을 포기해서는 안 된다.

섬망의 원인 교정이 어렵다면 항정신병 약물이나 진정제를 사용해 대증적 증상 조절을 시도할 수 있다. 할로페리돌은 경구와 비경구 모두 투약이 가능해 말기환자의 섬망에 흔히 사용되지만, 심전도상 QTc간격이 증가된 환자에서 부정맥을 일으킬 위험이 있으므로 주의가 필요하다. 이외 비정형 항정신병 약제인 리스페리돈, 올란자핀, 퀘티아핀, 지프라시돈, 아리피프라졸 등도 사용할 수 있다. 비록 벤조다이아제핀 등 진정제가 섬망을 유발할 수 있는 약물이지만, 환자가 좌불안석이나 난폭 등 행동 문제가 심하면 벤조다이아제핀을 항정신병 약물에 병합해 사용할 수 있다. 알코올 혹은 벤조다이아제핀 금단에 의한 섬망 역시 벤조다이아제핀의 투약이 도움이 된다.

환경 조절 등 비약물적 중재는 섬망을 치료하지는 못하지만, 증상 완화에 도움이 될 수 있다고 알려져 있다. 조용하고 친숙한 환경을 제공하고 감각 박탈을 피하며(예: 창문이 없는 방), 낮에 밝은 환경을 유지하고 시계와 달력 등 지남력에 도움이 되는 물건을 병실에 배치하며, 필요 시 안경이나 보청기 같은 보조장치를 사용하도록 하며 가족 같은 친숙한 사람이 환자를 간병하는 등이다. 한편, 환자와 가족은 섬망으로 인해 달라진 모습에 대해 당황하거나 정신 증상에 대한 낙인 등 수치심을 느낄 수 있으므로 말기 교육에서 섬망에 대한 교육이 필요하다.

위와 같은 노력에도 일부 환자, 특히 임종 수일 내의 환자에서 좌불안석을 동반한 심한 섬망이 조절되지 않는 경우가 있으며 이를 '말기 불안(terminal agitation)'이라 표현하기도 한다. 죽음이 임박한 환자의 조절되지 않는 과활성형 혹은 혼합형 섬망을 조절하기 위해 완화적 진정이 필요할 수 있다. 체계적 문헌 고찰에 따르면 기대 여명이 매우 짧은 환자에게 완화적 진정을 제공하는 것은 환자의 생존기간에 영향을 주지 않았던 것으로 보고돼 있다.

| 참고문헌 |

1. 국립암센터. 암환자 삶의 질 향상을 위한 디스트레스(Distress) 관리 권고안 개발. 2009.
2. 김선영, 김재민, 강희주 등. 성인 암환자 우울증의 약물 치료 지침 개발. 한국정신종양학회지 2016; 2(1): 22-30.
3. 김종흔. 암환자 정신건강 관리의 현재. 대한의사협회지 2019; 62(3): 161-173.
4. 한국호스피스완화의료학회, 국립암센터. 임종돌봄 임상진료지침. 2019.
5. Breitbart W, Lawlor P, Friedlander M. Delirium in the terminally ill. ed by Chochinov HM and Breibart W. Handbook of psychiatry in palliative medicine (2nd ed). Oxford: Oxford University Press, 2009: 81-100.
6. Edelstein A, Alici Y, Breitbart W, et al. Palliative care. ed by Levenson JL. The American Psychiatric Association Publishing Textbook of Psychosomatic Medicine and Consultation-liaison Psychiatry (3rd ed). Arlington, VA : American Psychiatric Publishing, 2018: 1297-1334.
7. Rayner L, Higginson IJ, Price A. The management of depression in palliative care: European clinical guidelines. London: Department of Palliative Care, Policy & Rehabilitation/ European Palliative Care Research Collaborative, 2010.
8. Robinson S, Kissane DW, Brooker J, et al. A systematic review of the demoralization syndrome in individuals with progressive disease and cancer: a decade of research. J Pain Symptom Manage 2015;

49(3): 595-610.

9. Roth AJ, Massie MJ. Anxiety in palliative care. ed by Chochinov HM, Breibart W. Handbook of psychiatry in palliative medicine (2nd ed). Oxford: Oxford University Press, 2009: 69-80.

10. Wilson KG, Lander M, Chochinov HM. Diagnosis and management of depression in palliative care. ed by Chochinov HM, Breibart W. Handbook of psychiatry in palliative medicine (2nd ed). Oxford: Oxford University Press, 2009: 39-68.

29장 생애말기에 나타나는 오해와 편견

김현아 | 한림대학교 의과대학 내과

> **사례 1**
>
> 1년 동안 요양병원에서 기거하던 86세 남성 환자가 병실에서 심정지 상태로 발견됐다. 환자는 10년 전 발생한 중풍 이후 사지 마비 없이 회복은 됐으나 혼자서는 외출을 못할 정도로 생활기능이 급격히 감소했다. 집 안에서는 혼자 식사도 하고 화장실 출입도 큰 문제없이 했으나 시간이 갈수록 식사량과 집안에서의 활동량이 줄고 하루 대부분의 시간을 침상에 누워 지냈다. 입원 1년 전부터는 혼자 화장실을 가는 것이 불편해지면서 요양병원에 입소하게 됐다. 당뇨병과 고혈압, 경도의 우울 증상 외 특이 질환은 없었고 요양병원 입원 후에도 지속적으로 식사량 등이 감소해 사망 3개월 전에는 하루 24시간을 침상에 누워서 잠을 자는 시간이 대부분이 됐으며 의식이 명료하지 않은 시간이 길어졌다. 어느 날 새벽, 환자는 병동에서 심정지 상태로 발견됐다. 의료진과 환자의 가족들은 노환에 의한 사망으로 받아들이고 심폐소생술 등의 추가적인 연명치료는 실시하지 않기로 했고 사망이 선언됐다. 그런데 장례식을 마친 후 평소에는 환자를 찾지 않던 환자의 차녀가 병원에 나타나 환자가 사망했는데 심폐소생술을 시행하지 않은 이유를 묻기 시작했고, 의료진은 환자와 같이 기거하고 있었던 장녀의 결정이었다고 답했다. 환자의 차녀는 자신의 언니를 '아버지를 심폐소생술 하지 않고 죽게 내버려둔' 혐의로 존속살해로, 의료진은 살인방조로 형사고발 했다.

모든 죽음에는 이야기가 있다. 주변사람들이 전혀 예측하지 못한 상황에서 닥치는 급격하고 폭력적인 형태의 죽음은 물론이지만 사회적으로 '호상'이라고 불리는, 천수를 다 한 노인의 죽음이라고 해서 예외는 아니다. 죽음이란 한 개인의 인생에서 벌어지는 여러 가지 일의 대단원의 막을 내리는, 그 개인의 인생의 최대의 사건이기 때문이다. 위생이나 식량 문제가 항상 인류를 위협하던 과거에는 주변에서 사람이, 그것도 삶을 꽃피워보지도 못한 사람이 죽는 일을 보는 것이 그렇게 드물지 않았고 죽음과 삶이 하나라는 생각을 자연스럽게 체화할 수 있었다. 죽음은 지위 여하를 불문하고 비교적 공평하게 찾아왔는데 절반 이상이 어려서 사망했던 유럽의 왕가 자녀들의 생존율을 보면 잘 알 수 있다.

그러나 20세기 들어 과학기술의 발전으로 평균 수명이 급격하게 상승하면서 죽음은 인류에게서 멀어지기 시작했고 죽음이 삶과 하나가 아닌, 삶의 대척점에 있는, 어떻게 해서든 밀어내야 하는 대상이 됐다. 현대 의학은 전쟁 부상자들을 심한 외상으로부터 살려내기 위한 다양한 치료기술을 개발해냈고 이렇게 개발된 기술은 아무런 의문 없이 만성 질환자와 고령자들의 생명 연장을 위해 적용됐다. 그 결과 죽음을 앞두고 나타나는 다양한 신체적 증상은 모두 각각의 진단이 붙고 치료해야 하는 질병으로 바뀌었다.

현대 의학의 도래와 함께 더 이상 죽음 앞에 사람들은 평등하지도 않다. 교과서에 나오는 어느 질병이든 그 사망률은 환자의 경제 조건에 비례해 증가한다. 죽음을 밀어냄과 함께 죽음은 누군가에게 책임을 전가해야 하는 불행으로 간주되기도 한다. 그리고 그 책임은 위의 사례처럼 대부분 죽은 자와 가장 가까운 곳에서 생활을 한 가족 구성원, 그리고 그를 마지막으로 진료한 의료진에게 떠넘겨진다.

가족의 해체라 해도 과언이 아닐 정도로 전통적인 가족 관계가 사라지고 모든 인간관계가 파편화되고 있는 현대에 죽음은 많은 경우 갈등과 반목의 소지가 되기도 한다. 그러나 위와 같이 보편적인 상식을 뛰어넘는 극단적인 사례의 경우에도 실제로 법정으로 가게 되면 상식은 통하지 않는다. 위의 사례에서 짚어 둘 점은 '죽어가는 사람은 어떤 경우에도 심폐소생술을 해야 하고 시행하지 않은 경우 살인이 되는가?'다. 여기에 답을 하기 위해서는 죽어가는 환자의 병전 상태가 심폐소생술 후 환자의 생존 가능성에 가장 중요한 영향을 미친다는 점을 고려해야 한다. 굳이 학술논문들의 결과를 들지 않아도 상식적으로 고령에 여러 가지 상병을 가지고 있어 심정지 이전의 기능이 나쁜 환자의 경우, 심정지는 맨 마지막에 따라오는 결과이기 때문에 심폐소생술을 하더라도 생존 가능성이 희박하다.

반면 젊은 환자로 심정지 이전에 정상적인 생활을 하던 환자나 부정맥 등 심인성 질환으로 심정지가 오는 경우에는 심폐소생술 시행 후 생존 가능성이 높아진다. 병원 밖에서 일어나는 심장 정지에 대해 일반인 심폐소생술(bystander cardiopulmonary resuscitation)의 중요성이 강조되는 이유다. 최근 10년간 대한민국 병원 내에서 발생한 심폐소생술의 생존율은 10%다. 뇌기능이 정상인 생존율은 극소수에 불과할 것이다. 병원에서 심폐소생술 후 열 중 아홉은 환자를 살리지 못한다고 보면 된다.

이렇게 모든 여건이 갖춰진 병원 내 심폐 소생술의 생존율이 일반인 심폐소생술의 생존율과 별 차이가 없는 이유는 물론 대상 집단이 다르기 때문이다. 살 사람을 심폐소생술을 했는지 사망이 임박한 사람을 심폐소생술을 했는지에 따라 소생률은 크게 달라질 수밖에 없다. 그런데도 연명치료 등에 대해 이야기를 나누지 않은 환자가 병원에 입원해 있다가 심정지가 일어나면 의료진은 법적인 책임을 회피하기 위해 일단은 심폐소생술을 시행하는 것이 디폴트 옵션처럼 돼 있다. 이런 상황에서 심폐소생술의 생존율은 높을 수 없다.

그렇다고 심폐소생술의 성공률이 심폐소생술의 적용 대상을 결정하는 기준이 될 수는 없다. 다만 심폐소생술까지 하고 사망을 선고해야 의사들이 할 것을 다 한 것처럼 간주하는 현실은 문제가 있다. 그런데도 이런 상황이 법정에서 시시비비를 따지게 되면 그렇게 상식적으로 처리되지 않는 경우가 있다. 심폐소생술의 실상에 대한 충분한 정보가 주어지지 않기 때문이다. 실제로 외국의 보고에서는 일반인들이 심폐소생술의 생존율을 50% 정도로 생각하고 있다가 실제로는 10%에 지나지 않다는 것을 안 후에 심폐소생술 거절(do not resuscitate, DNR)에 동의하는 경우가 현저히 높아졌다고 한다.

그런데도 심폐소생술을 할지 안할 지를 결정하는 것은 그리 쉬운 문제는 아니다. 심폐소생술을 시행하지 않으면 그 결과는 100% 사망이기 때문이다. 그렇기 때문에 단지 하루라도 삶을 연장시킬 수 있다면 심폐소생술을 할 가치가 있다고 생각할 수도 있다.

사례 2

12년 동안 류마티스관절염으로 치료를 받던 75세 여성 환자가 호흡곤란을 주소로 내원했다. 내원 5개월 전 외래 진료 시에는 특이 증상이 없었으나 내원 3개월 전 호흡곤란으로 인근 병원에서 천식을 진단받고 기도 확장제 등을 투여했지만 증상은 호전되지 않았다. 내원 시 검사 결과 류마티스관절염에 의한 간질성폐렴으로 진단됐고 이미 폐섬유화증이 진행되고 폐기능검사에서 노력성 폐활량(forced vital capacity)이 정상 예측치의 45%에 지나지 않았다. 또한 심초음파 검사 상 폐동맥고혈압과 폐성심의 소견이 관찰됐다. 호흡기내과와 심장내과 담당의는 환자와 가족에게 이러한 상황을 설명하고 특이적인 치료법이 없으므로 집에서 산소치료를 하는 것이 좋겠다고 설명했다. 2개월 동안 집에서 산소치료를 하던 중 환자는 다시 호흡 곤란이 심해져 내원했고 폐섬유화가 더 진행된 것이 확인됐다. 심장내과에서는 더 이상의 치료가 없음을 설명하고 류마티스내과로 환자를 전원 했다. 류마티스내과 담당의는 환자의 자녀들을 불러 상황을 설명했고, 환자가 사전연명의료의향서를 작성했음을 확인하고 상황이 더 나빠지는 경우의 연명치료는 무의미함을 설명했다.

그러나 환자의 아들은 "그것은 시골에서 동네 노인들이 우르르 몰려가 무엇인지도 모르고 서명한 것이니 무시해야 한다"고 주장했다. 또한 "병원에서 포기하라는 식으로 말을 하면 어떻게 하느냐, 왜 그 동안 폐섬유화증을 치료하지 않았느냐"며 언성을 높였다. 담당의사는 류마티스관절염에서 합병되는 폐섬유화증이 일반적으로 무증상이고 환자 증상이 나타나는 경우에는 이미 진행된 단계인 경우가 많다는 사실과 아직까지 특이적인 치료가 없다는 점을 다시 설명했다. 또한 현재의 상황이 무증상으로 지내다가 갑자기 진행된 암을 진단받는 경우와 크게 다르지 않다고 설명했다. 보존적인 치료를 시행했으나 환자의 경과는 점점 악화되고 있었고 폐렴까지 병발됐다.

폐렴이 발생한 다음 날 생체 징후가 불안정해져 일반 병동에서의 치료에 한계가 오자 담당의는 환자에게 "더 이상은 일반 병동에서 치료할 수 없으므로 중환자실로 옮기는 것이 필요하다"고 설명했다. 그러나 환자는 "치료법이 있으면 모르겠으나 그렇지 않은 상황에서는 중환자실에는 가지 않겠다"며 단호하게 거부했다. 다시 나빠진 상황을 가족들에게 설명하자 환자의 딸이 "더 큰 병원으로 가겠다"고 주장했다.

> 담당의는 현재 상황에서 전원은 위험하고 전원을 하더라도 치료가 달라지는 것이 없다고 다시 설명했다. 현재 치료법이라 할 것이 있다면 심폐이식이 유일한 방법이나 환자의 연령을 고려하면 가능하지 않은 대안이라는 것, 그리고 현재의 폐 상태에서는 인공호흡기치료가 폐손상만 더 일으킬 것이라는 것도 설명했다. 또한 담당의는 환자에게 '연명의료계획서'를 다시 작성해야 함을 설명했다. 환자는 발열과 호흡곤란으로 힘든 상황에서도 떨리는 손으로 연명의료계획서에 서명했고, 심폐소생술과 인공호흡기 치료뿐 아니고 수혈, 혈압상승제, 투석도 시행하지 않겠다고 의사를 밝혔다. 폐렴에 의한 고비가 지나가고 3일 후 환자는 저녁식사를 조금 한 후 잠들었는데 새벽 1시경 곁을 지키던 남편이 환자가 숨을 쉬지 않는 것을 보고 간호사실에 알렸다. 환자의 남편은 심폐소생술을 거부했고 환자의 가족들이 모두 모인 새벽 2시 10분에 환자의 사망이 선언됐다.

우리나라에서 사전연명의료의향서가 어떻게 무력화되는지를 보여주는 사례이다. 이 환자가 이미 사전연명의료의향서를 작성했음에도 가족들이 막무가내로 요청했다거나 환자가 명확한 의사표현을 할 수 없는 상황이 됐더라면 연명치료를 하다가 사망했을 것이다. 위 사례에서 의료진이 가족을 설득하기 위해 긴 시간 상담 과정이 필요했던 점, 그 과정에서 보이는 가족들의 전형적인 책임 추궁("지금까지 치료도 못하고 무엇 했느냐?")이나 상급 병원으로의 책임 전가("더 큰 병원으로 가게 해달라")로 상황이 전개된 것을 보면 왜 우리나라에서 연명의료를 피하는 것이 어려운지 잘 알 수 있다. 결국 의료진은 환자의 의사를 반영한 최선의 죽음을 준비하기 위해 죽어가는 환자에게 연명의료계획서를 받는 과정을 반복해야 했다.

사례 3

생후 5개월부터 경기를 시작한 알피 에반스는 정확한 원인을 알 수 없는 퇴행성 뇌질환을 진단받고 의식을 잃은 채 병원생활을 시작하게 됐다. 원인도 모르고 치료법도 없이 1년이 지났고 호흡기능까지 잃는 바람에 인공호흡기 신세를 지게 됐다. 병원은 알피의 뇌 영상 소견상 회생이 불가능할 정도로 뇌조직이 파괴됐다며 더 이상의 연명치료가 환자에게 유익하지 않으니 인공호흡기 사용을 중단할 것을 권고했지만 알피의 부모는 동의하지 않았다.

"어떠한 치료도 알피를 회생시킬 수 없는 마당에 지금의 연명치료 상태를 유지하는 것은 비인간적이며 따라서 불법적"이라는 병원 측 의견에 부모는 법정으로 달려갔다. 그러나 법원은 연명치료를 지속하는 것이 알피의 행복에 위배된다고 판정하고 병원 측의 손을 들어주었다. 대법원까지 항소를 기각하자 알피의 부모는 유럽인권재판소로 가 다시 알피의 생을 연장시킬 방법을 찾으려 했지만 영국 법정도 인권침해로 보고 부모의 뜻을 받아들이지 않았다.

결국 그들은 교황청으로 갔고 교황에게 아들의 목숨을 살려줄 것을 빌었다. 프란치스코 교황이 이들의 간청을 받아들여 이탈리아 외교성은 알피에게 이탈리아 시민권을 발부해 이탈리아의 병원에서 연명치료를 이어갈 가능성을 열어주었다. 그러나 영국 법원은 알피가 영국 시민임을 들어 이탈리아 정부의 결정을 무효화했고 병원은 알피의 인공호흡기를 제거했다.

이 과정에서 많은 영국인이 법원과 병원 앞에서 항의시위를 벌였고 의료진에 대한 폭력 사태까지 발생하면서 이 사건은 국제적인 뉴스가 됐다. 인공호흡기를 뗀 알피는 자발호흡을 지속하다 5일 후 숨을 거두었다.

영국 사례에서 우리가 눈여겨볼 점은 '아이에게 의료적으로 무엇이 최선인지를 부모가 아닌 의사들이 결정할 수 있는가?'다. 직관적으로는 의사의 판단이 부모의 판단에 우선하는 것에 거부감이 들 수 있는데, 실제로는 이런 예가 드물지 않다. 다양한 이유로 치료를 거부하는 부모의 결정에 반해 의사가 아이에게 필요한 치료를 하는 경우가 가장 대표적이다. 다만, 이 경우는 아이의 생명을 구하기 위한 것이라는 점에서 통념에 크게 거슬리지 않을 뿐이다. 서구 사회는 아이에 대한 부모의 재량권을 우리나라보다 훨씬 엄격하게 제한하기 때문에 아이를 제대로 돌보지 못한 부모가 양육권을 빼앗기는 일도 흔하다.

연명의료 논의에서 전면적으로 공론화되지는 않았지만, 또 한 가지 중요한 쟁점은 치료비를 누가 부담하느냐다. 중환자실에서 인공호흡기 등을 장착하는 연명의료 비용은 누가 부담해야 하는 것일까? 어디까지가 국가의 책임이고 어디까지가 가족의 몫일까? 이는 그동안의 연명의료 논의에서 빠져 있던 부분이다. 돈이 사람의 목숨을 좌우지한다는 관념은 여전히 받아들이기 어렵지만 현실적으로 하루에만 수백만 원이 드는 치료비 문제는 무시할 수 없는 사안이다.

| 참고문헌 |

1. Park IY, Ju YS, Lee SY, et al. Survival after in-hospital cardiopulmonary resuscitation from 2003 to 2013: An observational study before legislation on the life-sustaining treatment decision-making act of Korean patients. Medicine 2020; 99(30): e21274.
2. The Guardian. Timeline key events in the legal battle over Alfie Evans. 2018.04.28. Available from: https://www.theguardian.com/society/2018/apr/28/alfie-evans-timeline-of-key-events [cited 2021. Jul 1]

30장 장례의 의미와 현황

김재명 | 건양대학교 의과대학 의료인문학교실

> **사례**
>
> "장소가 집이었으면 좋겠어요. 요즘은 거의 병원에서 임종하는데, 나는 집에서 하고 싶어요. 그래도 내 뜻과 다르게 아마 병원에서 가지 않을까 싶네요."
>
> "먼저 간 사람들 보면 병원에서 (의사)선생님 왔다 갔다 하는 게 안정감이 있더라고요. 집에다 내팽개쳐 놓으면 좀 그래요. 그래서 난 병원에서 죽는 걸 원하죠. 두 번째는 매장 말고 화장을 해달라는 거예요. 암환자 묻어 놓으면 뭐하겠어요?"
>
> "요즘은 거의 다 화장을 하는 것 같은데, 나는 예전부터 화장을 싫어했어요. 묘를 조그맣게 만들어 관 집어넣고 100~150센티미터짜리 돌멩이 하나 세워주면 돼요. 거기다 '유인 경기 이공' 어쩌고 이름만 새기면 되는 거죠. 내 아들이 누구이고 딸이 누구다 하는 것도 뒤에 써주고"
>
> 《호스피스로 삶을 마무리하는 사람들》 146-149쪽

말기환자들이 자신의 장례에 대해 진술한 것을 책에서 일부 인용했다. 죽음이 임박했을 때 많은 사람은 자신의 장례에 대해 생각하고 친지들에게 자신의 마지막을 부탁하기도 한다. 믿고 싶지 않지만 사람이라면 누구나 언젠가는 맞이하게 되는 죽음 앞에서 장례는 어떤 의미를 갖는 것일까? 이 장에서는 장례의 의미와 더불어 장례

의 종류와 절차를 알아본다. 나아가 오늘날 한국 사회 장례문화의 현황을 살펴보고 장례와 관련해 의료인이 갖출 자세를 생각해 본다.

1. 장례의 의미

장례(葬禮)의 사전적 의미는 《한국민족문화대백과사전》에 따르면, '죽은 사람의 시신을 처리하는 과정과 절차를 지칭하는 용어'다. 유교문화에서는 '상례(喪禮)'와 '장례'를 구분하기도 하는데, 장례가 시신을 처리하는 과정만을 의미한다면, 상례는 장례를 포함해 죽은 자의 영혼을 다루는 과정 전반을 포괄하는 개념이라고 한다. 하지만 통상 장례에 이 모든 의미가 포함됐다고 보아도 무방할 것이다. 오늘날 한국 사회의 장례 모습은 대체로 정형화돼 있지만, 장례문화는 시대와 장소에 따라 다양했다.

역사적으로 많은 자료를 남긴 매장의 경우를 보면, 매장지를 선정하는 과정에서부터 이른바 '명당(明堂)'을 찾기 위해 매우 세심하게 준비했다는 것을 알 수 있다. 많은 왕릉에서 발견되는 것처럼 시신을 매장할 때는 망자가 생전에 쓰던 물건을 포함해 여러 부장품도 함께 묻는 경우가 많다. 심지어는 산 사람을 산채로 함께 묻는 순장(殉葬) 제도가 있기도 했다. 무덤 내부를 망자가 살던 집처럼 꾸미기도 한다.

매장을 하는 시기도 죽은 후 곧바로 하기보다는 3일, 5일, 7일 후에 하거나 심지어는 5개월이나 3년까지 그대로 모신 후에 매장하기도 했다. 매장에 대한 이런 모습을 통해 죽은 사람을 마치 살아 있는 존재로 여기거나 사후의 어떤 세계에서 여전히 살아있을 것이라고 생각하고 있음을 엿볼 수 있다. 이러한 관념과 종교의 탄생은 밀접한 관련이 있다.

장례는 죽은 자를 기억하고 애도하고 존경하기 위해 행하는 통과의례(通過儀禮)다. 통과의례는 분리(separation), 전이(transition), 통합(incorporation)의 세 단계로 구성된 일련의 과정을 의미하는데, 가장 보편적인 것은 성년식을 들 수 있다. 성년식은 아프리

카 부족들에서 많이 발견되는데, 성년식을 통해 부모의 보호를 받아야 했던 청소년이 비로소 성인으로 인정돼 사회의 정식 구성원이 되는 것이다. 이를 위해 일단 아동은 마을로부터 외딴 곳으로 분리돼 특정 수련기간을 갖게 된다. 혹독한 격리를 거치면서 아동의 신분을 벗고 성인의 신분으로 전환되는 것이다. 그리고 성인이 돼 다시 마을 구성원으로 통합되는 과정이 성인식이다. 장례 역시 이러한 통과의례에 해당한다. 장례식을 통해 망자는 이 세상 사람의 신분에서 벗어나 저세상에 속한 신분으로 전환되는 것이다.

　망자와 작별하는 장례식은 분위기가 슬프기만 한 것은 아니다. 망자를 당장 다시 만날 수 없다는 사실에 슬퍼하기도 하지만, 망자가 갈 새로운 세상에 대한 기쁨을 나누기도 한다. 그래서 장례식에서는 애도의 울부짖음 뿐 아니라 춤과 노래가 흥겹게 동반돼 마치 축제 같은 분위기가 형성되기도 한다. 이처럼 장례는 죽은 자를 기억하고 함께 슬퍼하면서도 망자가 새롭게 살게 된 사후세계를 기뻐하고 축복하는 망자를 위한 의례다. 힌두교나 불교에서는 환생해 다시 태어날 때 보다 좋은 세상에서 새로운 모습으로 태어나기를 기원하기도 한다. 결국 장례는 망자의 신분이 이 땅을 떠나 새로운 신분으로 새로운 세계에 통합됐음을 공식적으로 확인하고 기념하는 통과의례다.

　장례는 망자를 보내고 남은 사람들에게도 통과의 과정이다. 망자와의 분리 과정을 거쳐 망자없이 변화된 상황에서 새롭게 삶을 꾸려야 하는 것이다. 그래서 장례는 일차적으로 죽은 자를 위한 것이지만 이에 못지않게 남은 자를 위한 의례이기도 하다. 장례를 준비하고 진행하면서 망자를 잃은 슬픔에 빠진 친지들이 황망한 이 상황을 인정하고 감내할 수 있도록 돕는 과정이기도 한 것이다. 장례를 통해 함께 울어주고 때로는 망자에 대한 기억과 추억을 나누면서 함께 웃고 하다 보면 어느덧 다시 살아갈 힘을 얻게 되는 것이다. 매장의 경우 흔히 묘자리를 명당에 모시려는 경우가 많은데 이것은 망자를 위한 것이기도 하지만 남겨진 자손이 무탈하게 잘 살기를 기원하는 의미도 담겨 있다. 이 역시 장례가 남겨진 자들을 위한 의례라는 것을 의미한다.

장례식은 혹시나 망자의 혼이 산 사람들에게 미칠지도 모를 해를 방지하려는 목적도 갖는다. 사람이 죽으면 그저 끝이 아니라 그 영혼은 영속한다는 믿음에 근거해 많은 사람들은 그 영혼이 어떤 능력을 발휘할 수도 있다고 생각한다. 특히 살해를 당하거나 원한을 품고 죽은 경우 등 비정상적인 죽음을 맞이한 사람의 영혼은 이른바 귀신의 형태로라도 산 사람들에게 해를 끼칠 수도 있다는 염려와 공포가 있다. 따라서 죽은 영혼이 이 세상에 영향을 미치지 못하도록 적절한 방법으로 이를 방지하고 관리할 필요가 생긴다. 장례식이 바로 이러한 기능을 담당하기도 한다. 무속에서 망자의 혼을 달래기 위해 행하는 지노귀굿, 장례 후에 망자의 유품이나 옷을 태우는 것도 이런 맥락일 것이다. 결국 장례는 죽은 자를 위한 것이면서 동시에 산 자를 위한 것이기도 하다.

2. 장례문화의 다양성

인류가 언제부터 장례문화를 가지게 됐는지는 정확하게 밝혀지지 않았다. 하지만 학자들은 최소한 네안데르탈인 때부터는 매장과 죽은 자를 애도하는 풍습이 있었다고 주장한다. 네안데르탈인은 현생 인류인 호모사피엔스 바로 직전에 존재했던 고생 인류인데 석기 제작 기술을 가지고 있었고 불을 이용했다고 알려져 있다. 이후 인류의 역사에서는 다양한 형태로 장례문화가 형성됐고 현재까지 이어져 오고 있다. 장례문화는 사후세계에 대한 관념과 밀접한 관련이 있다. 따라서 세계의 다양한 장례문화도 종교적 세계관과 함께 등장했다. 또한 다양한 장례 방식은 지리적이고 환경적인 요인과도 밀접한 관계가 있는 경우가 많다.

1) 매장(埋葬)
인류의 역사에서 가장 많이 발견되는 장례문화가 시신을 땅에 묻는 매장이다. 물론 매장이 화장(火葬)이나 다른 종류의 장례 방식보다 절대적인 빈도수가 많았는지는 확인할 길이 없다. 다만 매장은 무덤의 형태를 취하는 경우가 많아 남겨진 유적과 흔적이 많이 발견되는 것이다. 대부분의 종교문화에서 많이 취하는 방식인데 우리나라도 유교의 영향으로 최근까지 가장 많이 취했던 방식이다.

매장의 기본적인 방법은 시신을 땅에 흙으로 묻거나 돌로 쌓아 덮는 것이다. 이때 땅을 파내어 그 안에 시신을 눕힐 수도 있고 평평한 땅에 시신을 모실 수도 있다. 또한 시신을 그대로 모실 수도 있지만 많은 경우에는 우선 시신을 깨끗이 닦은 후 시신의 손발을 모아 가지런히 한다. 그리고 시신을 천으로 묶거나 온 몸을 감싼 후에 눕힌다. 이때 이집트의 미이라처럼 시신의 장기 부분은 분리해 모시기도 한다. 시신을 눕히는 방향도 중요하게 여기는 경우가 많은데 이슬람교의 경우에는 머리가 메카 방향으로 향하도록 시신을 안치한다. 천으로 감싼 시신은 통상 나무나 돌 혹은 옹기로 만든 관(棺)에 넣어져 땅에 묻힌다. 그 위에 봉분이나 돌무덤을 만들기도 하고 평평한 형태로 두기도 한다. 이집트의 피라미드나 고구려의 장군총처럼 관을 모신 곳을 방처럼 꾸며 특별하게 모실 때도 있다.

오늘날에는 매장 방식이 환경적인 이유 때문에 점차 줄어들고 있지만, 유교적인 방식에 익숙한 경우나 기독교의 부활사상을 강하게 믿는 전통에서는 여전히 많이 선호되는 장례 방식이다. 통상 개인묘를 쓰지만 유교 전통에서는 선산(先山)이라 해 조상님들의 산소를 함께 모시는 별도의 산을 두기도 한다. 서양에서는 묘 하나를 깊게 파서 가족들의 관을 차례로 안치하는 방식을 취하는 경우도 있다.

2) 화장(火葬)

화장은 시신을 불에 태우는 장례문화다. 전통적으로 힌두교와 불교에서 주로 취하는 장례방식이지만 로마를 비롯해 서구 사회에서도 오랜 역사를 가지며 오늘날에도 전 세계적으로 많이 발견되는 장례문화다. 한국에서도 최근에는 화장이 매장보다 많아져 2020년 기준으로 전체 사망자의 88.4%가 화장을 했다(연합뉴스, 2020.10.11).

힌두교나 불교 등 인도에서 발생한 종교들에서는 사람이 죽으면 대체로 화장을 한다. 인도종교에서는 사람이 죽으면 인간의 본질을 구성하는 아트만이 우주적 원리인 브라흐만으로 되돌아간다고 믿기 때문이다. 윤회사상에 근거해 현생에서 지은 행실의 결과에 따라 다른 존재로 환생(還生)한다고 믿는다. 때문에 영혼이 보다 빨리 육체로부터 분리돼 떠날 수 있도록 화장을 한다. 하지만 최근의 세계적인 추세는 이러한 종교적인 이유보다는 매장지의 부족과 관리의 어려움 등 환경적인 이유로 화장을 선택하는 경우가 많아지고 있다.

인도에서는 강변에서 화장을 한 후 시신을 그대로 강이나 바다에 띄우거나 뿌린다. 인도 힌두교의 전통적인 화장은 나무단을 쌓고 그 위에 천으로 감싸 꽃으로 치장한 시신을 올린 후 불의 신 아그니의 불씨를 가져와 불을 붙이는 것이다. 많은 힌두교인들은 화장돼 여신으로 여겨지는 갠지스강에 뿌려지기를 원한다. 영혼이 신의 품에 안겨 다음 생에는 보다 좋은 곳에서 좋은 신분으로 태어나기를 바라기 때문이다. 반면, 한국을 비롯해 현대적인 화장은 통상 화장시설에서 이루어진다. 화장시설에서는 고온의 용광로에서 시신을 태운 후 남겨진 유골을 곱게 가루로 만들어 유골함에 담아 모신다.

불교에서는 스님이 입적하시면 화장을 하고 남은 유골을 별도로 사리함에 담아 탑에 모시기도 한다. 불교에서 탑은 기본적으로 사리함을 모시는 일종의 무덤인 셈이다. 오늘날에는 반드시 불교신자가 아니어도 화장을 하는 경우가 많은데, 이때는 유골함에 담아 별도의 장소에 모시거나 때로는 바다에 모시는 해양장(海洋葬)으로, 때로는 나무 밑에 모시거나 뿌리는 수목장(樹木葬)을 하기도 한다.

3) 노출장(露出葬)

우리에게 비교적 친숙한 매장이나 화장과 달리 현대인들에게는 다소 낯선 장례방식들이 있다. 노출장은 죽은 이의 시신을 묻거나 태우는 것이 아니라 자연상태로 방치해 노출시키는 장례문화를 통칭해 이르는 말인데, 대표적인 것이 풍장과 조장이다. 현대 사회에서는 대부분 사라졌지만 오늘날에도 세계 일부에서 여전히 존재하는 장례 방식들이다.

풍장(風葬)은 말 그대로 시신이 바람에 의해 자연적으로 풍화되도록 땅, 나무, 바위 등에 방치하는 장례문화다. 우리나라에서도 서해안 일부 도서지방에서는 천연두에 걸려 죽은 아이들을 나무에 매달았다고 전한다. 지금은 거의 사라졌지만 아마도 가장 원초적인 형태의 장례 방식이었을 것으로 추정된다. 세골장(洗骨葬)은 시신을 땅에 그대로 방치한다는 점에서는 풍장과 비슷하다. 하지만 세골장은 여기에 그치지 않고 바람에 의한 풍화로 남겨진 유골을 추슬러 이차적으로 매장을 하는 점이 다르다. 한반도를 비롯해 태평양 연안 지역에서 많이 발견된다.

조장(鳥葬)은 우리에게 매우 낯설게 느껴질 수 있는데, 시신을 새가 쪼아 먹도록 방치하는 장례문화다. 오늘날은 거의 사라진 조로아스터교의 장례 방식인데 인도의 서해안과 네팔 지방에서 일부 행해진다. 고대 페르시아 제국에서 번성했던 조로아스터교의 유적이 오늘날 이란 지역에 남아 있는데, 그중에는 조장을 했던 장소인 '침묵의 탑'이 있다. 돌로 둥근 타워 모양으로 건설된 곳에 시신이 눕혀지고 새들이 날아와 살점을 먹도록 방치된다. 조로아스터교에서는 신성한 불로 상징되는 유일신을 믿는데, 그 신의 이름은 '아후라마즈다'다. 이 창조의 신은 상반신은 인간의 형상을, 하반신은 독수리의 형상을 하고 있다. 이런 이유로 신성한 불을 사용하는 화장이 금기시되며 토양을 오염시킬 수 있는 매장보다는 신성한 새에게 시신을 주는 것이다.

천장(天葬)은 티베트 불교의 장례문화다. 조장과 비슷하지만 불교 세계관에 근거한다는 점과 시신을 처리하는 방식이 조장과 차이를 보인다. 조장은 시신을 그대로 방치해 새가 쪼아 먹도록 두지만, 천장의 경우에는 시신을 해부해 해체한 후 천장터에 두어 독수리들이 먹게 한다. 죽은 인간의 영혼이 속히 육신을 벗어나도록 돕는 동시에 천국의 사자(使者)로 여겨지는 독수리에게 보시(布施)하기 위함이다. 보시란 불교 수행법의 하나로 좋은 업을 쌓기 위해 행하는 이타적인 수행 방법을 말한다. 원래 불교에서는 전통적으로 화장을 하지만, 가난한 민중에게는 화장에 필요한 목재를 구하는 것이 여의치 않았던 점, 티베트고원의 자연환경의 요인 등이 천장이 등장한 이유일 것이다.

3. 한국 사회의 장례문화

매장이나 화장은 시신을 처리하고 안치하는 방식을 의미한다. 이것이 장례에서 매우 중요한 요소인 것은 분명하지만 장례는 시신을 다루기 위한 절차 전반을 의미하며 우리가 흔히 장례식이라고 부르는 일련의 과정을 반드시 포함한다. 이러한 장례식은 산 자와 죽은 자가 함께 마지막으로 만나는 자리이기도 한데 종교적인 배경에 따라 그 절차와 방식에서 다양한 모습을 보인다.

한국에서는 통상 유교, 천주교(가톨릭), 기독교(개신교), 그리고 불교 방식이 주요하게 사용되지만, 기본적인 틀은 유교식에 두는 경우가 많다. 따라서 유교식을 좀 더 자세히 살펴본 후 다른 종교들은 특징적인 부분만 다룬다. 또한 여기에서는 다루지 못하지만, 국내에는 천주교, 기독교, 불교 이외에도 많은 민족종교와 신종교가 존재한다. 이런 종교들도 기본 틀은 유교식과 불교식에 두고 저마다의 특성을 부여하는 형태라 할 수 있다.

1) 유교식 장례 절차

한국 사회에서 유교는 특별히 종교적 공동체를 꾸리지 않으며 스스로를 유교 신자라고 밝히는 사람도 거의 없다. 게다가 '유학(儒學)'으로도 불리면서 종교인지 아닌지에 대한 논란이 있지만 종교학자들은 통상 유교를 종교로 분류한다. 유교 역시 여러 종교들처럼 사후관념과 죽음관이 존재하기 때문인데, 유교의 상장례에는 그것이 잘 반영돼 있다. 유교에서는 사람이 죽으면 혼(魂)과 백(魄)이 분리돼 혼은 하늘로 가고 백은 땅으로 간다고 여긴다. 장례는 바로 백을 위한 것이고 상례는 백과 혼을 모두 아우르는 의례를 말한다. 유교식 장례는 한국 사회에서 한국인들이 기본적으로 행하는 장례문화로 여겨져 한국식 장례의 기본 모델이 된다. 정통적인 유교식 상장례 절차는 매우 복잡하고 엄격하지만 여기에서는 일반적으로 많이 사용되는 핵심적이고 기본적인 절차만 살펴본다.

임종(臨終)은 친지나 혈족이 죽음이 임박한 분을 곁에서 지켜보는 것을 말한다. 효(孝)를 강조하는 유교에서는 특히 자녀가 부모의 임종을 지키는 것을 매우 중요하게 여긴다. 수시(收屍)는 고인의 명복을 빌고 눈을 감겨드린 후 온몸을 반듯하게 펴는 것이다. 발상(發喪)은 초상을 알리고 상례를 시작하는 것이고 치장(治葬)은 장례일을 3일장 혹은 5일장으로 정한 후 장지(葬地)를 선정하고 영정(影幀)을 모시는 것을 말한다. 모든 일정이 결정되면 친인척과 주변에 부고(訃告)를 낸다. 고인이 운명하시고 만 하루가 되면 시신을 씻기고 수의를 입히는 염습(殮襲)을 한다. 염습 후 곧바로 시신을 관에 모시는 입관(入棺)을 하고 그 앞에 휘장이나 병풍을 가린 후에 상을 차리고 영정을 모시는 영좌(影座)를 한다. 요즘에는 병원에서 장례를 많이 치르기 때문에 시신은 별도로 냉동안치실에 모시고 따로 빈소를 차린다. 이제 고인의 가족들은 상복을 입어 성복(成服)하고 조문객의 문상(問喪)을 받는다.

장일(葬日)이 되면 고인을 가족과 집으로부터 떠나보내는 발인(發靷)을 하는데 요즘에는 영결식(永訣式)이라고도 한다. 영결식에서는 개식, 분향, 고인의 약력 보고 조사(弔辭), 조객 분향, 호상인사, 폐식의 순서로 진행되는데, 기독교나 불교의 경우 이 부분을 자신들만의 방식으로 대체하기도 한다. 영결식 후에는 장지로 이동해 관을 묘지에 넣는 하관(下棺)을 하고, 성분(成墳)을 해 봉분을 쌓는다. 유교는 기본적으로 매장을 하므로 묘를 쓰지만 요즘에는 화장을 하는 경우도 많은데, 이때는 영결식 후 화장시설에서 화장을 한 후 유골을 모시는 납골당이나 추모관 등으로 이동한다. 매장의 경우 성분이 끝나면 묘소 앞에 영정을 모시고 위령제(慰靈祭)를 드린 후 집으로 돌아와 영혼을 집에 맞아들이는 반우제(返虞祭)를 지낸다. 여기까지가 일반적인 유교식 장례 절차이면서 한국 사회 장례문화의 기본 절차다.

유교식을 철저히 따를 경우에는 장례를 치른 후 3일째 되는 날에 제수를 올리고 분향하며 곡을 하는 삼우제(三虞祭)를 지내기도 하며 장례일로부터 49일째 되는 날에 제사를 드리는 사십구재(四十九齋)를 드리기도 한다. 사십구재는 원래 불교에서 유래한 것이지만 유교에서도 지낸다. 전통 유교에서는 상복을 입고 지내다 3년 후에 상복을 벗는 3년 탈상(脫喪)이 원칙이나 점차 1년 탈상 혹은 백일 탈상 등으로 줄어들었고 최근에는 전혀 하지 않는 경우도 많다.

2) 천주교(가톨릭) 장례 절차

천주교는 천주(天主), 곧 하느님을 모시는 종교인데, 예수를 그리스도(구원자, 메시아)로 고백하는 종교다. 로마 가톨릭교회(roman catholic church)라고도 불리며 이탈리아 로마에 교황을 둔 세계 종교 중 하나다. 동방 정교회(eastern orthodox church) 및 개신교(protestantism)와 함께 그리스도교의 주요한 교파를 구성한다. 한반도에는 조선 후기에 서학(西學)으로 들어왔다가 점차 종교로 수용됐다.

세례를 받은 가톨릭신자였던 경우에 천주교가 정한 장례 절차에 따라 장례를 치를 수 있다. 가톨릭에서는 한국천주교주교회의 전례위원회에서 2018년에 편찬한 《장례예식》과 《장례미사》가 마련돼 있다. 장례예식서에는 장례 절차 전반에 대한 안내와 기도문이 수록돼 있는데, 신앙에 벗어나지 않는 범위 내에서 한국 전통의 관습이나 의례와 병행하는 것이 허용되는 점이 특징적이다. 이것은 천주교가 조선시대에 한반도에 수용되는 과정에서 우여곡절을 거쳐 형성된 독특한 특성이다.

상장례의 기본적인 절차는 유교식과 유사하지만, 매 순서에서는 천주교식 예배(미사, 성사)가 진행된다. 죽음이 임박하면 신부님을 청해 병자성사(종부성사)를 받는데, 자신의 죄를 고백하고 용서받는 고해성사를 위해 모두 물러난다. 신부가 없을 경우에는 가족이 성서 구절을 읽어주고 격려한다. 운명하시면 성초를 밝히고 임종기도, 성모 호칭 기도, 묵주기도 등을 읽는다. 임종 후 시신의 옷을 갈아입히고 손발을 가지런히 한 후 입관 때까지 위령기도를 올린다. 천주교에서는 영혼이 잠시 머무르는 연옥(煉獄) 교리를 믿는데, 혹시 연옥에 있을지 모를 고인을 위한 위령미사(연미사)를 드린다.

　천주교인은 모두 소속된 성당이 있는데 본당 신부와 상의해 장례일정을 정한다. 유교식을 따라 염습과 입관을 하고 염습실에는 초를 밝히고 신부가 축도한 성수를 준비한다. 유교식처럼 빈소에서 조문을 받는다. 장례일에는 위령미사와 고별식을 행하는데, 장례식장의 영결식장을 이용할 수도 있고 고인을 모신 관을 성당으로 옮겨 진행할 수도 있다. 매장의 경우는 장지로 이동해 묘지축성기도를 하고 성수를 뿌린 후 하관기도를 하고 하관한다. 화장의 경우는 화장시설로 이동해 화장 후 봉안하거나 수목으로 안치한 후 추모기도를 드린다. 장례 후에는 3일, 7일, 30일, 소상과 대상 때 위령미사를 올리고 가족의 고해, 영성체를 행한다. 유교식을 따라 간소한 음식을 차리거나 묘소를 찾아 잔디를 입히고 성묘하는 것이 허용된다.

3) 개신교 장례 절차

　개신교는 '프로테스탄티즘(protestantism)'으로 불리는 그리스도교의 한 갈래다. 로마 가톨릭교회로부터 16세기 종교개혁(reformation)을 통해 등장했다. 우리나라에서는 개신교를 흔히 기독교라고 부르지만, 실상 기독교(基督敎)는 그리스도교(christianity)와 동의어로 예수를 구원자인 그리스도로 고백하는 종교 일반을 지칭한다.

　개신교 장례의 기본적인 틀은 유교식을 따른다. 하지만 모든 순서가 예배의 형식을 갖추어 진행되는 경우가 많다. 예컨대 고인께서 숨을 거두시면 임종예배를 드리고 고인을 관에 모실 때는 입관 예배를, 장지로 향하는 발인 때는 발인예배를, 장지에 도착해 묘소에 모실 때는 하관예배를 드린다. 유족들을 위해서는 별도의 위로예배를 드리기도 한다. 예배의 순서는 교파마다 교회마다 약간의 차이가 있지만, 대체로 일반적인 약식 예배 순서를 따른다. 통상 묵도, 찬송, 성경 봉독 및 설교, 기도, 찬송, 묵도 혹은 축도로 진행된다. 영결식 때 드리는 예배가 가장 중요한데, 개식사, 찬송, 기도, 성경 봉독, 시편 낭독, 기도, 고인의 약력 보고, 설교, 주기도문, 찬송, 헌화, 출관 등의 순서로 진행된다. 이것 역시 교파나 교회 혹은 상황에 따라 순서가 빠지거나 적절히 조정된다. 예배 때는 신도들이 함께 참석해 찬송을 합심해 부르는 것이 특징적이다.

개신교는 기본적으로 부활신앙을 믿으며 신실한 신자는 죽어서 천국에 간다고 생각하기 때문에 죽음을 슬퍼하지 않으려 한다. 때문에 유교와 달리 곡(哭)을 하지 않는 경우가 많다. 또한 절을 일종의 우상숭배로 여기는 면이 있어 가능하면 절을 삼가도록 권면한다. 마찬가지 이유로 제사상도 차리지 않는다. 부활신앙으로 인해 대체로 매장을 선호하거나 매장만 허용했었는데, 최근에는 개신교에서도 화장에 대한 신학적 해석이 보강되고 여러 사회적, 환경적 요인과 맞물려 화장이 점차 늘어나는 추세다.

4) 불교식 장례 절차

불교는 삼국시대에 한반도에 전래됐는데, 무속 신앙과 더불어 오랜 역사를 갖는 종교다. 불교는 인도에서 일종의 힌두교 개혁운동으로 시작됐는데 정작 인도에서는 크게 번성하지 못하고 중국으로 전파된 후 동아시아에서 크게 성장했다. 고려 말에 한반도에 전래된 유교가 상류층의 종교였던 것에 비해 불교는 무속과 결합되면서 확고한 민간신앙으로 자리잡았다. 불교의 장례를 '다비(茶毘)'라 하는데 범어 자피타(Jhapita)를 음역한 말로 시신을 불로 태우는 화장(火葬)을 의미한다.

불교식 장례 절차도 큰 틀에서는 유교식과 비슷하지만, 불교 경전을 소리내어 읽는 독경(讀經), 나무아미타불(南無阿彌陀佛)을 반복하면서 부처님께 귀의한다는 염불(念佛)이 특징적이다. 영결식, 곧 다비식의 순서는 대체로 다음과 같다. 먼저 개식(開式)하고 불법승(佛法僧)의 삼보(三寶)에 돌아가 의지한다는 삼귀의례(三歸儀禮)를 갖는다. 불은 부처, 법은 불법, 승은 승려를 의미한다. 고인의 약력을 보고한 후 고인을 위해 스님이 부처의 가르침을 설법(說法)한다. 고인이 극락세계에서 편히 잠들기를 바라면서 종의 일종인 요령(搖領)을 흔들면서 고인의 혼을 부른다. 헌화(獻花)하고 독경(讀經)한다.

추도사(追悼辭)를 한 후 참례자들이 향을 태우면서 고인의 명복을 빈다. 모든 중생을 교화하고 번뇌를 끊고 법문을 배워 불도를 이루겠다는 사홍서원(四弘誓願)을 하고 폐식(閉式)한다.

영결식이 끝나면 화장을 한다. 화장이 끝날 때까지 염불이 끊이지 않으며 화장이 끝나면 쇄골(碎骨)해 유해를 절에 봉안하고 제사를 지낸다. 봉안한 절에서 49재(四十九齋)와 백일재(百日齋)를 지내고 3년 제사를 모신다. 제사 지낼 때는 상차림에 육류, 생선, 술을 사용하지 않는다.

4. 죽음의 의료화와 의료인의 자세

의료화(medicalization)란 예전에는 문제시되지 않았던 삶의 영역들이 점차 의학적인 판단 아래에 놓이게 되는 과정을 의미한다. 예컨대 체중, 흡연, 성생활 등 생활양식과 관련된 일상사가 위험이 수반된 질병으로 여겨져 의학 전문가의 치료 대상이 되는 것을 말한다. 이 과정에서 사람들은 다방면에 걸친 돌봄을 받아 건강한 생활을 유지할 수 있는 긍정적인 측면도 있지만, 자신의 삶의 통제력을 의학적 판단에 빼앗기는 부정적인 측면도 발생한다.

죽음의 의료화도 이런 맥락에서 등장했다. 한국인의 사망 장소는 1991년에는 주택이 75%, 의료기관이 15.3%였다. 하지만 2018년에는 주택 임종이 14.3%, 의료기관 임종이 76.2%로 비율이 완전히 역전됐다. 이제는 사람들이 죽음에 임박하면 무조건 병원으로 달려가는 것이다. 병원에는 모든 시설과 장비가 완비돼 있다. 따라서 조금이라도 생명을 살리기 위해서는 어쩔 수 없는 일이고 당연한 과정이다. 실제로 응급실에서 기적적으로 생명이 소생하는 일도 적지 않다. 그런데 이러한 추세는 결국 인간 삶의 모든 면이 의학적 판단 아래에 놓이게 되는 것을 의미하며 스스로의 삶의 통제력도 점차 상실되는 것을 뜻한다. 죽음 역시 예외가 아닌 것이다.

이런 추세가 반영돼 오늘날 한국 사회의 장례는 대부분 병원 장례식장에서 치러진다. 시신 처리에서부터 문상까지 모든 것이 장례식장에서 이루어진다. 모든 편의시설과 인력이 준비돼 있기 때문에 편리함과 효율성이 증대된다. 하지만 그 과정에서 죽음은 철저히 보이지 않는 공간으로 감춰진다. 가정에서 죽음을 맞이할 때는 주변의 사람들이 자연스럽게 죽음을 목도하고 장례에 동참할 수 있었다. 하지만 이제는 장례식장으로 초대받지 않으면 누구도 고인의 죽음을 알 수 없다. 그리고 문상객도 장례식장을 방문해 조문하고 조의금을 전달하고 식사하고 오면 그것으로 죽음은 다시 잊혀진다. 현대화되고 정형화된 장례식장 문화가 깊이가 없거나 비인간적이기만 한 것은 아니다. 하지만 무언가 아쉬움이 남는 것도 사실이다.

의료인이 이러한 추세를 거스를 어떤 영향력을 발휘할 수는 없다. 이것은 시대의 큰 흐름이다. 하지만 이런 상황에서 한 가지 분명한 사실은 오늘날 거의 모든 사람들이 병원에서 의료인을 마지막으로 접하면서 죽음을 맞이한다는 점이다. 다시 말해 의료인의 사망선고로부터 장례가 시작된다는 사실이다. 현재는 의료인이 고인의 사망을 선고하는 순간 의료인의 역할이 끝난다. 때로는 아무 말 없이 무덤덤한 표정으로 사망선고를 하고 사라지기도 한다. 과연 이것이 옳은 일일까 점검해 볼 필요가 있다. 병실에서 임종 후 곧바로 영안실로 시신을 옮기는 일이 있기도 하는데, 최소한 유족들이 고인과 충분한 작별의 시간을 가지거나 종교 의례를 행할 수 있게 해야 한다. 이것은 병원이나 영안실 관계자가 일차적으로 담당할 일이겠지만 의료인도 이 점을 염두에 두고 유족을 배려하며 차분하게 안내해야 할 것이다.

| 참고문헌 |

1. 건양대 웰다잉 융합연구회. 세계의 장례와 문화. 서울: 구름서재, 2019.
2. 건양대 웰다잉 융합연구회. 지혜로운 삶을 위한 웰다잉. 서울: 구름서재, 2016.
3. 류성민. 종교와 인간. 오산: 한신대출판부, 1997.

4. 리차드 컴스탁. 종교의 이해. 윤원철 역. 서울: 지식과 교양, 2017.
5. 유초아 외. 한국인의 생사관. 파주: 태학사, 2008.
6. 윤영호. 나는 한국에서 죽기 싫다. 서울: 엘도라도, 2014.
7. 장경철, 강진구. 죽음과 종교. 서울: 두란노, 2014.
8. 질병체험이야기 연구팀. 호스피스로 삶을 마무리하는 사람들(환자와 가족이 전하는 생생한 질병체험담). 서울: 한빛라이프, 2015.
9. 한국종교연구회. 종교 다시 읽기. 서울: 청년사, 1999.
10. 한국죽음학회. 한국인의 웰다잉 가이드라인. 서울: 대한문화아카데미, 2011.
11. 중앙일보. 사망자 10명 중 1명만 집에서 임종, 가정사망 역대 최저. 2019. 03. 03. Available from: https://www.joongang.co.kr/article/23400316.

31장 유족의 사별돌봄

박혜윤 | 서울대학교 의과대학 정신건강의학과

> **사례**
>
> 46세 여성이 숨이 막히고 가슴이 터질 듯한 압박감을 느껴 응급실로 왔다. 만성요통에 시달리는 것 이외에는 특별한 질환이 없었고, 시행한 혈액검사, 심전도, 흉부X선 검사에서 모두 정상이었다. 3개월 전에 남편이 교통사고로 사망했다. 남편이 사망한 이후 환자는 식사를 잘 하지 못하고 잠을 잘 이루지 못했다. 자주 숨이 막히고 가슴이 답답하면서 온몸이 굳는 느낌이 들었다. 때로는 현실이 낯설게 느껴지고 남편 생각이 끊임없이 떠오르면서 남편이 운전하지 못하게 막지 못한 것에 자책하는 마음이 들었다. 자신의 마음을 알아주는 사람들이 없다고 느꼈고 사별 이야기를 하고 싶지 않아 사람들과의 만남을 꺼렸다. 아이들도 돌보고 남편이 하던 사업을 정리해야 하는데, 어떻게 해야 할지 막막해 아무것도 결정을 할 수 없었다.

한 사람의 죽음은 그 사람을 둘러싼 가족과 지인들에게도 커다란 영향을 미친다. 사랑하는 사람이 사망하는 것은 인생에서 경험하는 매우 힘든 일 중 하나다. 많은 경우에는 애도 과정을 거쳐 점차 사랑하는 사람이 없는 삶에 적응해 간다. 하지만 개인에 따라 애도 과정에서 겪는 고통의 정도와 어려움이 다르며 일부는 이차적인 신체적, 정신적 문제를 겪게 돼 전문적인 도움이 필요한 경우도 있다.

완화의료가 발전하면서 말기환자가 남은 생을 잘 보내도록 돕는 것뿐 아니라 환자가 사망한 후 유족들을 돌보는 것도 중요한 서비스가 됐다. '사별돌봄(bereavement care)'은 사랑하는 사람을 잃은 사람이 사별의 과정을 적응하며 통과할 수 있도록 지지하고 필요한 경우 적절한 치료를 제공하는 행위다. 이번 장에서는 애도 반응을 이해하고 애도 과정에 있는 유족들을 지지하는 애도상담의 기본에 대해 설명한다.

1. 사별 관련 용어의 정의 개념

애도와 관련된 상담에서 사별(bereavement), 애도(grief), 비탄(mourning) 등의 용어가 자주 사용된다. '사별'은 가까운 사람 혹은 사랑하는 사람이 사망한 이후 적응해 나가는 일련의 과정을 말한다. '애도'는 상실에 대한 정서적, 행동적, 사회적, 기능적 반응을 뜻한다. 애도에서 상실의 사건은 죽음에만 국한되지 않고 실직, 이혼, 자녀의 출가 등 다양한 형태가 있을 수 있으나 이 장에서는 죽음에 특정해 사용하고자 한다. '비탄'은 장례나 추모 등 애도 반응이 관습적, 문화적 양식을 통해 표현되는 것을 일컫는다.

2. 정상적인 애도 반응

애도 중에 있는 사람을 상담하기 위해서는 우선 정상적인 애도 반응을 이해해야 한다. 유족들은 사별 이후 슬픔, 비탄 등 정서적 반응뿐 아니라 신체적, 인지적, 행동적 측면에서 애도 반응을 겪는다. 애도 중에는 평소에 나타나지 않던 다양한 신체적, 정서적 반응을 보일 수 있고 커다란 고통을 동반하기 때문에 병적으로 보일 수 있다.

또한 애도 반응은 개인에 따라 그 양상과 경과의 차이가 크기 때문에 정상적인 애도 반응과 병적인 애도 반응의 구분이 어려울 수 있다. 정상적인 애도 반응의 양상은 정서적, 신체적, 인지적, 행동적 측면에서 다음과 같이 나타날 수 있다.

(1)정서적 측면: 슬픔은 가장 흔한 감정이다. 무감각이나 멍해지는 것도 상실 직후에 자주 보고되는데 자신을 보호하려는 정상적인 방어 기제인 경우도 있다. 분노도 종종 나타나는데 다루기 어려운 감정으로 느껴질 수 있다. 신, 운명, 주변 가족, 의료진, 때로는 자기 자신이나 고인 등 다양한 대상을 향해 분노의 감정이 들게 된다. 이는 상실 앞에서 아무것도 할 수 없다는 무력감을 동반하게 된다. 사랑하는 사람은 죽고 나는 살아남았다는 죄책감도 흔한 감정 중 하나다. 자살 혹은 사고로 자신이 고인의 죽음에 과실이 있는 경우에는 죄책감이 해결하기 힘든 문제가 되기도 한다. 그 밖에 앞으로 고인이 없는 삶을 직면하면서 느끼는 불안, 외로움과 그리움, 해방감, 안도감 등도 경험할 수 있다.

(2)신체적 측면: 신체적인 측면에서도 여러 가지 증상이 나타날 수 있다. 신체 증상은 여러 애도 반응 중 애도자가 병원을 방문하게 되는 계기가 되곤 한다. 식욕이 없어지고 잠을 잘 자지 못하는 등 식사와 수면의 변화가 흔하다. 가슴이 답답하거나 숨이 막힘, 배가 텅 빈 것 같은 느낌, 위약감, 피로감, 입마름 등도 자주 나타난다.

(3)인지적 측면: 처음에는 사별을 믿으려 하지 않거나 혼란스러움 등이 나타날 수 있다. 사별 이후 상당 기간 동안 고인에 대한 생각에 몰두하거나 잊으려 해도 고인에 대한 생각이 떨쳐지지 않고 반복적으로 떠오를 수 있다. 고인이 현존하는 느낌과 환각도 정상적인 애도 반응에서 경험할 수 있다. 인지 기능에도 영향을 주어서 주의 집중력이 떨어지고 중요한 결정을 내리기가 어려워진다. 심한 경우, 죽음이나 고인을 따라가고 싶은 생각도 들 수 있다. 삶이 무가치하게 느껴지고 삶과 죽음의 의미에 대한 자신의 가치관 혹은 신의 존재에 대한 의심 등 종교적인 신념이 흔들리는 경험을 하기도 한다.

(4)행동적 측면: 고인 이외 다른 사람이나 다른 일에 관심을 잃는다. 사람들을 피

하고 사회적으로 위축돼 지낸다. 고인을 생각나게 하는 것을 피하기도 하고 반대로 고인과의 연결감을 느끼기 위해 특정 장소를 방문하거나 고인을 생각나게 하는 물건을 지니는 등의 행동을 보일 수 있다. 다른 증상으로는 고인을 찾고 부름, 한숨, 울부짖음, 부산한 행동이나 우왕좌왕하는 모습, 유품 남겨놓기 등이 있을 수 있다.

고인이 사망한 지 수주에서 수개월 사이에 격렬한 애도 반응을 보이다가 많은 경우 1~2년에 걸쳐 점차 고인에 대한 강렬한 반응이 줄고 고인이 없는 삶에 적응해 나간다고 한다. 그런데 애도 중인 사람의 개인적 특성, 고인과의 관계나 고인의 역할 등에 따라서 그 이상 걸릴 수도 있다. 사랑하는 사람에 대한 애도는 특정 기간 후에 끝나거나 완결되는 것이 아니라 다른 형태로 고인을 기억하고 추모하는 형식으로 지속된다. 애도 반응에서 회복된 사람의 특성은 고인을 생각하면서도 자신의 삶과 다른 사람과의 관계에 에너지를 가지고 가꾸어 갈 수 있다. 고인에 대한 생각을 할 때도 격렬한 반응이 줄어들고 그리움과 사랑, 슬픔, 상실 등 여러 감정들이 혼재돼 있다. 정상적인 애도 과정에서도 수년이 지난 후 고인을 생각나게 하는 사건이나 단서에 갑작스럽게 격렬한 반응(예. 고인의 생일이나 기일 등에 보이는 기념일 반응)을 보일 수 있다.

3. 애도 반응에 영향을 미치는 요소

애도 반응에는 사별의 특성, 애도하는 사람의 개인적, 심리사회적 특성, 사별 이후의 경험 등이 복합적으로 영향을 미친다.

사별과 관련된 요소로 어떠한 사람을 사별했는지, 즉 상실의 대상을 꼽을 수 있다. 배우자, 자녀, 부모, 형제자매, 친구 등 상실의 대상이 누구인지에 따라서 애도 반응이 달라진다. 또한 사별한 고인과의 관계의 내적인 성격도 중요하다. 똑같이 배우자를 잃은 사람들이라고 하더라도 그 배우자와의 관계의 질과 애착의 강도에 따라 애도 반응이 달라진다. 애착의 강도가 클수록, 생전 고인이 맡았던 역할이 애도하는 사람의 삶에서 비중이 컸을 때, 또한 해결되지 않은 갈등이 있었을 경우에 애도가 더 어려울 수 있다. 고인의 죽음의 방식도 애도에 영향을 주게 된다. 죽음의 돌발성과 예측 가능성(예: 만성질환으로 인한 죽음, 사고로 인한 죽음 등), 예방 가능성, 사망의 원인(자살이나 타살 등 특히 사회적으로 금기시되는 원인), 임종돌봄의 장소나 과정 (예: 중환자실에서 침습적 처치를 오랫동안 받음) 등도 애도에 영향을 줄 수 있다.

애도를 겪는 사람의 개인적 요소로 우울증 등 과거 혹은 현재의 정신과적 문제와 이전의 사별 경험 등이 애도 반응에 영향을 줄 수 있다. 사회적 지지도 매우 중요하다. 사랑하는 사람에 대한 상실감이 깊더라도 남아있는 유대 관계를 통해 절망감을 완화할 수 있고 사별 이후 생활의 변화에 적응하는 과정에서도 주변에서 도움을 줄 수 있다. 개인의 종교적, 영적인 가치관도 애도 반응에 영향을 준다. 사별은 많은 경우 개인의 정체성과 삶에 대한 가치관에도 큰 충격을 주는 사건이기 때문에 삶과 죽음에 대한 가치관이 사별 경험을 자신의 삶에 통합하는 데 중요한 역할을 하게 된다.

또한 고인의 죽음 이후 겪는 실제적인 변화들도 애도 반응에 영향을 미친다. 고인이 맡았던 역할이나 사별의 경험 등으로 경제적 변화, 사회적 변화 등을 겪게 되는데, 고인이 없는 생활에서 겪게 되는 변화가 클수록 애도 과정에서 적응해야 하는 부담이 늘어나게 된다. 주변에서 고인의 사망을 어떻게 받아들이는지도 영향을 주는데, 특히 자살이나 대형사고사 등 사회적으로 금기시되거나 주목을 받는 죽음의 경우에는 더욱 그러하다.

4. 애도 과정에 관한 이론적 이해

애도 과정에 대해 많은 연구자가 이론적 틀을 제시했다. 특히 애착이론의 대가 볼비(Bowlby)를 비롯해 파크스(Parkes), 린더만(Lindermann), 웨스트버그(Westberg), 엘리자베스 퀴블러 로스(Elisabeth Kübler-Ross) 등이 애도 과정을 단계 (stage 혹은 phase) 이론으로 설명했다.

단계 이론은 애도의 경험을 이해할 수 있는 유용한 틀이 되지만 애도의 과정을 직선적으로 이해하거나 모든 사람이 겪어야 하는 과제로 오해할 위험이 있기 때문에 애도의 경험은 개인에 따라 많은 차이가 존재한다는 점을 주의해야 한다.

애도의 과정을 대략 세 단계로 나누어 볼 수 있다. 사별 직후 첫 번째 단계는 충격, 불신, 부정의 시기로 이 단계에서는 사별을 수용하는 것이 어렵다. 사랑하는 사람의 죽음이라는 현실을 직면하는 순간부터 수시간에서 수주까지 지속될 수 있다. 사별을 처음 직면할 때 커다란 충격과 함께 다양한 수준에서 믿겨지지 않거나 부정하는 마음과 함께 무감각한 느낌이 든다. 이 시기에 가장 중요한 과업은 사별이라는 현실을 수용하는 것이다.

두 번째 단계는 급성 비탄기 시기가 수주에서 수개월간 이어진다. 사별을 인정하고 받아들이면서 상실에 대한 강렬한 고통을 겪는데, 정서적 괴로움뿐 아니라 불면과 가슴 답답함, 소화불량 등 신체적 괴로움도 수반되는 경우가 많다. 고인에 대한 생각에 사로잡히고 사람들과의 만남을 피하는 등 애도 반응이 일상의 대부분을 차지하거나 생활에 상당한 영향을 준다. 세 번째 단계는 재출발(reinstitution) 혹은 재구조화(reorganization)시기다. 차츰 신체적, 정신적 고통이 줄어들고 고인이 없는 생활에 적응해간다. 고인이 없는 세상과 삶에 초점을 두고 새로운 관계나 역할을 할 수 있는 것이 특징이다.

5. 복합성 애도

많은 연구에서 사별을 겪는 대부분의 사람들은 개인에 따른 차이가 있으나 자신의 회복력과 주변의 지지를 통해 병적인 문제로 이어지지 않고 회복해간다고 보고되고 있다. 이중 일부는 지속적인 적응 문제와 우울 등의 정신병리적 문제를 갖게 되는

데, 시어(Shear)는 이를 '복합성 애도(complicated grief)'라는 개념으로 설명했다. 복합성 애도는 만성형 애도, 지연된 애도, 과장형 애도, 위장형 애도 등으로 나누어진다. 복합성 애도의 대표적인 형태인 만성형 애도는 사별 이후 최소 6개월 이상 심각하고 지속적인 분리 문제와 강렬한 외로움을 겪고 고인을 계속 찾거나 사로잡혀 있는 것이다. 복합성 애도의 위험인자로는 배우자 혹은 아이의 사별, 낮은 지지체계, 불안정한 애착관계, 이전의 정신과적 문제, 죽음의 방식 (예. 자살이나 타살 등 폭력적인 죽음) 등이 있다.

미국정신의학회 정신질환 진단 분류 체계인 《정신질환 진단 및 통계 편람》 제5판 (Diagnostic and Statistical Manual of Mental Disorders, Fifth Edition, DSM-5)에서는 복합 애도를 공식적인 정신 질환 분류에 포함하지 않았으나 지속성 복합애도장애 (persistent complex bereavement disorder)로 명명하고, '후속 연구가 필요한 상태'로 분류하고 있다. 이 기준에 따르면, 진단 기준 A에서 친밀한 관계에 있는 사람의 사별 경험, 진단 기준 B에서 고인에 대한 지속적인 갈망과 그리움, 사별에 대한 강렬한 슬픔과 정서적 고통, 고인에 대한 몰두, 죽음을 둘러싼 상황에 대한 몰두 중 한 개 이상의 증상이 성인의 경우 12개월 이상, 아동의 경우 6개월 이상 지속돼야 한다. 진단 기준 C에서는 죽음에 대한 반응적 고통과 사회적 정체성 혼란에 해당하는 12가지 증상 중 6가지 이상이 지속되면서 임상적으로 유의미한 괴로움이나 기능 저하를 초래하고, 문화적으로나 종교적으로 부합하지 않을 때 진단할 수 있다.

복합성 애도가 있는 경우에는 우울증, 외상 후 스트레스 장애, 물질 남용 등의 정신과적 문제로 이어질 위험이 높고 적응적인 애도 과정을 거치기 어렵기 때문에 전문가의 평가와 개입을 받는 것이 좋다.

6. 애도상담

애도 문제를 의료인이나 상담가가 다루는 때는 말기환자가 완화의료 서비스를 받으면서 그 환자의 가족에게 사별돌봄을 제공하는 경우, 애도 중에 불면이나 소화불량, 호흡 곤란 등 신체 증상으로 진료를 받게 되는 경우, 그리고 우울이나 심한 불안 등 힘든 심리 증상을 해결하기 위해 전문가를 찾는 경우 등이 흔하다. 환자 혹은 내담자가 애도를 주호소로 오지 않았더라도 애도 문제가 현재 겪는 어려움에 중요한 영향을 미치고 있다고 판단될 경우에는 이를 다루는 것이 문제를 해결하는 데 중요하므로 의료인이나 상담가들은 애도 문제에 민감하고 익숙해질 필요가 있다.

1) 애도 과정의 과업과 평가

애도 과정은 사랑하는 사람의 죽음을 받아들이면서 고인이 없는 삶을 새롭게 만들어 나가는 개인적이면서 역동적인 과정이다. 워든(Worden)은 애도 과정에서 다음의 네 가지 과업을 달성해야 한다고 했다. (1)상실의 현실을 받아들이기, (2)사별로 인한 슬픔의 고통 경험해 내기, (3)고인을 잃은 환경에 적응하기, (4)고인을 마음의 공간에서 재배치하고 삶을 이어 가기가 그것이다. 앞에서 언급한 애도 과정의 단계 이론과 함께 워든의 과업도 애도 중인 사람의 애도 양상을 이해하는 데 유용하다.

애도 중인 사람을 평가할 때는 애도 과정에 영향을 미치는 인자와 위에서 언급한 애도 과정의 과업이 어떻게 진행되고 있는지 살펴보아야 한다. 복합성 애도의 위험 인자 및 물질/약물 사용 등 비적응적인 대처 방식에 대해 평가한다. 이어서 복합성 애도와 정신과적 질환 여부를 진단해 전문적인 개입이 필요한지 여부를 판단한다.

2) 개입

사별은 상담자에게도 다루기가 꺼려지는 주제이고 사별에 대한 논의를 피하는 문화 등의 영향으로 애도 문제는 임상에서 잘 다뤄지지 않을 가능성이 있다. 애도는 한 개인에게 특별하고도 강렬한 경험이기 때문에 애도와 연관된 문제로 상담할 때는 애도 이슈를 구체적으로 다루어 주는 것이 효과적이다. 워든은 앞에서 말한 애도의 네 가지 과업에 부합하는 애도상담의 네 가지 목표를 다음과 같이 제시했다.

(1)상실에 대한 현실적 자각을 증대시키기, (2)사별가족에게 영향을 미치는 요소들을 다루기, (3)사별가족이 사별 이후 겪는 여러 측면의 어려움을 극복하고 재정리할 수 있도록 돕기, (4)사별가족이 편안하게 자신의 인생에 다시 집중하면서도 고인을 기억할 수 있도록 하기다. 애도를 다루는 모든 상담에서 이러한 목표를 다 충족할 수는 없으나 이러한 방향성을 갖고 상담을 진행하는 것이 도움이 된다.

정상적인 애도 과정에 있고 복합성 애도의 위험인자가 적거나 심리사회적인 역량이 충분한 경우에는 스스로 혹은 주변의 지지를 받으면서 애도의 과업을 해결해 가기 때문에 반드시 치료적인 개입이 필요하지는 않다. 정상적인 애도 과정에 있다고 판단될 경우에는 애도 중인 사람이 자신의 감정을 자각하고 경험하는 시간을 허락하면서 애도 과정에서 일어나는 낯선 변화를 자연스럽고 정상적인 것으로 이해하고 애도 반응의 개인적인 차이가 존중받을 수 있도록 촉진하는 것으로 대체로 충분하다. 고통스러운 신체 증상을 덜어주면서 식이와 수면, 적절한 일상 활동, 동반 질환 관리 등 신체 건강을 유지할 수 있도록 돕는 것도 유용하다.

하지만 복합성 애도나 우울증 등 병리적인 문제가 의심될 경우, 6개월에서 1년 이상 강렬한 애도 반응이나 비적응적인 행동이 지속될 경우, 특히 이에 더불어 개인의 회복력과 사회적 지지가 취약한 상황에 놓여있을 경우에는 자연스러운 회복 과정이 진행되기 어려울 가능성이 높다. 이때는 정신 건강 전문가에게 의뢰하거나 지지 체계를 동원하는 등 적극적으로 대처하는 것이 낫다.

| 참고문헌 |

1. 육성필, 박혜옥, 김순애. 애도의 이해와 개입. 서울: 박영스토리, 2019.

2. 제이 윌리엄스 워든. 유족의 사별슬픔 상담과 치료. 이범수 역. 서울: 해조음, 2009.

3. 스테펜 제이 프리먼. 애도상담. 이동훈, 강영신 역. 서울: 사회평론아카데미, 2019.

4. Meagher DK, Balk DE, Handbook of thanatology (2nd ed). New York: Routledge, 2013.

5. Chochinov HM, Breitbart W. Handbook of Psychiatry in Palliative Medicine (2nd ed). Oxford: Oxford University Press, 2012.

6. Stroebe MS, Hansson RO, Schut H, Stroebe W, Handbook of bereavement research and practice, Washington, DC: American Psychological Association, 2008.

7. Sadock BJ, Sadock VA, Ruiz P. Kaplan & Sadock's Synopsis of Psychiatry: Behavioral Sciences/Clinical Psychiatry (11th ed). New York: LWW, 2014.

32장 죽음교육의 역사

공혜정 | 건양대학교 의과대학 의료인문학교실
김옥주 | 서울대학교 의과대학 인문의학교실

죽음학은 크게 일반죽음학(general thanatology)과 응용죽음학(applied thanatology)으로 구분할 수 있다. 일반죽음학에서는 죽음의 이해, 죽어감(dying)과 임종 결정, 상실·비탄·애도의 치료 등 관련된 주제에 대해 철학, 종교학, 사회학, 심리학, 인류학, 문학, 법학, 예술 등에서 접근하고 있다. 응용죽음학에서는 호스피스·완화의료(생애말기 환자에 대한 돌봄 등), 죽음을 규정하는 윤리 및 법률(낙태, 안락사, 뇌사 등), 공공위생 정책(감염병으로 말미암은 죽음 등) 등을 다루고 있다. 보통 죽음교육은 일반죽음학의 내용을 주로 다루고 있고, 의료계에서는 일반죽음학 외에도 응용죽음학까지 포함한다. 대체로 대학의 정규 교과과정에서는 응용죽음학 분야에 더 초점을 두고 있다.

1. 현대 죽음학의 도입과 발전

20세기 들어 서양에서 죽음 자체에 관한 체계적인 연구가 필요하다고 제기한 사람은 러시아의 엘리 메치니코프(Élie Metchnikoff)였다. 그는 '죽음학(thanatology)'란 용어를 처음 사용하면서 죽음에 대한 체계적인 관심 없이는 생명과학이 완전하지 않을 것으로 판단해 죽음 연구에 공헌할 과학적 학문 분야를 설립할 것을 주장했다. 그는

1903년 죽음과 죽어감에 관한 연구인《인간의 본성(The Nature of Man)》에서 노인 연구를 통해 인간이 받을 고통의 과정을 감소시키고 인간 생명의 본질을 개선할 것을 주장했다. 의료인 중에는 로스웰 파크(Roswell Park)가 1912년《미국의사협회지(The Journal of the American Medical Association, JAMA)》에 죽음학은 죽음의 본질과 원인을 연구하는 학문이라고 주장하면서 죽음학 연구를 선도했다. 20세기 초반 죽음학은 죽음 개념의 발전, 죽음에 대한 금기 및 심리 치료와의 상관관계, 상례(喪禮) 등에 주로 관심을 뒀다. 하지만 당시 이러한 관심은 학계나 대중의 호응을 얻지 못했다. 대량살상의 참상을 경험한 제2차 세계대전(1939-1945) 이후 실존주의 철학을 중심으로 일군의 철학자가 삶과 죽음의 문제에 대한 근본적인 문제 제기를 시작하면서 재조명되기 시작했다.

1950년대부터 죽음학은 개념 형성과 실천적 운용에서 발전 및 변화를 겪으며 자리를 잡아갔다. 현대 죽음학의 특징은 다학제적, 다면적인 접근에 있다. 1959년 미국의 심리학자 헤르만 파이펠(Herman Feifel)은《죽음의 의미(Meaning of Death)》에서 선구적으로 인류학, 예술, 문학, 의학, 철학, 생리학, 심리 분석, 정신의학, 종교학 등 다양한 분야의 전문가들과 함께 죽음학을 재조명하였다. 이후 현대인들이 죽음을 올바로 대면하지 못해 평화롭게 죽음을 맞이하지 못함에 대한 각성에서 '죽음각성운동(death awareness movement)'이 전개됐고 영국에서 일어난 호스피스운동과 연관되면서 죽음교육, 호스피스, 애도상담 등을 주요 내용으로 하는 죽음학이 전문화됐다. 1969년 정신과 의사 엘리자베스 퀴블러 로스(Elizabeth Kübler-Ross)가 200여 명에 이르는 생애말기 환자와의 상담을 통해 죽어가는 과정에서 나타나는 심리 변화를 다섯 단계로 분류한 책을 출판하였고, 이 책은 죽음학 관련 연구로는 최초로 베스트셀러가 됐다.

1975년 레이먼드 무디(Raymond Moody)는 150명의 임사체험(near death experience) 사례에 관한 연구결과를 엮어《다시 산다는 것(Life after Life)》을 발표했다. 이 연구 이후, 사후세계를 종교의 영역에서 과학의 영역으로 포함시키면서 죽음학의 한 분야로 자리잡게 됐다. 1993년 로버트 카스텐바움(Robert Kastenbaum)이 죽음학을 '죽음을 다루는 생명학(study of life with death left in)'으로 정의하면서 죽음학의 목적이 '좋은 죽음

(well-dying)'을 넘어 '좋은 삶(well-being)'까지도 포괄하게 됐다. 즉 죽음학과 죽음교육의 대상이 '회복 불가능한 생애말기환자'를 위한 영역에서 더 나아가 '현재의 삶에서 미래의 죽음을 대비하는 사람'까지 포함하게 된 것이다.

동아시아에서는 서양에서의 죽음학 논의를 수용하는 과정에서 동양적 정서를 생각해 '죽음학', '사학(死學)', '사망학(死亡學)' 대신 '생사학(生死學)' 혹은 '사생학(死生學)'이란 용어를 선호했다. 그 이유는 크게 두 가지라 할 수 있는데, 첫째, 동아시아 문화권에서의 '죽음'이라는 단어에 대한 금기가 서양과 비교해 더욱 강하기 때문에 거부감을 누그러뜨리려는 의도가 숨어 있었다. 둘째, 동아시아 문화권에서는 원래 삶과 죽음을 하나의 연장선상에서 보는 생사일여(生死一如)사상 때문에 죽음의 문제를 삶과 죽음을 함께 아우르는 생사문제로 확충해 파악하려는 경향이 있기 때문이었다.

한국을 비롯한 동아시아에서의 죽음학에 대한 현대적 관심은 1970년대 일본에서부터 시작됐다. 일본에서의 현대적 죽음학 혹은 사생학은 독일인 가톨릭 신부 알폰스 데켄(Alfons Deeken)이 1975년 도쿄(東京) 조치(上智) 대학에 '죽음의 철학' 강좌를 개설하면서 시작됐다. 대만에서는 푸웨이쉰(傅偉勳)이 1993년《죽음의 존엄과 생명의 존엄 (死亡的尊嚴與生命的尊嚴)》에서 죽음학의 개념을 확대해 삶의 차원을 포함하는 죽음학 연구를 해야 한다는 주장을 펼치고 죽음학 대신 '생사학(life-and-death studies)'이라고 명명하면서 죽음학 연구가 활발해지기 시작했다.

1990년대 이후 전 세계적으로 죽음학은 평균 기대수명의 증가에 따른 노인의 증가와 시대적, 사회적 변화로 새롭게 대두되는 문제들, 즉 자살, 안락사, 테러와 트라우마, 죽음과 생명윤리 문제 등 이전에는 잘 다루어지지 않던 주제까지 관심의 영역이 확대되는 추세다.

2. 현대 서양에서 죽음교육의 역사

1960년대부터 현재까지 죽음교육의 양태를 도식적으로 표현하자면, 〈단기교육-자격인증제교육-정규교과교육〉으로 나눠볼 수 있다. 〈단기 교육〉에서는 대학생, 보건 공무원, 초·중·고등학생, 의료인, 보건전문가, 사별 및 애도상담사 등을 포함한 다양한 사람들에게 죽음에 관한 단기 교육을 제공했다. 〈자격인증제교육〉은 죽음과 밀접한 관련이 있는 대인 조력 분야를 대상으로 자격인증제나 교육이수증명서(certificate)를 발급하는 방식으로 진행됐다. 그 예로 1983년부터 '죽음교육 및 상담협회(Association for Death Education and Counseling, ADEC)'에서 죽음교육사(death educator) 및 죽음상담사(death counselor) 자격증 제도를 수립했다. 〈정규교과교육〉은 1963년 로버트 플턴(Robert Fulton)이 미네소타대(University of Minnesota)에서 최초 죽음을 주제로 한 정규 교과 강좌를 개설하면서 시작됐다. 이 강좌에서는 죽음과 관련된 다학제적 문제를 다루는 동시에 생애말기환자의 돌봄, 사별, 장례 등의 문제까지 교육했다.

의료계 역시 의학, 약학, 간호학 등의 보건의료계와 사회복지 분야에서 정규 교과과정에 죽음교육을 포함했다. 의료계에서 죽음교육을 도입하기 시작한 것은 호스피스·완화의료에 대한 관심이 커지면서부터였다. 시슬리 손더스(Cicely Saunders)가 정신적, 신체적 통증 완화의 중요성을 깨닫고 1967년 성 크리스토퍼 호스피스(St. Christopher's hospice)에 전문적인 통증 조절 등의 호스피스·완화의료 프로그램을 시작하면서 현대 호스피스 운동의 시초가 됐다. 1971년 간호사였던 진 베노리얼(Jeanne Q. Benoliel)이 간호대에 생애말기환자에 대한 돌봄 시설, 통증관리 등에 관한 교과 과정을 개설하면서 의료계에서는 최초로 교과 과정에 죽음교육을 포함하기 시작했다. 1982년에 출간된 베노리얼의 《보건전문가를 위한 죽음교육(Death Education for Health Professional)》은 간호대학은 물론 의과대학까지 포괄하는 죽음 관련 제반 문제를 다루었다. 1996년에는 미국의 '전국 호스피스 및 완화의료회(National Hospice and Palliative Care, NHPC)'가 의과대학 교육을 위해 8개 모듈(module) 교육 프로그램인 유니팩스

(Unipacs)를 개발했다. 이 프로그램은 통증 및 기타 증상의 평가 및 조절, 심리적 및 영적 고통 완화, 생애말기환자 돌봄에 대한 윤리적, 법적 의사결정, 의사소통 등의 주제를 포함시켰다. 1998년 미국의사협회(American Medical Association, AMA)에서는 '생애말기돌봄에 관한 의사 교육(Education for Physicians on End-of-Life Care, EPEC)' 계획을 발표했다. 2003년 미국가정의학회(American Academy of Family Physicians, AAFP)에서 '생애말기 치료에 관한 가정의학 전공의를 위한 커리큘럼 지침(Recommended Curriculum Guidelines for Family Practice Residents on End-of-Life Care)'을 내놓고 지속적으로 개정(2008, 2011, 2015, 2020)하고 있다. 미국에서는 의학교육연락위원회(Liaison Committee on Medical Education, LCME)에서 생애말기환자 돌봄과 완화의료를 필수교육과정으로 권고하고 면허시험에서도 필수로 포함시키면서 모든 의과대학에서 이에 대한 다양한 형태의 교육을 하고 있다.

1975년 당시 미국의 107개(총 113개 의과대학 중 95%) 의과대학 학생 중 71%만이 생애말기환자에 대한 교육에 참여했으나 2000년 조지 E.디킨슨(George E. Dickinson)의 조사에서는 조사에 응답한 의과대학의 학생 100%가 교육에 참여하고 있었다. 또한 1975년 당시 약 6% 의과대학만이 독립적인 죽음교육 교과과정(Dying, Death, and Bereavement, DDB)을 운영했지만 이후 독립된 DDB 교과과정을 운영하는 의과대학의 수는 지속적으로 증가해, 2015년 조사에 응답한 약 76개(총 130개 의과대학 중 58%) 의과대학 중 27%가 독립적인 DDB 교과과정을 운영하고 있는 것으로 나타났다.

현재 미국 의과대학에서는 기존 교과과정에 생애말기환자에 대한 돌봄을 포함시키거나 따로 독립 분과를 신설해 죽음교육을 하고 있다. 현재 대표적 내과학 교과서인 《해리슨의 내과학원리(Harrison's principles of internal medicine)》에는 2005년 판본부터 '완화의료 및 생애말기환자 돌봄(palliative and end-of-life care)'이 책의 첫 부분(Part I. The profession of medicine)에 포함됐다. 20세기 초반만 해도 죽음을 맞이하는 사람들의 절반 이상이 영유아였지만, 20세기 중반 이후 영유아 사망률은 낮아지고 노인 인구가 차지하는 비율이 점차 높아졌다. 이에 의과대학의 중요한 교육 내용으로 노인의학(geriatric medicine)이 독립 영역으로 자리를 잡아 가고 있다. 2015년 연구에 따르면, 연구에 참여한 미국의 약 75개 대학 중 67% 이상의 의과대학에서 노인의학을 독립 교과목이나 교육 모듈로 편성했다. 또한 미국 의료계에서 생애말기환자 돌봄 관련 교육에는 의료인 단독이 아니라 다양한 분야의 전문가들이 함께 가르치는 다학제적 교육팀(의사, 간호사, 종교학자, 심리학자, 정신과의사, 철학자, 법률가, 사회복지사, 사회학자 등)이 죽음교육에 참여하고 있는 것으로 나타났다.

3. 현대 한국에서 죽음교육의 역사

한국에서도 1970년대 후반부터 각종 교육기관에서 '죽음교육' 혹은 '죽음준비교육'이라는 명칭의 관련 강좌가 개설되고 있다. 1970년대 후반 덕성여대와 서강대에서 '죽음에 관한 강의'가 처음 도입됐다. 1997년 한림대 철학과에서 죽음준비 교육과목을 개설하고 2004년 생사학연구소를 설립했다. 또 2012년 "한국적 생사학 정립과 자살예방 지역 네트워크 구축"을 위한 정부지원을 계기로 생명교육융합 대학원과정을 신설했다. 2005년에는 철학, 종교학, 심리학, 사회학, 의학 등 각 분야 전문가들이 "당하는 죽음에서 맞이하는 죽음으로"라는 표어를 내걸고 '한국죽음학회'를 창립했다. 2013년 한국싸나톨로지협회가 창립돼 현재 미국 ADEC에서 인증하는 죽음교육 인증시험을 시행하고 있다. 2020년부터 고려대, 가톨릭대, 부산대, 동아대, 부경대, 창원대 등에서 일반인과 대학생들을 상대로 죽음교육지도자 양성 교육이 진행되고 있다.

한국에서의 호스피스·완화의료의 효시는 1965년 호주에서 파견된 '마리아의 작은 자매회(Little Company of Mary)'에 의해 시작한 강릉 갈바리의원이다. 이는 국내뿐 아니라 아시아 최초의 호스피스기관이었다. 1990년대 이후부터 종교단체가 호스피스·완화의료 보급에 큰 역할을 해 한국호스피스협회(개신교, 1991), 한국가톨릭호스피스협회(가톨릭, 1991), 원불교호스피스회(원불교, 1995) 등이 설립됐다. 1995년에는 세계보건기구(WHO)에서 가톨릭대 간호대학을 협력센터(WHO Collaborating Center, WHO CC)로 지정해 아시아 최초의 호스피스교육연구소가 개설됐다. 2004년 한국호스피스·완화의료학회와 국립암센터가 의사를 위한 호스피스 교육프로그램을 개발했고, 지속적인 수정을 거쳐 현재 중앙호스피스센터에서 표준교육프로그램으로 운영 중이다.

2016년 조사에 따르면, 27개(총 41개 대학 중 66%) 의과대학 교과과정에 생애말기(end-of-life, EOL) 관련 교육이 단독 교과목이나 다른 교과목의 교과 내용으로 포함돼 있었다. 이 교과 과정은 학교별로 평균 10~15시간이 할당돼 있었다. 교과내용으로는 '나쁜 소식 전하기'(100%), 통증 조절 등의 '증상 조절'(74%), '의사조력자살·안락사'(67%) 주제를 가장 많이 다루었다. 교육 방식으로는 강의, 소규모 활동, 임상실습, 역할극(role play), 영상물, 사례 토론 등 중에서 2가지 이상의 방식을 활용해 수업을 진행하는 것으로 알려졌다. 1998년에 발표된 호스피스·완화의료 교육에 관한 연구에 따르면, 당시 모든 간호대학에서는 호스피스·완화의료 교육을 정규교육과정에 포함했지만, 의과대학 중 정규교육과정으로 채택한 대학은 없었다. 단지 6개 의과대학에서만 종양학이나 가정의학에 1~3시간을 배정했고 교육의 내용이나 방법은 체계적이지 않았다. 그러나 2020년 모든 의과대학(40개)에서는 호스피스·완화의료와 연관된 교육을 단독 교과목으로 또는 다른 교과목의 내용에 포함해 실시하고 있다.

이상과 같이 서양과 동아시아 및 한국에서의 현대적 죽음학의 성립과 발전의 역사에 대해 살펴보고 죽음교육의 역사와 현황에 대해 고찰했다. 현대 죽음학의 성립은 제2차 세계대전 이후 본격화됐고 죽음교육은 단기 프로그램에서 자격증 프로그램으로, 궁극적으로는 정규 교과 과정으로 편성되는 변화를 겪었다. 의료계에서는 일찍이 간호대학이 생애말기환자 돌봄을 위한 다양한 프로그램을 발전시켰고 의과대학에서도 그 필요성을 인식해 더욱 체계적인 교과과정을 꾸준히 개발하고 있다.

| 참고문헌 |

1. 건양대 웰다잉 융합연구회. 웰다잉의 이해와 실제. 파주: 수문사 2018.
2. 김달수. 죽음학과 임종의학개론. 고양: 인간사랑, 2020.
3. 김도연, 이순남. 우리나라 의과대학의 호스피스 완화의료 교육. Korean Medical Education Review 2020; 22(3): 146-152.
4. 김재경, 임병식. 싸나톨로지(죽음학): 상실을 딛고 일어서는 인생학. 한국교양교육학회 학술대회 자료집 2020; 52-58.
5. 서혜경. 노인죽음학개론. 서울: 경춘사, 2009.
6. 심승환. 미국 죽음교육의 역사적 발전과정과 이론적 관점에 대한 고찰. 교육사상연구 2021; 35(2): 21-52.
7. 우정. 죽음의 인문학적 이해. 서울: 이자출판, 2018.
8. 이영선, 장환영. 죽음교육 연구동향 분석: 평생교육의 관점에서. 교육문화연구 2020; 26(2): 435-455.
9. 이윤주, 조계화, 이현지. 죽음교육 모형 탐색. 아시아교육연구 2006; 7(3): 121-142.
10. 林綺雲, 曾煥棠, 林慧珍 외. 죽음학: 죽음에서 삶을 만나다. 전병술 역. 서울: 모시는사람들, 2012.
11. 임병식, 신경원. 죽음교육교본. 서울: 가리원, 2017.
12. 전병술. 한국에서의 죽음학. 동양철학 2015; 44: 55-73.
13. 조계화, 이윤주, 이현지. 죽음학 서설. 서울: 학지사, 2006.
14. 조현. 의미 있는 삶을 위한 죽음학. 서울: 계축문화사, 2018.
15. 최준식. 죽음학 개론. 서울: 모시는사람들, 2013.
16. Benoliel J. Death Education for the Health Professional. Oxford: Taylor & Francis, 1982.
17. Corr CA., Corr DM. 현대 생사학 개론. 한림대 생사학연구소 역. 서울: 박문사, 2018.
18. Deeken A. 인문학으로서의 죽음교육. 전성곤 역. 고양: 인간사랑, 2008.
19. DeSpelder LA., Strickland AL. 죽음: 인생의 마지막 춤. 이기숙, 임병윤 역. 서울: 창지사, 2010.
20. Dickinson GE. Thirty-five years of end-of-life issues in US medical schools. Am J Hosp Palliat Care 2011; 28(6): 412-417.
21. Dickinson GE. Teaching end-of-life issues in US medical schools: 1975 to 2005. Am J Hosp Palliat Care 2006; 23(3): 197-204.

22. Dickinson GE. A 40-year history of end-of-life offerings in US medical schools: 1975-2015. Am J Hosp Palliat Care 2016; 34(6): 559-565.

23. Feifel H. The Meaning of Death. New York: McGrow-Hill, 1959.

24. Head BA., Schapmire TJ., Earnshaw L. et al. Improving medical graduates' training in palliative care: advancing education and practice. Adv Med Edu Pract 2016; 7: 99-113.

25. Kastenbaum R. Reconstructing death in postmodern society, Omega. Death Dying 1993; 27(1): 75-89.

26. Kim H., Nam E., Lee K. et al. Awareness and attitude change after end-of-life care education for medical students. Korean J Hosp Palliat Care 2012; 15(1): 30-35.

27. Kim K., Kim D., Shin S. et al. Do Korean medical schools provide adequate end-of-life Care education? A nationwide survey of the Republic of Korea's end-of-life care curricula. Korean J Hosp Palliat Care 2019; 22(4): 207-218.

28. Kübler-Ross E. 죽음과 죽어감: 죽어가는 사람이 의사, 간호사, 성직자 그리고 가족에게 가르쳐 주는 것들. 이진 역. 서울: 청미, 2018.

29. Metchnikoff E. The Nature of Man. New York: G.P. Putnam's Sons, 1903.

30. Moody RA. Jr. Life after Life. 주진국 역. 서울: 행간, 2007.

31. Park R. Thanatology: a questionnaire and a plea for a neglected study. Journal of the American Medical Association 1912; LVIII(17): 1243-1246.

32. Pine VR. A socio-historical portrait of death education. Death Education 1977; 1: 75-84.

33. Wass H. A perspective on the current state of death education. Death Education 2004; 28: 289-304.

33장 죽음교육의 현황

김정아 | 동아대학교 의과대학 의료인문학교실

1. 죽음교육의 현황

우리나라의 죽음교육은 일반인과 의료인 각각을 대상으로 이루어져 왔으며 여러 해외 학자들의 죽음교육의 틀을 소개하며 그 필요성을 역설하는 방향으로 이루어져 왔다. '죽음교육'이 사람이 죽는다는 사실 자체에 관한 성찰, 한 사람이 죽음을 맞이하는 과정과 이를 둘러싼 실천에 대한 이해를 촉구하는 일련의 학문 및 교육 활동을 지칭한다면, 국내에서 죽음학, 타나톨로지(thanatology), 죽음교육, 사생학, 생사학, 임종의학 등의 명칭으로 불리는 학문 분야가 모두 강조점에 다소 차이가 있더라도 죽음교육을 포함한다고 볼 수 있다.

죽음이라는 현상을 대면하는 활동은 궁극적으로는 죽는 주체의 삶을 변화시키는 것을 목표로 할 수밖에 없다. 죽는다는 사실 그 자체를 바꾸는 실용적 지식은 불가능하며 죽음이라는 현상과 죽음 이후를 일정 수준 이상으로 인지적으로 파악하는 시도도 한계를 갖기 때문이다. 그렇기 때문에 죽음교육은 어떤 강조점을 가지고 어떤 용어를 채택하든, 삶의 한 과정으로서 죽음을 통합하는 교육적 측면을 갖는다.

한국에서 죽음학은 1970년대 말 대학에 처음 도입된 것으로 알려져 있으며 호스피스 운동의 확산과 함께 관심도 함께 커졌다. 일반인을 대상으로 하는 죽음교육에서 활용되고 시민들의 인식을 확산한 주요 저작을 살펴보면, 90년대부터 소개된 알폰스 데켄의 이론을 꼽을 수 있다. 이후 코르와 코르(Corr and Corr), 푸웨이쉰 등의 저서가 번역돼 소개된 바 있다.

물론 우리나라에서도 일반인과 의료인 교육 모두에서 엘리자베스 퀴블러 로스의 역할은 컸으며, 특히 의료인들로 하여금 죽음의 과정을 '인지 가능하며 돌봄의 대상이 돼야 하는 영역'으로 포함시키게 했다는 점에서 적어도 죽음교육의 시발점을 마련한 것으로 평가할 수 있다. 번역 출간 이외에 자체적인 이론과 실천의 탐색도 신학, 노인복지, 교육학, 간호학 등을 중심으로 이루어졌다. 해외 각국은 기본의학교육 과정에 말기환자 돌봄에 관한 교육을 포함시키도록 권고하고 있으며 한국 또한 한국의과대학·의학전문대학원장협회의 기본의학교육 학습성과 진료역량 중심에서 임종과 애도를 임상표현별 학습성과로 두고 있다.

호스피스·완화의료 및 임종과정에 있는 환자의 연명의료 결정에 관한 법률(연명의료결정법)의 제정은 의료인과 일반인을 대상으로 하는 죽음교육 모두에 영향을 끼쳤다. 법으로 규정된 의무와 책임이 있다는 것은 죽음과 관련한 돌봄에서 어디까지가 사회적 합의가 존재하는 지점인지를 확실하게 보여주기 때문이다. 현재 일반인과 의료인 교육 모두에서 연명의료결정법의 개요와 생애말기의 선택지에 관한 교육이 확장되고 있는 것은 바람직한 현상이다.

2. 현대 사회에서 부각된 죽음교육의 필요성

코르와 코르는 죽음, 임종, 사별에 대한 교육의 여섯 가지 근본 목표를 제시한다. 첫째, 이를 직접 겪는 사람들 자신의 개인적 삶이 더 풍부해지도록 함, 둘째, 각 개인이 사회와 인격적 교류 활동을 펼치도록 인도하고 정보를 제공함, 셋째, 각 개인들에게 시민으로서 수행해야 할 공적 역할을 준비하도록 도움, 넷째, 각 개인들의 전문적, 직업적 역할 수행을 준비하고 지원하는 것을 도움, 다섯째, 각 개인들로 하여금 죽음과 관련된 문제들에 대해 효과적으로 소통하는 능력을 향상시킴, 여섯째, 개인들로 하여금 인간의 인생 행로를 거치는 발전 과정이 죽음과 관련된 논제들과 상호 작용하는지를 제대로 평가하도록 도움.

이와 비슷하게 데켄은 죽음교육의 목표를 15가지로 제시한다. (1)죽음에 이르는 심리적 변화를 이해한다. (2)죽음의 의미를 사색한다. (3)애도 과정을 이해하고 애도 과정을 겪는 이들을 돕는다. (4)죽음에 대한 공포와 두려움을 덜어준다. (5)죽음에 대한 터부와 기피로부터 벗어나게 한다. (6)자살예방에 도움을 준다. (7)말기 암환자의 알 권리에 대해 새롭게 인식할 수 있다. (8)죽음과 관련된 윤리적 문제를 배운다. (9)사망과 의학 및 법률에 관한 여러 가지 정보를 제공한다. (10)죽음의례의 의미와 역할을 통해 삶의 소중한 가치를 배운다. (11)인간이 유한한 존재임을 인식해 가치관을 재정립한다. (12)죽음과 예술의 관계를 배운다. (13)죽음에 대한 철학적 탐구를 통해 긍정적인 죽음관을 갖게 한다. (14)여러 종교의 사생관을 통해 삶의 중요성을 배운다. (15)사후의 삶에 대해 적극적으로 탐구한다.

위의 저자들이 역설하는 죽음교육의 필요성을 요약하자면 인간으로서 맞이할 수밖에 없는 죽음이라는 사실을 직면하고 이를 삶으로 통합해야 한다는 것이다. 그런데 죽음이라는 어찌 보면 당연하고 예외 없는 사실에 관해 따로 교육을 할 필요가 있는가? 만일 그런 교육이 필요하다면, 그 이유는 무엇인가?

죽음을 피할 수 없다는 인간 조건은 변화하지 않았다. 그러나 현재 우리가 살아가는 삶의 구조와 조건들로 인해 죽음은 점점 더 비가시적으로 돼 가고 있다. 이런 현상 때문에 죽음을 삶에 통합해야 할 필요가 커졌으며 죽음교육을 개발하고 시행해야 하는 타당성이 생겨났다. 예로 죽음교육에 관해 여러 학자는 오늘날 죽음이 의료나 상조 서비스 안에서만 다뤄지며 이러한 맥락에서의 죽음은 산업의 대상일 뿐, 삶의 맥락과는 동떨어졌다는 것을 문제의 근원으로 지적한다. 많은 이들이 집에서의 죽음을 꿈꾸지만 병원에서 숨을 거두고 그 이후에는 상조 '서비스'의 대상이 된다는 점에서 이들의 지적은 타당하다. 하지만 생의 특정 상황이 산업의 대상이 됐다는 것만으로는 죽음의 비가시화를 모두 설명하기 어려울 것이다.

보다 근본적으로는 인간의 삶과 죽음의 맥락, 그리고 그 맥락 안에서 공유된 믿음을 담아낼 공동체가 사라지고 사람들의 관계가 기능 중심으로 연결되고 있음을 지적할 수 있을 것이다. 노인의 방에 수의와 관을 두며 늘 죽음을 상기하는 것, 이웃의 장례를 함께 치르는 것 등이 기존에 죽음을 삶으로 통합시키기 위한 장치였다면 현재는 이런 준비 과정을 설명하고 배울 가족 관계와 지역공동체는 사라지거나 그 기능이 축소됐다. 게다가 오늘날 자본주의의 논리에 부합하는 주체란 죽음이라는 사실을 늘 대면하며 수용하는 주체가 아니다. 오히려 늘 눈부신 젊음의 모습으로 비춰지며 불멸할 것만 같은 주체가 자본주의가 환상적으로 제시하는 주체이며 죽음을 비롯한 모든 끝에 대한 불안에 대처하는 방식일 것이다.

사회가 안정되고 의료가 발전함에 따라 죽음을 일상 속에서 몰아내는 것이 어느 정도 가능하게 된 것도 중요한 원인이다. 영아 사망률을 낮추고 각종 감염성 질환의 사망률을 낮춤으로써, 그리고 평균 수명을 늘림으로써 생활영역에서 죽음을 드문 사건으로 만들었다. 그리하여 우리는 호시탐탐 기회를 엿보며 삶에 침투하려고 하는 죽음을 적어도 어느 시점까지는 막을 수 있는 외부의 적으로 바꿔 버렸다. 일상 속에서 죽음의 그림자를 마주하지 않는 것도 어느 정도까지는 가능해진 것이다.

인간 존재의 본질적 측면인 죽음에서 시선을 돌리도록 만든 위와 같은 상황이 '죽음교육' 즉, '죽음을 직면하도록 하는 활동'이 필요해진 이유다. 이러한 맥락에서 죽음이라는 사실을 직면하고 죽음이나 말기 상황을 떠올려 보며 삶과 통합하기 위한 다양한 교육적 활동들을 고안하기도 한다. 일반인들을 대상으로 하는 죽음교육에서 자서전 쓰기 등을 활용하는 것이 그 예다.

하지만 이러한 활동이 초빙된 외부 강사에 의한 일회적 활동에 그치게 될 때의 한계도 존재한다. 게다가 죽음교육이란 죽음이 우리 삶의 맥락에서 벗어나고 외주화됐기에 죽음을 삶 속으로 다시 초대해 직면하려는 기획임을 상기할 때, 죽음교육마저도 또 다른 외주화에 의존하게 된다는 것은 역설이다. 죽음교육의 필요성에 대한 인식이 효과적인 교육으로 이어지기 위해서는 죽음교육을 누가, 어떤 맥락에서 수행할 것인지에 관한 고민이 필요하다.

3. 의료인으로서의 죽음교육의 필요성

예비 의료인과 의료인이 죽음교육을 받아야 하는 이유는 환자와 가족을 더 잘 돌보고 의료인 스스로를 돌보기 위함이다. 일찍이 파이펠은 의사들이 죽음에 대해 덜 생각하지만 오히려 더 두려워한다는 연구결과를 제시한 바 있으며 의사들이 죽음에 관해 터놓고 대화하지 못하는 현상은 그들이 갖고 있는 죽음에 대한 두려움 때문이라고 주장한 바 있다. 짜오커스도 의료인이 의학의 한계를 인지하고 자기 자신의 죽음에 대한 태도를 바탕으로 죽어가는 환자와 그 가족들을 돌보는 방법을 알아야 한다고 했다. 죽음에도 가치가 있음을 인정하여야 하며, 그에 따라 의학과 의학교육이 변화해야 한다는 란셋 커미션의 최근 주장도 주목할 만하다. 한국에서도 예비 의료인과 의료인을 대상으로 한 죽음교육의 효과를 측정한 연구가 다수 수행됐다. 이러한 일련의 연구들은 의료 실무에서 의료인들이 죽음을 마주하는 경우가 많이 있으며 그런 상황에 처한 상태에서 의료인들이 환자와 환자 가족에게 도움을 줄 수 있다는 인식에 기반한 것이다.

의료인을 위한 죽음교육의 필요는 죽음이 의료화된 현재의 상황에서 더욱 자명하다. 대부분 삶의 마지막이 병원에서 이루어지고 있어 환자의 생애말기와 죽음, 그리고 남겨진 이들의 돌봄에 의료와 의료인이 수행할 역할이 그만큼 커졌기 때문이다. 게다가 앞서 지적한 공동체의 붕괴와 죽음을 다루는 관습이 제대로 갖추어져 있지 않은 상황에서 의료인을 대상으로 한 죽음교육이 갖는 의미는 매우 크다.

환자는 생애말기에 병원이라는 익숙하지 않은 환경으로 편입돼야 한다. 병원이라는 시스템 내에는 그 나름의 규범이 있으며 환자가 자신의 생활환경에서 유지하던 자율적 선택의 많은 부분이 불가능해진다. 게다가 신체적·정신적으로 취약해진 환자는 본인이 주도권을 갖지 못하는 낯선 환경에서 더 위축될 수 있다. 이러한 환자와 그 곁에서 가족이 보내는 시간의 질을 결정할 수 있는 중요한 인물은 의료인이 된다. 의료인들은 의료시스템이라는 규범 체계에서 환자나 그 가족이 선택 가능한 선택지가 무엇인지를 알려줌으로써 그들이 결정 권한을 발휘하도록 도울 수 있다.

정신적, 신체적으로 더 쇠약해지기 전에 보다 주도적으로 중요한 결정을 내릴 수 있도록 의사소통을 도울 수도 있다. 전반적인 치료 목표, 돌봄을 받을 장소 등 생애말기의 삶을 결정짓는 많은 요소들은 의료인과 환자, 그리고 환자가 동의한 경우에는 환자 가족 등 환자에게 친밀한 인물 간 원활한 정보 교환과 소통, 그리고 협상 과정을 거쳐 결정돼야 한다. 이러한 의사소통을 개방적으로 해 나가기 위해 의료인들은 죽음에 대해 말할 수 있게 준비돼 있어야 한다.

그런데 이러한 개방적 대화를 위해 필요한 것은 죽음이나 생애말기에 대한 기술적인 영역, 예를 들어 국가고시 시험 문항인 나쁜 소식 전하기의 기술적 영역만이 아니다. 예비 의료인과 의료인 스스로 자신의 죽음을 직면하고 삶과 죽음의 통합을 거치는 것이 필수적이다. 죽음은 환자만 겪는 것이 아니므로, 마치 의료인 자신은 불멸의 존재인 양 죽음을 대상화하고 생애말기의 환자를 타자화하는 접근에는 한계가 있다. 이러한 직면은 현대 의학이 구조적으로 전제하고 있다고 비판을 받는 나르시시즘에 대한 반성도 포함한다.

의학이 이룩한 눈부신 성취로 인해 의료인들은 다소간의 전능감을 느끼게 됐지만, 한편으로는 정복하지 못한 영역을 눈에 보이지 않는 곳으로 밀어 넣어버리는 결과가 초래되기도 했다. 죽음이라는 극복되지 않는, 극복되지 않을 문제를 의료인이 불편해 하며 눈을 감을 때 환자와 그 가족에게 초래될 해악은 자명하다. 필멸하는 한 인간으로서, 아픈 이 곁에 있기로 공언한 의료 공동체의 일원으로서, 예비 의료인과 의료인들은 죽음을 직면해 자신의 삶과 죽음을 통합할 필요가 있다.

따라서 예비의료인인 의과대학생 및 간호대학생의 죽음교육은 크게 두 가지 차원에서 이루어질 수 있을 것이다. 먼저 그 자신이 죽음의 과정을 거쳐 죽음에 이르게 될 것임을 깨닫고 준비하는 교양의 차원이다. 두 번째로 전문직 업무를 수행하기 위해 요청되는 의학적 돌봄, 환자 본인과 가족과의 공감적 의사소통, 법적·윤리적 의무 실천의 차원이다. 의과대학의 경우, 이 두 가지 교육이 의예과와 의학과로 구분해 이루어지는 것은 바람직하지 않다. 오히려 전문가로 성장하는 과정에서 필멸의 존재이자 환자를 돌보는 전문가라는 이중의 역할을 통합하도록 성찰하고 대화하는 기회가 필요하다.

4. 다양한 죽음교육

다행히 일반인과 의료인 모두에서 죽음교육의 필요성에 대한 인식이 확산되고 있다. 그런데 죽음교육은 그 대상과 강조점을 달리해 다양하게 이루어지므로 교육 내용을 일괄적으로 평가하는 데 한계가 있다. 예를 들어 기본의학교육의 현황에 대해 2016년도에 완화의료 교육 평가 도구(palliative care education assessment tool)를 통해 교육 내용을 분석했는데, 호스피스·완화의료 교육과 죽음교육의 외연이 완전히 일치한다고 볼 수 없을 것이다. 일반인 대상의 죽음교육에서는 평생 교육의 측면이나 어린이를 포함한 사람의 전체 발달 과정 각각에 맞는 교육의 중요성이 강조된 바 있다. 죽음에 대한 인식이 우리 삶에서 사라져 버린 상황을 생각할 때, 교육의 내용뿐 아니라 교육이 제공되는 맥락을 신중하게 고려할 필요가 있다.

몇몇 죽음교육이 종교와 밀접하게 연관돼 있는 것은 놀라운 일이 아니다. 종교는 오랜 동안 죽음을 다루어 온 사회 관습의 측면을 갖기 때문이다. 분명 종교는 죽음을 이해하는 설명 틀을 제공할 수 있다. 또한 죽음을 앞둔 환자가 겪을 고통이나 위안을 이해하고자 한다면 그 환자가 가진 종교에서 바라보는 죽음이나 내세관을 이해하는 것이 필요하다. 그러나 죽음교육이 반드시 종교와 연관을 가져야 하는 것은 아니다.

또한 죽음교육이 공적 환경에서 제공될 때는 종교가 없는 사람, 인격신이나 신적 존재 혹은 신적 원리를 믿지 않는 사람을 포괄하는 교육이어야 한다. 죽음학과 죽음교육의 연구를 확장하면서 이러한 교육 필요에 부응하는 교육 내용 또한 개발돼야 할 것이다.

| 참고문헌 |

1. 알폰스 데켄. 전성곤 역. 인문학으로서의 죽음교육. 고양: 인간사랑, 2008.
2. 찰스 A 코르, 도나 M 코르. 한림대 생사학연구소 역. 현대 생사학 개론. 서울: 박문사, 2018.
3. 林綺雲, 曾煥棠, 林慧珍 외. 전병술 역. 죽음학: 죽음에서 삶을 만나다. 서울: 모시는사람들, 2012.
4. 엘리자베스 퀴블러 로스. 죽음과 죽어감. 이진 역. 서울: 청미, 2018.
5. 서혜경. 노인 죽음학 개론. 서울: 경춘사, 2009.
6. 건양대 웰다잉 융합연구회. 웰다잉의 이해와 실제. 서울: 수문사, 2018.
7. Feifel H. The meaning of death. New York: McGraw-Hill, 1965.
8. Sallnow L, Smith R, Ahmedzai SH, et al. Report of the lancet commission on the value of death: brining death back into life. Lancet 2022; 399(10327): 837-884.
9. 강선보. 실존주의 철학에서 본 죽음과 교육. 교육문제연구 2003; 19: 1-24.
10. 강선보, 이동윤. 미국의 죽음교육과 한국교육에 주는 시사점. 교육문제연구 2019; 32(1): 99-115.
11. 김정아, 안경진. 연명의료결정법 시행 이후 일반인과 의대생 대상 죽음교육 개선을 위한 예비연구. 의학교육논단 2022; 24(2): 113-127
12. 김성진, 김남희, 공병혜 등. 좋은 죽음을 위한 안내. 서울: 박문사, 2018.
13. 이영선, 장환영. 죽음교육 연구동향 분석: 평생교육의 관점에서. 교육문화연구 2020; 26(2): 435-455.
14. 이이정. 죽음준비 교육의 현황과 과제. 노년교육연구 2016; 2(1): 69-88.
15. 최준식. 죽음학 개론. 서울: 모시는사람들, 2013.
16. 아툴 가완디. 김희정 역. 어떻게 죽을 것인가. 서울: 부키, 2015.
17. 김도연, 이순남. 우리나라 의과대학의 호스피스 완화의료 교육. Korean Medical Education Review 2020; 22(3): 146-152.

34장 죽음교육, 어떻게 할 것인가?

이일학 | 연세대학교 의과대학 인문사회의학교실

1. 의과대학에서 죽음교육의 필요성

고등교육 환경에서 죽음교육은 그 대상자의 특성, 교육자의 학문적 배경 등에 따라 상이한 형태로 제공된다. 죽음학이 철학, 사회학, 문화인류학, 의생명과학, 신학/종교학 등 다양한 배경의 학자들이 공동의 학문 활동을 수행하는 다학제적, 학제간 연구 영역이라는 점을 생각하면 특별하지 않다. 따라서 교수자들이 표본으로 삼아야 할 어떤 전형적인 죽음교육 프로그램이 존재한다기보다 의과대학생의 필요에 맞는 교육과정의 개발과 운영이 중요하다.

의과대학생은 성장 과정 중 청년기에 있으며 동시에 환자와 그 가족을 돌보는 전문가로서 이중의 성격을 가지고 있다고 할 수 있다. 의과대학의 죽음교육은 (1)학생들의 인격적, 정서적 성장을 돕는 프로그램으로서(개인적 필요 충족), (2)의료전문인을 훈련시키는 프로그램(전문가적 필요 충족)으로 학생들을 준비시키는 두 가지 측면이 있다. 전문가로 성장하고 활동하는 전 기간 동안에 이 두 측면을 상호보완적으로 학습할 기회를 제공할 필요가 있다. 여기에는 인격적 측면에 치우치거나 기술과 지식에 집중하는 두 가지 극단 사이에서 균형 잡힌, 즉 지식과 실천의 상호작용이 이루어지는 교육과정이 의학교육 전 과정에서 반복돼야 함을 의미한다.

죽음 경험은 심리적으로 성장 중인 의과대학생의 인격에 깊은 영향을 미치는데,

의과대학생들은 죽음의 경험을 자신의 장래 전문직 수행과 연계해 이해하는 태도를 보인다. 윌리엄스(Williams) 등의 연구에 따르면, 전문직으로 성장하는 의과대학생들은 실습 과정에서 경험하는 죽음 경험과 자신의 개인적 죽음 경험을 연결해 이해하고 감정적인 반응을 보이며 충격을 극복하고 전문직 수련을 계속하는 과제를 인식한다.

이를 위해 학생들은 죽음의 의미를 부여하기 위한 시도를 보이기도 한다. 이 같은 연구는 의과대학생들이 죽음불안을 이해하고 이에 대처할 전략을 학습하고 실천할 안전한 환경을 필요로 함을 드러낸다. 그러나 실제 한국의 의학·간호학 계열 학생들의 죽음 경험에 관한 조사에 따르면, 학생들은 임상실습 과정에서 환자의 죽음이 미치는 영향을 인식하고 있지만 이 경험에 대한 해석 또는 개인적 경험에 대한 지지나 상담을 받고 있지 않다.

현재 의학교육 현장에서 죽음교육은 세 가지 방향에서 접근하고 있다. 첫 번째는 생애말기 치료 결정에 관련된 소통과 의사결정을 강조하는 접근, 두 번째는 호스피스·완화의료를 중심으로 한 의학적 돌봄에 관한 지식과 실천을 전달하는 접근, 마지막으로 죽음과 죽음에 대한 태도를 이해하고 의미를 부여하는 의료인문학적 접근인데, 이 세 가지 접근의 방향성이나 목적은 완전히 일치하지 않는다. 따라서 이를 조정할 유능한 운영자를 필요로 한다. 운영자들은 다양한 학문적 배경을 가진 교육자들을 모집하고 이들의 교육 내용이 의과대학 및 간호학과 학생이라는 대상에 조정되도록 방향성을 제공하며 학생들의 학습 경험을 듣고 교육 과정의 내용이나 형식 등을 조정하는 역할을 수행한다.

2. 죽음교육의 내용 구성

예비의료인은 죽음에 관한 경험과 인식을 인격적으로 통합하고 전문가로서 동료와 환자, 환자 가족을 대하는 기술과 지식을 익히는 학습의 경험을 필요로 한다. 현재 한국 내에서는 의과대학생을 위한 죽음교육 과정의 필수적인 요소에 대한 학습목표로 한국의과대학의학전문대학원협회가 제정한 사람과 사회 중심의 기본의학 학습성과가 있으며 이 학습성과는 의과대학 죽음교육 과정의 구성요소의 기획 과정에서 참고할 수 있을 것이다. 기본의학 학습성과의 구체적인 내용은 다음과 같다.

학습성과
① 사람과 질병
② 삶과 죽음에 대한 다양하고 포괄적인 이해를 바탕으로 의사의 직무를 수행할 수 있다.
  • 죽음의 의학적 정의와 사회문화적 정의의 차이와 관계를 설명할 수 있다.
  • 죽음의 사회문화적 정의를 의사의 직무에 적용하는 전략을 수립할 수 있다.
③ 신체와 정신의 건강, 질병, 고통에 대한 다양하고 포괄적인 이해를 바탕으로 의사의 직무를 수행할 수 있다.

바나드(Barnard) 등은 죽음교육이 의과대학생에게 요구되는 수준의 다음 영역에서 역량 달성을 목표로 한다고 제시했다.
① 심리적, 사회적, 문화적, 그리고 영적 문제에 대한 이해
② 면담과 의사소통 기술의 실천
③ 흔한 증상의 임상적 관리
④ 법적, 윤리적 문제와 대처
⑤ 자기 지식과 자기 성찰

디킨슨이 제시한 죽음교육에서 다뤄야 할 내용은 〈표 1〉과 같다.

이 주요 구성요소를 의과대학생들의 학습 경험에 맞춰 필수과정에 효과적으로 배치하는 작업이 필요하다.

표 1 | 죽음교육의 핵심 교육 내용

호스피스·완화의료: 환자의 고통에 대한 의학적 접근
사망선언 및 진단서 쓰기
죽음과 죽어감의 윤리적, 법적 문제: 심폐소생술 거절, 안락사, 의사조력자살 등에 대한 가치판단, 의사환자관계
생애말기 의사결정: 사전돌봄계획 수립
환자, 환자가족 및 보건의료제공자의 의사소통: 나쁜 소식 전하기
문화적 다양성과 영적, 종교적 측면: 죽음에 대한 입장과 태도
자살과 그 예방
사별가족 상담: 애도 반응의 이해
죽음 경험의 성찰과 통합

3. 죽음교육의 방법론: 누가, 어떻게 가르칠 것인가?

서구의 의과대학의 죽음교육은 1970년대부터 선택과목 형태로, 호스피스·완화의료와 관련된 지식과 기술을 제공하는 형태로 제공되기 시작했다. 교육의 형태는 매우 다양하며 죽음교육에서는 환자 또는 환자 가족과의 접촉을 중요하게 여긴다는 특징이 있다(표2).

표 2 | 미국 의과대학에서 생애말기 문제를 교육한 형태 (2000~2010년)

> 강의
> 세미나와 소그룹토의
> 역할극
> 호스피스 방문
> 영상 활용
> 모의환자
> 임상 사례 토의
> 환자가 수업에 참여함 (참여 및 경험 공유)

의과대학에서 죽음교육을 담당하는 일차적인 주체는 호스피스·완화의료 전문가가 될 수 있다. 이들은 환자의 삶의 질을 개선하는 것을 목표로 최선의 의료서비스를 제공하기 위한 이론적, 이념적 기반을 학생들에게 제공할 수 있다. 두 번째로 죽음교육을 제공하는 주체는 의료윤리 또는 의료법학 연구자들이다. 죽음을 둘러싼 문화적 현상의 중요한 축은 죽어가는 사람과 죽은 사람에 대한 공정한 대우이다. 따라서 이들 법학자와 윤리학자들은 학생들에게 사회적으로 요구되는 전문성을 전달할 수 있다. 세 번째 가능한 교육주체는 법의학자로 이들은 죽음의 의학적 측면뿐 아니라 사회적 측면도 다룬다.

그러나 죽음교육은 죽음과 죽어감에 관한 접근 방법이 다양한 만큼 다양한 교육의 방향성을 갖고 있으며, 이 방향성을 통합적으로 제공하기 위해 다양한 배경의 전문가들이 참여하는 교육 프로그램의 개발이 필요하다. 이 같은 죽음교육의 기획이라는 맥락에서는 오늘날 임상 현장에서 환자를 돌보는 의료인이 갖추어야 할 역량을 규명하는 작업이 필요하다.

4. 역량 중심의 교육

　죽음을 앞둔 환자와 그 가족을 돌보기 위해 요구되는 지식, 관련된 기술, 적절한 태도를 학습하고 이를 실천할 수 있도록 하는 것이 의과대학 죽음교육의 중요한 요소이다. 임상 역량에 포함되는 것은 죽음이 임박한 환자를 확인하고 신체적 평가뿐 아니라 사회심리적 평가까지 제공할 수 있어야 하며 적절한 증상 관리를 제공하며 환자에게 최상의 돌봄이 이루어질 수 있도록 다학제적 접근 역량을 갖추는 것이다. 이러한 죽음교육에서는 특히 환자와 그 가족과 개방적인 자세로 감정을 이입하며 듣는 태도를 보이는 의사소통이 강조된다. 학생들이 역량을 갖추도록 하는 데 필요한 지식으로 문화적 역량, 죽음 과정, 애도, 호스피스, 생애말기 임상 양상, 증상 관리 등이 있으며, 이를 제공하는 교육 과정을 고려하도록 한다.

1) 이론적 틀을 활용한 접근

　의료인의 역할을 중심으로 죽음교육에 접근한다면, 의료인문학을 그 줄기로 삼되 실천적인 측면을 포함한 교육을 고려해야 한다. 예를 들어 엘리자베스 퀴블러 로스의 상실과 애도의 5단계는 역량을 규명할 이론적 틀로 기능한다. 이를 위해서는 의료인문학적 접근을 고려할 수 있을 것이다. 다만 의료인문학을 접근 수단으로 활용할 때 두 가지 극단을 주의해야 한다. 하나는 의료인문학을 법적, 윤리적 문제 해결을 위한 기술적, 도구적 관점에서 접근하는 것이고 다른 하나는 감정이입, 듣기, 도덕적 상상력, 자아성찰과 같이 의료인문학 교육에서 반복되는 용어들을 구체성이 결여된 추상적인 방식으로 사용하는 것이다. 피교육자가 그 의미를 이해하고 실천하도록 학생들을 유도하려면 사회적, 정치적, 경제적 측면을 인문학적 성찰 과정에 반영하는 노력이 필요하다. 이 같은 이론적 틀은 학생들의 죽음 이해에 도움이 되고 학생의 역량을 평가하는 기준도 된다.

2) 다학제적 접근과 환자 참여

돌봄에 필요한 다양한 요소를 이해하도록 심리학, 신학/종교학, 사회사업, 간호학 등의 전문가들이 자신의 역할과 관점을 공유할 필요가 있다. 이같은 다학제적 접근을 통해 학생들에게 죽음의 다양한 측면과 필요한 역량에 관한 통찰력이 생긴다. 동시에 환자를 죽음교육에 참여시켜 환자의 경험을 직접 교육에 반영하도록 하는 작업이 필요하다.

3) 학생 주도의 학습

죽음공포를 극복하고 동시에 전문가적 정체성 확립에서 죽음에 대한 이해와 적합한 대응 및 환자 돌봄 기술을 익히는 것은 학생들의 과제다. 학생들은 제한된 시간에 임상의학에서 인문학적 통찰, 전문가적 성찰 능력 등 많은 과업을 달성해야 한다. 따라서 의과대학생의 교육 경험에서 관심과 참여를 촉진할 기회를 포착하고 활용할 필요가 있다. 학생들은 죽음의 불확실성, 죽음 과정에 대한 지식 부족, 죽음을 둘러싼 문화적 가치 차이 등으로 인해 자신의 삶에 죽음을 통합하는 데 어려움을 겪을 수 있다. 그래서 환자가 교육 과정에 어떤 형태로든 참여하는 것은 학생들의 지식 적용을 위해 도움이 된다.

5. 교육 방안: 통합 교육을 위한 리더십

교육의 방식으로는 전형적인 강의, 사례토의 또는 문제바탕학습(problem-based learning, PBL)이 개발, 운영되고 있다. 의료인문학의 교육 방법으로 학생들이 주제를 찾고 이를 조형물, 그림, 연극, 에세이 등 예술로 변형시키는 창조·공연 프로그램 등을 담는 선택과정을 고려할 수 있다. 이런 방법들은 필수과정과 선택과정의 성격에 따라 적용 가능성이 다르다.

기본교육과정에 포함돼 있는 문제바탕학습, 윤리학, 행동과학 등 일정 시간의 강의에서 이미 죽음교육를 다루고 있다. 죽음교육에서 고려해야 할 중요한 사항은 별개의 선택과목을 개설하고 운영하는 것만큼이나 의학교육의 모든 과정에 죽음의 경험이 내재돼 있고 그 경험을 학생들이 파악하고 의미를 부여하며 적절한 대응을 위한 역량을 임상 교육자(clinical preceptor)를 통해 습득하도록 하는 것이다.

의과대학에서 죽음 경험이 연결되는 중요한 이벤트로 해부실습이 흔히 언급된다. 이와 같이 임상실습 중 일정한 시점에 이루어지는 통합 교육은 의학 교육에서 시간 부족을 해결하는 한 가지 대안이다. 실습 과정에 포함되는 사례 토의에 죽음교육을 다룰 수 있는 사례를 포함시키고 환자와 학생이 대화하고 학생이 자신의 관점과 경험을 공유하도록 하는 방안을 고려할 수 있다.

의과대학생들을 대상으로 하는 죽음교육은 의료인으로서의 역량 습득을 목표로 한다. 이를 위해 의과대학 학습 과정 전반에 걸쳐 죽음교육 프로그램을 배열하되 첫째, 이론적 틀을 갖추도록 하고, 둘째, 죽음교육이 가능한 주요한 이벤트를 활용하며, 셋째, 환자의 참여와 동시에 다학제적 접근이 가능하도록 하며, 넷째, 학생들이 적극적으로 의견이나 경험을 표현하고 공유하도록 기획해야 한다. 이를 위해 죽음교육을 조율하는 적절한 기획 기능이 필요하다.

| 참고문헌 |

1. 박영숙, 김정희. 간호대학생의 죽음에 대한 태도와 회복탄력성이 임종간호에 대한 태도에 미치는 영향. 한국간호교육학회지 2017; 23(1): 37-47.
2. Alt-Epping B, et al. On death and dying-an exploratory and evaluative study of a reflective, interdisciplinary course element in undergraduate anatomy teaching. BMC Med Educ 2014; 14: 15.
3. Barnard D, et al. Preparing the ground. Acad Med 1999; 74: 499 – 505.
4. Banner O. Introduction: For Impossible Demands. in Banner O, Carlin N and Cole. T (eds.)

Teaching Health Humanities. Oxford: Oxford University Press, 2019: 2.

5. Dickinson GE. Thirty-five years of end-of-life issues in US medical schools. Am J Hospice Palliat Medicine 2011; 28(6): 412 - 417.

6. Ho CY, Kow CS, Chia CHJ, et al. The impact of death and dying on the personhood of medical students: a systematic scoping review. BMC Med Educ 2020; 20: 516. https://doi.org/10.1186/s12909-020-02411-y

7. Garrison DR, Anderson T, Archer W. Critical inquiry in a text-based environment: computer conferencing in higher education. The internet and higher education 2000; 2(2-3): 87-105.

8. Wass H. Death Education in Kastenbaum R. (ed.) MacMillan Encyclopedia of Death and Dying. Farmington Hills, MI: Thomson and Gale, 2003: 211-218.

9. Williams CM, Wilson CC, Olsen CH. Dying, death, and medical education: student voices. J Palliat Med 2005; 8(2): 372-81. doi: 10.1089/jpm.2005.8.372. PMID: 15890048.

35장 사망선언과 사망진단서 작성

유성호 | 서울대학교 의과대학 법의학교실

1. 사망선언

의학적으로 사망의 기준은 '심폐기능의 종지(心肺機能 終止)', 또는 '뇌사(腦死)'이나 실제 임상적으로는 주로 심장과 폐의 기능이 모두 완전히 멎으면 사망했다고 판단하는 뇌사는 '장기등이식에관한법률'에서 장기공여자일 때 준용하는 것이 원칙이다. 심장의 기능은 혈압이나 맥박, 심전도 검사 등을 기준으로 한다. 의료 현장에서는 주로 심전도 검사결과를 기준으로 하게 되는데 심장이 일시적으로 멎었다가 다시 뛰는 경우도 있고 쇼크 상태에서는 맥박이나 혈압을 측정하기 어려우므로 심장이 멎었더라도 즉시 사망선고를 내리기는 어려울 수 있다. 폐의 기능은 주로 호흡으로 판단하는데, 이 역시 체인-스토크스 호흡(Cheyne-Stokes respiration)처럼 간헐적으로 정지할 수 있다. 어떤 지표를 기준으로 하더라도 시간을 두고 관찰한 뒤 완전히 멎은 때를 사망시각으로 정해야 한다. 대개는 5분 단위로 기재한다.

환자가 응급실에 이미 사망한 상태로 왔고 119구급대 진술이 있다면 사망시각 또는 사후경과시간에 대한 진술과 시신에서 관찰되는 사후변화의 정도가 부합한다면 해당 진술을 토대로 사망일시를 기재해도 무방하다. 예를 들어 119구급대가 확인한 사망시각을 반영한다면 '2021년 10월 22일 22시 00분경(119구급대 진술에 의함)'이라고 판단해 사망진단서에 적고 목격자가 시신을 발견한 시각을 반영한다면 '2021년 10월 22일 22시 00분경(목격자가 발견한 시각)'이라고 기재하면 된다. 물론 해당 내용은 의무기록에 좀 더 자세히 설명해 근거를 남겨두어야 한다.

응급실에서 심폐소생술을 시행하다가 회복되지 않아 사망을 선고한 경우, 임상적 판단에 의거 의학적 필요성에 따라 심폐소생술을 시행하다가 사망했다면 심폐소생술 도중에는 소생 가능성이 있었으므로 심폐소생술을 마친 시각을 사망시각으로 하는 것이 적절하다.

의학적으로는 사망했다고 판단되지만 가족의 요청에 따라 심폐소생술을 지속하거나 인공호흡기를 늦게 제거하는 경우, 사망시각은 의학적 판단에 근거하지 않은 소생술과는 무관하게 결정돼야 한다. 예를 들어 환자는 이미 교통사고로 사망했지만 보호자가 지방에 있는 아들이 올 때까지는 인공호흡기를 적용해 달라고 부탁하는 경우, 이를 수용할 수는 있지만 환자는 이미 사망한 것으로 기록해야 한다. 심정지가 있었더라도 심폐소생술로 자발적인 심장박동이 돌아온다면(return of spontaneous circulation, ROSC) 환자는 여전히 생존하고 있다고 보고 최종적으로 심정지가 됐을 때를 사망시각으로 기재하는 것이 합리적이다.

또 다른 예로, 응급실 도착 당시 이미 사망 상태였으나 119구급대가 조금 전까지 살아있었다고 진술해 심폐소생술을 시행했고 회복되지 않았다면 사망시각은 응급실 도착 이전으로 기록하고 의무기록에도 '사망한 채 도착(dead-on-arrival, DOA)' 등을 기록하는 것을 권장한다.

뇌사를 판정하는 과정은 보다 복잡한데, 판정 기준은 '장기 등 이식에 관한 법률 시행령 별표1'을 따르며 사망시각은 뇌사판정위원회가 뇌사 판정을 한 시각으로 한다. 전체 사망 중 뇌사 판정이 필요한 경우는 3% 미만으로 알려져 있다.

2. 사망진단서 작성

사망을 증명하는 서류에는 크게 두 가지의 역할이 있다.

첫째, 한 개인의 사망을 증명하는 일이다. 사망진단서로 주민 센터나 면사무소, 구청 등에서 사망신고를 하면 비로소 그 사람은 '법률적 사망'이 인정돼 개인의 법률적·사회적 의무와 권리가 소멸된다. 시신의 매장이나 화장, 상속과 보험 등의 처리에도 의사의 사망 진단이 필요하다.

둘째, 사망진단서는 사망원인 통계의 기초 자료가 된다. 사망원인 통계는 사망과 관련된 질병이나 손상의 발생빈도와 분포를 감시해 질병과 손상 및 그로 인한 사망의 예방을 위한 보건 및 건강관리정책 수립에 중요한 기초 자료가 된다. 사망자의 신상정보, 즉 이름, 주민등록번호, 주소는 개인의 사망을 증명하는 자료이며 사망원인은 통계의 기초자료, 사망의 종류는 수사의 기초 정보가 된다.

우리나라에서는 사망에 대한 증명서로서 사망진단서와 시체검안서를 사용하고 있다. 특히 검안서(檢案書)는 사람의 사망 여부에 관계없이 그 신체나 주검에 대해 의학적으로 확인한 바를 기재한 문서다.

우리나라는 시체검안서를 작성하는 주체의 자격이 정해져 있지 않다. 의료법 제17조에 따르면, 의료업에 종사하는 의사, 치과의사, 한의사는 모두 검안서를 작성할 수 있다. 의료업으로 분류되지는 않지만, 검시 업무를 담당하는 국가기관, 예를 들어 국립과학수사연구원에 종사하는 의사도 검안서를 교부할 수 있다.

사망진단서와 시체검안서는 제목 외에는 동일한 서식(의료법 시행규칙 별지 제6호)을 갖고 있지만, 서로 다른 경우에 사용된다. 사망진단서는 의사가 자신이 진료하던 환자의 사망을 증명할 때 사용하는데, 전체 사망의 약 85%가 이에 해당한다. 반면 시체검안서는 사망진단서를 발급할 수 없는 모든 경우에 사용한다. 즉, 의사가 (1)진료한 적이 없거나 (2)진료한 적은 있지만 일정 시간이 흘렀거나 (3)진료하던 질환이 아닌 다른 원인으로 사망한 것으로 보이는 사람의 사망을 증명해야 할 때 사용된다. 사망진단서가 발급되는 경우에 비해 사망원인이 불분명할 뿐 아니라 사망의 종류가 외인사일 가능성이 상대적으로 높으므로 시체검안서는 반드시 시신을 직접 눈으로 관찰(검안)한 뒤 작성해야 한다. 외인사(外因死, unnatural death)는 질병이 아닌 원인, 즉 외인에 의한 죽음을 모두 일컫는다. 외인사에는 자살, 타살, 사고사가 있다.

자신이 진료하던 환자가 최종 진료 후 48시간 안에 사망했고 의사가 마지막 진료 당시 해당 질병으로 사망할 가능성이 있다고 판단했으며 실제 사망 경과가 예측한 바와 다르지 않았다면, 진료 중 사망한 것과 크게 다르지 않다고 보기 때문에 사망진단서를 작성할 수 있다. 사망의 경과가 그렇지 않으면 반드시 시신에 대한 검안을 거쳐 사망진단서 또는 시체검안서를 발급해야 한다.

사망경과는 예상과 다르지 않았지만 환자가 최종 진료 후 48시간이 지나 사망했다면, 시신을 검안해 최종 진료 당시의 상병으로 사망했는지 확인한 뒤 사망진단서 또는 시체검안서를 교부해야 한다. 환자를 진료했던 주치의가 사정상 직접 검안하기 어렵다면 주치의는 소견서 등으로 진료 당시의 상태를 증명하고 검안의는 검안 소견과 함께 해당 소견서를 참고해 시체검안서를 작성할 수 있다. 한편 '최종 진료'의 시점은 의사와 환자가 마지막으로 직접 마주한 시각보다는 환자가 의사의 관리·감독을 벗어난 시점, 즉 의료기관에서 퇴원하거나 외래진료가 종료된 시각이라고 본다.

사망진단서는 사망을 증명하기 위해 의료인이 의료행위에 의해 작성하는 의학적인 판단 문서이며 신원 확인, 사망일시 등의 정보 이외에 사망원인(cause of death)과 사망의 종류(manner of death)를 기재한다. 사망원인은 '왜 사망했나?'에 해당하고 의학적 이유이며, 사망의 종류는 '어떻게 사망했나?'에 해당해 법률적 사망원인이라고도 한다.

세계보건기구(WHO)의 정의에 따르면, 사망원인이란 사망을 유발했거나 사망에 영향을 미친 모든 질병과 병태, 손상 그리고 손상을 일으킨 사고 또는 폭력의 상황을 말한다. 의료법 시행규칙 제9조 제2항에 진단서의 병명은 〈한국표준질병·사인분류〉를 따르고, 제10조에 사망진단서 또는 시체검안서는 별지 제6호 서식에 의해 작성하도록 돼있다. 원칙적으로 이 서식에 가장 나중에 사망을 초래한 상태(immediate COD)를 첫줄 "(가) 직접 사인"에 기재하고 직접 사망에 이르게 된 경과를 설명하기 위해 여러 진단명이 필요하다면 각 경과를 역순으로 한 칸에 한 진단명을 기록한다(표1. 참조). 가장 앞선 원인인 원사인(原死因, underlying COD)은 (a)직접 사망에 이르게 한 일련의 사건을 일으킨 질병이나 손상 또는 (b)치명적 손상을 일으킨 사고나 폭력의 상황으로 정의하며 선행사인(underlying antecedent COD)이라고 한다.

사망원인을 이렇게 구분하는 목적은 사망에 관련된 중요한 사항이 모두 진단서에 기재되며 의사가 임의로 어떤 사항은 채택하고 어떤 사항은 채택하지 않는 일이 없도록 하기 위함이다.

⑩ 사망의 원인 ※ (나)(다)(라)에는 (가)와 직접 의학적 인과관계가 명확한 것만을 적습니다.	(가)	직접사인		발병부터 사망까지의 기간	
	(나)	(가)의 원인			
	(다)	(나)의 원인			
	(라)	(다)의 원인			
	(가)부터 (라)까지와 관계없는 그 밖의 신체상황				
	수술의사의 주요소견			수술 연월일	년 월 일
	해부의사의 주요소견				

사망원인을 작성할 때 심장마비, 심정지, 호흡부전, 심부전, 심폐정지 같은 사망의 기전이나 사망에 수반된 징후는 기록하지 않는 것이 원칙이다. 이들은 원인과 무관하게 사망에 임박하거나 사망하는 사람에게 모두 나타날 수 있는 현상이기 때문이다. 의료 현장에서 때로 사망원인과 사망의 기전(또는 징후)을 혼동해 사용하는데, 의료행위의 대상에는 질병의 원인이나 주요 합병증뿐 아니라 이런 증상이나 징후도 포함하기 때문이다.

사망의 종류는 최초 선행사인인 원사인에 따라 크게 (1)병사, (2)외인사로 나누고 병사인지 외인사인지 알 수 없을 때는 (3)기타 및 불상에 표시한다. 병사란 대체로 질병에 의한 사망이며 외부에서 작용한 원인(외인)으로 생긴 상병(질병이나 손상)은 포함하지 않는다. 직접사인이 질병이라 해 모두 병사는 아니다. 원사인이 외상이고 외상의 합병증으로 사망했다면, 사망의 종류는 외인사로 판단한다. 한편 사망원인을 밝히더라도 사망의 종류를 정하기는 어려울 때가 많다. 의학적인 소견만으로 결정할 수 없는 경우가 있으므로 사망의 종류는 궁극적으로는 법의 측면에서 결정된다. 의학적으로 결정된 사망원인은 상황에 따라 다른 사망의 종류로 표현될 수 있다.

'의료행위'란 의학적 전문지식을 가진 의료인이 진료·검안·처방·투약과 외과적 시술을 시행해 질병의 예방 및 치료행위를 하는 것으로(대법원 2001.7.13. 선고 99도 2328 판결), 사망진단서의 작성 역시 의료행위에 해당한다. 질병의 양태나 생체의 반응 등이 매우 복잡하고 다양하며 아직 해명되지 않은 영역이 많다. 의료행위 자체가 고도의 전문지식과 의술의 표현이며 환자 측의 협력까지 포함하는 공동성 등의 복잡한 점을 고려한다면, 자신의 판단에 따라 소신껏 의료행위를 하도록 의사에게는 일정 범위 내에서 재량성을 인정해야 한다. 즉 사망원인의 작성과 기재에도 직접 담당한 의사의 판단 재량성을 인정해야 한다.

참고문헌

1. 대한의사협회. 진단서 작성지침. 1996.
2. 대한의사협회. 진단서 작성지침. 2003.
3. 대한의사협회. 진단서 등 작성·교부 지침. 2015.
4. 김문영, 이숭덕. 사망진단서 개선을 위한 제언. 대한의사협회지 2018; 61(4): 259-267.
5. 김영태. 허위진단서작성죄의 구성 요건 등에 대한 고찰. 의료법학 2009; 10(2): 115-150.
6. 김규석 등. 사망진단서(시체검안서) 작성의 문제점. 대한응급의학회지 2000; 11(4): 443-449.
7. 문현호. 진단서, 처방전과 관련된 최근의 쟁점. 의료법학 2013; 14(2): 49-80.

8. 박달현. 공무원인 의사가 공무소 명의의 허위진단서를 작성한 경우에 성립하는 죄책. 안암법학 2012; 37: 201-235.
9. 배현아. 의사의 진단서 작성과 관련된 사회적-법적 책임. Ewha Med J 2013; 36(2): 101-111.
10. 유성호. 사망원인과 사망의 종류 결정. 대한의사협회지 2018; 61(8): 451-459.
11. 이윤성. 사망진단서와 상해진단서. 대한가정의학회지 1996; 17(8): 602-615.
12. 이윤성. 사망진단서의 사망원인 기재 원칙. 대한법의학회지 2005; 29(2): 218-227.
13. 주호노. 진단서 등의 허위 작성. 한국의료법학회지 2008; 16(1): 23-36.
14. 추호경. 허위진단서작성죄에 관한 해석론적 고찰. 법조 2003; 52(1): 5-20.
15. 황만성. 허위진단서작성과 진료기록 허위기재의 법적 문제. 법학논총 2011; 28(1): 5-33.

36장 사례 토의(1)

허대석 | 서울대학교 의과대학 내과

연명의료결정법에서는 회생 가능성이 없다는 판단을 '회생 가능성이 없고 치료에도 회복되지 않고 급속도로 증상이 악화돼 사망에 임박한 상태'(임종과정)로 정의하고 있다. 담당의사와 해당 분야의 전문의 1명으로부터 임종과정에 있다는 의학적 판단을 받아야 한다. 그런데 진료 현장에서는 말기와 임종기를 명확히 구분하기 어려운 상태가 많기 때문에 혼선이 있다.

그리고 환자의 '자기결정권'을 바탕으로 연명의료 시행 여부를 결정할 것을 권고하고 있으나 환자가 자기 의사를 명확히 밝히지 못하는 경우도 많다. 이외에도 연명의료결정법에서 요구하는 절차에 따라야 하는데, 이 과정에서 법이 정한 틀만으로는 해결하기 힘든 문제들이 발생할 때는 의료기관윤리위원회가 도움을 줄 수 있다. 사례는 일부 개인정보를 제외하고 실제 상황을 가능한 반영토록 노력했다.

사례 1: 추정에 의한 연명의료 결정

60대 남성이 1년 전 진단받은 폐암으로 방사선치료와 항암제치료를 이미 받았으나 최근 항암치료에 더 이상 반응하지 않고 악화되고 있었다. 기저질환으로 폐섬유화증이 있어 폐기능이 저하돼 있었고 심한 부정맥으로 심박조율기를 삽입하고 있는 상태였다. 내원 2일 전부터 발열, 호흡곤란이 있어 응급실을 방문했다.

검사 결과 '폐렴'이 의심됐다. 저산소증이 심해 중환자실로 가게 됐는데, 중환자실에서 기관지삽관을 하고 인공호흡기 적용을 시작했다. 기관지 내 삽관으로 인한 고통을 줄이기 위해 진정제를 많이 투약 받게 됐고, 이로 인해 의식이 없는 상태가 됐다. 중환자실에서 인공호흡기 등 연명의료를 계속했으나 호전되지 않았고 폐기능은 점점 나빠졌다. 인공호흡기를 시작한 지 19일째 의료진들은 '기관절개술'이 필요하다고 가족들에게 말했다.

기관절개술이 필요한 이유는 기관지 내 삽관을 계속 유지할 경우, 세균감염, 기도협착 등의 합병증이 증가하기 때문에 기관절개술로 인공호흡기와 연결되는 관이 바로 기도로 들어갈 수 있게끔 하는 것이 필요하기 때문이었다. 의사들이 기관절개술 이야기를 꺼내자 큰딸은 아버지가 문서는 작성하지 못했지만 연명의료를 원치 않았고 이미 장례와 장지에 대한 유언까지 마쳤다며 기관절개술을 반대했다.

그러나 나머지 가족들은 중환자실에서 폐렴치료만 마치면 일반 병실로 돌아갈 수 있을 것으로 기대했고 기관절개술에 동의한다고 했다. 가족들은 호스피스·완화의료 상담을 받게 됐고 의료진들도 호스피스·완화의료 상담에 참여했다.

질문 1. 현재 환자의 상태를 의학적으로 기술하시오.

며칠 후, 의료진은 고칼슘혈증이 빠르게 악화됐고 저산소증도 급속도로 진행돼 임종에 임박했다고 진단했다. 가족들 전원이 의료진과의 면담을 통해 회생 가능성이 없음을 받아들이게 됐고 환자의 평소 뜻을 존중하기로 합의했다. 환자가 사전연명의료의향서나 연명의료계획서를 직접 작성하지는 않았지만 무의미한 연명의료는 받지 않겠다고 평소에 말했기 때문이다.

질문 2. 이 경우에 연명의료결정법상 어떤 절차를 밟아야 하는가?

가족들은 중환자실이 아닌 임종실로 옮겨 임종하기를 원했다. 중환자실에 있게 되면 환자가 인공호흡기에 의존해야 해 고통을 피할 수 없고 가족들이 임종을 지켜보기에도 불편한데, 임종실을 이용하면 가족이 지켜보는 가운데 편하게 임종할 수 있기 때문이었다.

질문 3. 가족들이 원하는 바와 같이 접근할 방안은?

해설

1. 폐암이 더 이상 항암치료에 반응하지 않고 빠른 속도로 악화되는 시기로 말기 상태이고 임종기로 진행되고 있었다.

2. 연명의료결정법에 따르면, 본인이 문서를 작성하지 못할지라도 평소 연명의료에 대한 의사표현을 명확히 한 경우에는 가족 2인 이상의 일관된 진술이 있으면 본인이 작성한 문서와 동일하게 인정하고 있다. 환자의 의사를 추정하는 방식으로 11호 법정서식을 사용하는데, 환자 가족 2인 이상이 진술하고 서명하면 된다.

3. 임종실을 갖춘 병원이 증가하고 있다. 문제는 환자를 중환자실에서 임종실로 이동하는 것이다. 인공호흡기를 중단하면 환자가 갑자기 사망할 수 있기 때문이다. 이런 문제에 도움을 줄 장비가 '앰부백'이다. 이 기구를 이용하면 환자 이동 중에도 산소를 포함한 공기를 수작업으로 공급할 수 있다.

4. 이후경과. 우선 가족들이 임종실에 모여 대기하고 있는 상태에서 앰부백을 이용해 산소를 공급하면서 중환자실을 출발해 임종실로 환자를 이동했다. 임종실에서 15분간 앰부백으로 산소를 더 공급한 뒤에 앰부백 사용을 중단했다. 환자는 앰부백을 통한 인위적 조작 없이도 30분 동안 약하게 자발호흡을 유지하다가 가족이 지켜보는 가운데 임종할 수 있었다.

사례 2: 환자와 가족 간 의견 불일치

70대 후반의 남성이 기관지 내 삽관 상태로 응급실에 도착했다. 의식은 없었고 요양병원에서 구급차로 이송됐다. 10년 전 편도선암으로 수술과 방사선치료를 받고 큰 문제없이 지내왔다. 금년 초 가슴통증이 있어 검사 결과 편도선암과 별개로 폐암이 2차암으로 발견됐다. 이미 뼈와 간 전이가 있어 항암제치료만 받기로 했다.

항암제치료는 3주 간격으로 이루어졌는데, 거동이 점점 힘들어져 치료를 받지 않는 기간에는 요양병원에 입원해 간병을 받고 있었다. 상급종합병원에서 3차 항암제치료 후 집에 머물다가 전신무력감으로 요양병원에 입원했는데, 요양병원 입원 중 폐렴이 발견됐다. 환자가 폐암으로 진단된 직후에 사전연명의료의향서를 미리 작성해 무의미한 연명의료는 받지 않겠다는 본인 의사를 밝혔고 이 사실은 가족을 통해 의료진에게도 전달됐다.

물론, 국립연명의료관리기관 전산망에도 등록해 두었다. 폐렴 때문에 요양병원에 입원해 있던 중 주말인 일요일 오후 6시 의식이 갑자기 저하되고 산소포화도가 떨어지면서 맥박이 거의 만져지지 않았다.

질문 1. 요양병원 의사는 어떤 응급처치를 취하는 것이 적절한가?

　　요양병원 당직의사는 15분간 심폐소생술을 하고 기관지 내 삽관까지 했다. 인공호흡기가 없는 요양병원에서는 더 이상 진료가 불가능하다고 판단해, 구급차로 상급 종합병원 응급실로 환자를 전원했다. 상급 종합병원 응급실에 도착한 뒤 국립연명의료관리기관 전산망에서 사전연명의료의향서를 확인할 수 있었으나 환자 가족은 연명의료 중단에 동의하지 않았다. 환자는 중환자실로 옮겨져 인공호흡기를 본격적으로 적용하게 됐다. 가족의 동의 없이는 중단이 불가능했기 때문이었다. 중환자실에 입실한 지 10일이 지났으나 폐렴이 호전되지 않았다. 의료진 판단에는 임종기라는 사실에 이론의 여지가 없으나 환자 가족들이 동의하지 않는 상황에서 의료진이 임의로 연명의료를 중단하는 것은 불가능했다.

질문 2. 연명의료에 대한 환자와 환자 가족의 의견이 일치하지 않고 있다. 당신이 중환자실 담당의사라면 어떤 결정을 하겠는가?

　　중환자실 의사는 이 문제점을 의료기관 윤리위원회에 자문을 의뢰했다. 의료기관윤리위원회는 환자가 사전연명의료의향서를 통해 연명의료를 원하지 않는다고 표현했기 때문에 환자의 자기결정권을 존중해 중단하는 것이 바람직하다고 판단했다. 그러나 가족들이 중단에 동의하지 않는 경우 이를 강제 집행할 근거가 연명의료결정법에 없다.

해설

　　1. 임종기에 있는 암환자로 사전연명의료의향서가 있기 때문에 심폐소생술 같은 연명의료행위를 하지 않아야 하는데 요양병원 당직의사는 심폐소생술도 하고 기관지 내 삽관까지 했다. 요양병원의 경우 의료기관윤리위원회를 구성할 수 없는 병

원이 대부분이어서 환자가 국립연명의료관리기관 전산망에 등록해둔 사전연명의료의향서를 확인할 방법이 없다. 해당병원은 임종기 판단이나 연명의료결정을 할 법적 자격이 없기 때문에 당직의사는 심폐소생술을 하지 않을 수 없었다.

   2. 의료기관윤리위원회에 심의를 의뢰하는 것이 추천된다.

   3. 이후 경과: 응급실에 도착한 뒤 21일간 연명의료를 하다가 심정지가 발생했다. 심폐소생술 등 추가적인 연명의료 행위를 할 수 있었으나 더 이상 받지 않고 임종했다. 심폐소생술, 인공호흡기 등으로 연장된 21일의 의미에 대해 가족들은 외국에 있는 환자의 아들이 한국으로 와서 임종과정을 지켜볼 수 있는 시간을 벌어주어 다행이었다고 표현했다.

사례 3: 의료진과 환자 및 환자 가족 간 의견 불일치

70대 초반의 여성이 2년 전 건강검진에서 심방세동으로 진단된 후, 어지러움, 호흡곤란 등의 증세가 반복돼 여러 의료기관에서 약물치료를 받았으나 증세 호전이 없어 흉부외과에서 고주파 절제술, 즉 부정맥을 교정하는 수술을 받기 위해 입원한 상태였다. 수술을 받은 후 완전 정상은 아니지만 심장박동은 많이 안정됐다. 문제는 수술부위 상처에 세균감염이 발생해 항생제를 계속 투약받아야 했기 때문에 퇴원을 하지 못하고 입원하고 있었다.

수술 후 27일째 되는 날, 갑자기 어지럼증, 두통, 왼쪽 다리 감각 이상 및 허약감을 호소했고 의식이 저하돼 뇌에 대한 MRI촬영을 하게 됐는데, 뇌혈관이 막힌 '뇌경색'이 발생한 것이 진단됐다. 심방세동이 있는 환자에서 뇌경색이 자주 발생하는 이유는 심방세동 같은 부정맥이 있으면 피가 심장 주위에서 잘 엉키고 이 혈전이 심장에서 뇌로 향하는 동맥을 따라 이동해 뇌혈관을 막기 때문이다.

이 환자처럼 세균 감염이 있을 때는 더 쉽게 발생한다. 환자는 바로 중환자실로 옮겨져 인공호흡기 적용을 시작했으나 자발호흡은 돌아오지 않았다. 신경과 전문의는 "의식이 혼탁한 상태였지만 가끔 자발적으로 눈을 깜박거리는 모습이 목격되고 뇌간반사도 유지되고 있으며 뇌파검사에서 뇌손상 소견만 보여 뇌사로 판단할 수는 없다"고 진단했다.

중환자실로 옮긴 지 10일째 되는 날 환자 가족 전원(남편·자녀)이 회생 가능성이 없으면 인공호흡기를 중단해 줄 것을 의료진에게 요청했다. 이미 오래전에 환자 본인이 작성해 남편에게 맡겨 두었던 사전연명의료의향서(법정서식은 아님)를 근거자료로 제시했고 자녀들도 환자가 무의미한 연명의료를 원하지 않았다고 일관되게 진술했다. 그러나 담당 의료진은 임종기가 아니기 때문에 연명의료 중단은 불가능하다고 했다.

질문 1. 환자의 의학적 상태는?

질문 2. 어떤 절차로 이 문제를 해결하겠는가?

질문 3. 가족들은 인공호흡기 중단을 강력히 요구하고 있다. 어떤 결정이 최선일까?
이후 CT촬영을 반복했는데, 뇌경색은 호전되지 않았고 뇌출혈 소견까지 추가되면서 신경학적으로 악화됐다. 환자는 3일후 부정맥 (25/분, 서맥)과 혈압 저하가 발생했다.

질문 4. 현 시점에서 판단되는 환자의 상태는?

질문 5. 환자에게 필요한 의료행위는?

해설

1. 신경과 전문의는 감금증후군(Locked-in syndrome, 의식은 있지만 전신마비로 인해 외부 자극에 반응하지 못하는 상태) 이라고 진단했다. 말기 혹은 임종기가 아닌 지속적 식물상태와 유사한 상황으로 해석했다.

2. 환자 가족이 의료기관윤리위원회에 민원을 제출해 심의가 이루어졌다.

3. 의료기관 윤리위원회는 다음과 같이 의견을 모았다.

뇌병변은 회생 가능성이 희박하다고 판단했다. 법정서식이 아니지만 사전연명의료의향서를 본인이 작성해 남편에게 맡겨둔 점은 환자가 무의미한 연명의료를 원하지 않았다는 것으로 판단할 수 있다. 연명의료결정법에 따르면, 임종기가 아닌 상황에서 이미 시행 중인 연명의료를 중단하는 것은 어려우나 환자 상태가 더 나빠졌을 때는 추가적인 연명의료의 유보는 가능하다(가족전원동의 대리결정 12호 서식 작성).

4. 임종기

5. 가족 전원이 동의해 작성한 12호 서식에 근거해 추가적인 연명의료 시술을 시행하지 않고 (유보) 사망함

사례 4: 회생 가능성 판단에 대한 의료진 간 의견 불일치

24세 남성 환자가 심한 두통 때문에 응급실을 방문했다. 환자는 4년 전 군복무 중 몸에 멍이 쉽게 생겨 검진 결과 만성골수성백혈병으로 진단돼 글리벡(imatinib)을 복용해 완전관해 판정을 받았다. 글리벡을 3년 4개월간 복용하다가 아무런 불편감이 없어지자 환자가 임의로 투약을 중단하고 외래진료도 더 이상 받지 않고 지내고 있었다.

그 후 1년이 지난 시점에 '머리가 깨지듯이' 아파서 근처 병원에서 뇌 CT촬영을 한 결과 뇌출혈이 의심된다는 이야기를 듣고 대학병원 응급실에 도착했다. 응급실을 방문한 시점에는 의식은 명료했다. 뇌출혈로 발생한 뇌압상승을 조절하기 위해 응급으로 혈종제거수술과 뇌실외배액술을 시행했다.

그러나 뇌출혈은 조절되지 않았고 지속적인 뇌압 상승으로 결국 기능적으로는 뇌사와 다름없는 비가역적인 뇌손상이 진행됐다. 응급실 도착 당시 말초혈액의 백혈구 수는 61만9,000으로 증가해 있었고 현미경으로 관찰했을 때 전형적인 백혈병 재발 소견을 보였다. 바로 백혈병에 대한 치료도 시작했다.

백혈구 수를 감소시키기 위해 hydroxyurea를 투약했고 만성골수성백혈병에 대해서는 글리벡 다음으로 개발된 신약인 dasatinib이 처방됐다. 2주간 투약 후 백혈구 수는 1,900으로 줄고 비정상적인 백혈구도 현저히 감소했다. 응급수술 및 항암제 투여 후 2주가 지났으나 환자는 혼수상태에서 의식을 회복하지 못하고 중환자실에서 인공호흡기에 의존하고 있었다. 환자 가족들은 회생 가능성이 없다면 연명의료를 중단해 달라고 요구했다.

환자를 진료하고 있는 신경과 전문의는 회생 가능성이 없는 뇌사와 유사한 비가역적인 뇌손상으로 진단했으나 혈액내과 전문의는 dasatinib 투약 후 혈액 소견이 호전되고 있으므로 임종기로 판단할 수 없기 때문에 연명의료를 중단할 수 없다고 주장하고 있다.

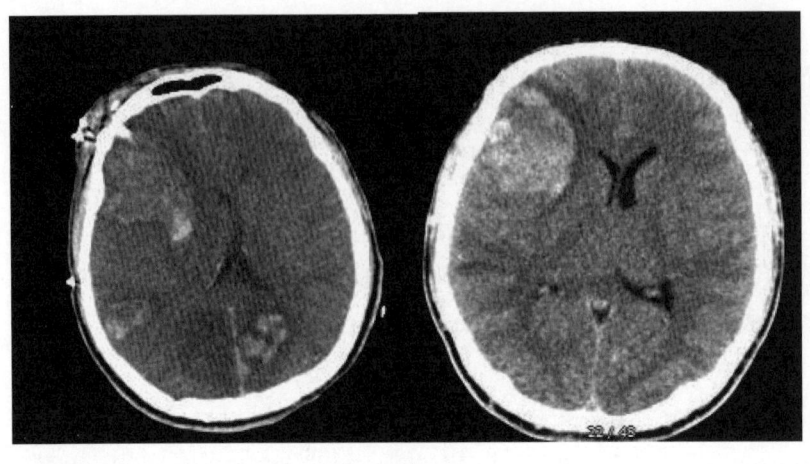

수술 전 　　　　　　　　　수술 후

질문 1. 중환자실 입원 후 2주가 지난 시점의 환자의 의학적 상태는 무엇인가?

질문 2. 환자의 회생 가능성에 대해 의료진 사이에 의견이 상충되고 있다. 어떤 방식으로 연명의료결정을 하는 것이 적절한가?

질문 3. 환자 입장에서 최선의 결정은 무엇인가?

해설

1. 신경과전문의는 '뇌사'와 다름없는 상태로 회생 가능성이 없다고 판단했으나 혈액내과 전문의는 회생 가능성이 있다고 생각했다. 혈액학적 검사 수치상으로는 호전이 되고 있었지만 신경학적으로는 회생 가능성이 희박한 상태였다.

2. 환자의 회생 가능성에 대해 의료진 간 의견불일치가 있을 때 의료기관윤리위원회에 안건을 상정해 보다 많은 의료진들이 참여해 보편적이고 타당한 결론을 내리는 것이 추천된다.

3. 신경과와 혈액내과 사이의 회생 가능성에 대한 판단의 불일치로 결정이 지연

되자 담당 전공의가 윤리 자문을 요청했다.

4. 이후 경과: 윤리위원회 개최를 기다리던 중 4일 후 급격히 혈압이 저하됐다. 이때는 혈액내과 전문의도 환자의 상태가 임종기에 도달했음에 동의했다. 환자 부모는 환자가 회생할 가능성이 없는 상태로 불필요한 고통을 받는 것을 원치 않아 추가적인 연명의료는 시행하지 않기로 해 심폐소생술은 시행하지 않고 사망했다.

사례 5: 연명의료 결정을 거부하는 30대 여성

30대 초반 여성이 호흡곤란으로 응급실을 통해 입원했다. 2년 전 보건소에서 가슴 x-ray 검사 후 종격동에 종양이 발견돼 조직검사 후 악성림프종으로 확진 돼 규칙적으로 항암제 투약을 받아왔던 환자였다. 항암제치료 후 일시적으로 호전됐으나 다시 악화되는 과정을 반복했다.

응급실을 통해 입원한 뒤 대사성산증과 다장기부전이 빠른 속도로 진행해 수일 내에 임종할 위험이 있는 상태였다. 인체 다른 장기의 기능도 저하돼 신장기능을 보여주는 크레아티닌 수치가 매일 악화돼 4에 육박하고 있었다 (정상적으로는 1 이하).

환자는 우즈베키스탄 출신으로 아버지를 일찍 여의고 어머니를 도와 생활하다가 결혼이민을 위해 한국으로 왔고 이슬람교를 믿고 있었다. 언제 사망할지 모르니 어느 선까지 연명의료를 해야 하는 것인지? 계획을 미리 수립하자고 환자에게 말했으나 환자는 지속적으로 한국인 남편과 상의해야 한다는 말을 반복하면서 구체적인 대화를 거부했다. 남편은 간암 말기로 다른 병원에 입원해 있는 상태였고 연락이 닿지 않았다.

남편은 50대로 환자와 20년의 나이 차이가 있었고 의류업에 종사하며 경제권을 쥐고 있었으며 자녀 없이 5년째 결혼생활을 유지하고 있었다. 시댁에는 시아버지는 없었고 시어머니는 요양병원에 입원한 상태였고 환자와 시댁 사이에는 왕래가 없었다. 친정 가족으로는 어머니가 우즈베키스탄에 살고 있었고 언니 셋은 결혼 후 러시아에 거주했다. 해외에 있는 가족(어머니·언니들)에게 연락을 했으나 언제 한국을 방문할 수 있을지 모른다고 했다.

결혼 후 지속적인 가정폭력이 있었다고 하며 남편이 환자가 입원해 있던 병동에서도 환자를 때린 적이 있었다. 의료진들은 더 이상 항암치료에 반응하지 않는 말기 상태로 진단했고 곧 임종기에 이를 것으로 예상하고 있었다. 환자의 활력 증후가 불안정해져서 중환자실로 옮겨졌다. 환자는 "할 수 있는 치료를 다 받고 본국의 가족들에게 돌아가고 싶다"고 반복해 말하고 있다. 환자 가족은 아무도 나타나지 않았다. 담당 의료진은 인공호흡기를 적용하면 환자가 고통받는 기간만 연장될 뿐이기 때문에 연명의료에 반대하고 있었다.

질문 1. 어떤 절차를 밟아 의사결정을 하는 것이 가장 적절할까?

질문 2. 환자 입장에서 최선의 결정은 어떤 것일까?

해설

1. 의료기관윤리위원회에 자문을 구하게 됐다. 환자에게 의료행위를 어느 선까지 해야 하는지(사전돌봄계획 수립)에 대한 것과 환자 본인 및 가족들이 의사결정에 모두 참여할 수 없었기 때문에 환자 입장에서 무엇이 최선인지에 대해 논의했다.

2. 윤리위원회의 권고 사항:
 (1) 회생 가능성이 없는 상태로, 환자의 치유 과정에 도움이 되지 않는 심폐소생술, 항암제 사용을 하지 않을 것을 권고함
 (2) 환자가 본국의 가족을 만날 수 있는 시간을 주기 위해 필요한 연명의료 (혈액투석 등)는 시행하는 것이 타당하다고 판단했다.
 (3) 환자가 한국에서 받은 '상처를 치유'하고 삶을 마무리하도록 돕는 것이 필요하다.
 (4) 가족들과 다시 만나서 마음의 상처에 대한 회복의 시간을 가질 수 있도록 의료사회복지팀과 호스피스·완화의료팀에서 최대한 지지를 제공할 것을 건의했다.

3. 이후 경과:
 환자는 저산소증이 악화되면서 의식을 소실해 중환자실로 옮겨져 인공호흡기와 혈액투석을 시행한 뒤 의식을 회복했다. 남편과는 연락이 되지 않았고 친언니가 한국으로 오기 위해 비자 발급 중이라는 사실을 확인했다. 친언니가 비자를 발급받아 한국에 올 수 있을 때까지는 필요한 치료를 유지하기로 했고 환자도 협조하기 시작해 연명의료계획서 작성에 동의했다. 며칠 후, 인공호흡기의 도움 없이도 호흡이 가

능한 수준으로 회복돼 일반병동으로 옮길 수 있었다. 결국 언니가 한국에 도착했고 고국으로 돌아가 어머니를 만나고 싶다며 입원 한 달 후 퇴원했다.

37장 사례 토의(2)

고윤석 | 울산대 의과대학 내과

    2020년 통계청 자료에 따르면, 가정에서 임종을 맞이하던 과거와 달리 우리나라도 사망자의 75.6%가 의료기관에서 임종을 맞이한다. 이는 환자의 임종과정에 의료인들이 훨씬 더 자주 관여하게 된 것을 의미한다. 연명의료결정법 시행 후의 변화를 되돌아보면 연명의료에 대한 시민, 의료인, 의료기관의 인식이 높아지고 연명의료 중단 요건 및 절차 제도가 의료 현장에 조금씩 자리를 잡아가고 있다.

    2021년 8월까지의 국가생명윤리정책원의 자료에 따르면, 매월 연명의료이행서에 의한 연명의료 유보나 중단은 5,000건 남짓이다. 그 중 환자의 뜻을 모른 채 가족들의 합의에 의한 연명의료 결정 비율이 1/3 정도다. 연명의료결정법이 적용된다는 의미는 임종기 의료과정 중에 연명의료결정법에 제시된 절차를 준수해야 한다는 것이다. 사례를 살펴보자.

사례 1: 말기 임종기 판단

연명의료결정법에서는 말기와 임종기를 구분하여 말기에는 호스피스 완화의료를 임종기에는 연명의료에 대한 결정을 하게 되어 있다. 그러나 집중치료 술기의 발전으로 흔히 환자가 임종기 상태에서 말기 상태로 호전되기도 하여 임상에서는 법에서 정의한 말기와 임종기가 교차되는 경우도 적지 않다.

이런 이유들로 담당의사들이 연명의료결정법에 정의된 '임종과정'의 진입에 대한 의학적 판단의 어려움과 더불어 윤리적 갈등도 경험한다. 그러므로 담당의사가 연명의료결정법의 적용 방식과 그 뜻의 해석에 따라서는 중증환자의 병원에서의 사망 과정이 연명의료결정법 시행 이전보다 더 힘들어질 수도 있다. 사례를 살펴보자.

70세 남성이 당뇨에 합병된 신부전, 심한 심부전 및 우측 발가락들의 괴사가 진행된 상태에서 폐렴과 패혈성 쇼크로 한 대학병원 응급실로 내원하였다. 응급실에 내원하여 기관내 관 삽관 후 이후 병실과 중환자실을 오가며 치료를 받았고 3번째 중환자실에 입실한지 41일째 상황이다. 최초 중환자실에서 치료 후 호전되었으나 괴혈성 발의 병변에 의해 패혈성 쇼크가 다시 발생하였고 두번째 중환자실에서 치료를 받았다. 수술 후 병실에 치료를 받는 중에도 흡인성 폐렴이 반복되었다. 두번째 중환자실에서 병실로 전동된 후 담당의사는 의식이 명료한 환자와 그리고 환자 가족들에게 환자의 예상되는 예후를 자세히 설명하고 환자의 상태가 다시 악화될 경우 기계환기기 치료를 다시 받을 것인지 여부 등에 대하여 반복하여 상의하였으나 환자는 자신의 의사를 밝히지 않았으며 가족들도 쉽게 결정을 하지 못하고 있었다. 환자의 상태가 다소 안정이 되어 재활병원으로 전원을 준비 중에 흡인성 폐렴이 다시 발생하였고 환자의 의식은 다시 저하되어 환자의 부인과 상의 후 기관삽관 후 세번째 중환자실로 입실하게 되었다.

세번째 중환자실에 입실 후 환자는 혈액투석과 기계환기기 치료 등의 집중치료를 받던 중 심실세동이 발생하여 심폐소생술 후 혈압 등은 회복이 되었으나 이후 환자 의식은 반 혼수상태에서 개선되지 않고 있었다. 폐렴이 다시 호전되어 기계환기기는 이탈하였으나 기관내관은 제거하지 못한 상태였다.

> 여러 차례의 기도 보호를 위한 기관절개술에 대한 협의에서 가족들이 환자의 고통의 기간만 늘인다며 거절하였으며 기관내 관 발관 후 호흡부전이 발생하더라도 기관내 관 재삽관은 원하지 않는다고 하였다. 이 날 환자의 의식은 여전히 혼수 상태이나 혈압과 맥박은 안정되어 있었으며 호흡은 약물치료와 산소요법 등으로 유지되고 있었다.

질문 1. 이 환자는 말기인가 임종기인가?

질문 2. 환자의 기관지 내 발관에 동의하는가?

질문 3. 이 환자가 기관지 내 발관 후 객담 배출을 하지 못해 호흡부전이 발생하면 기관지 내 삽관을 다시 하는 것이 맞는가?

질문 4. 기관지 내 발관이 호흡부전을 다시 가져올 가능성이 크므로 가족들이 반대해서도 기관절개술을 시행하는 것이 타당한가?

질문 5. 담당의사의 향후 진료 계획에 대해 환자가 자신의 뜻을 밝히지 않았는데 이는 어떻게 받아들여야 하며, 이런 경우 치료의 수준 결정을 어떻게 해야 하는가?

해설

연명의료결정법을 먼저 살펴보자. '말기'는 적극적인 치료에도 수개월 안에 사망할 것으로 예상되는 상태로 정의돼 있다. 그리고 '임종과정'은 치료에도 급속도로 증상이 악화돼 사망이 임박한 상태로 돼 있다. 이 사례 같은 경우는 담당의사가 환자의 회생 가능성을 어떻게 판단하며 임종과정 판단을 어떻게 하느냐에 따라 환자 가족의 의견을 수용할 수도 수용하지 못할 수도 있다.

임종과정의 판단은 우선 환자가 회생할 가능성이 없는 상태라는 것을 전제로 해야 한다. 그리고 임종과정을 판단할 때는 한 시점의 환자의 활력 증후의 안정 여부만 보지 말고 해당 환자의 기저질환의 상태와 전체 임상 경과를 고려해야 한다. 이 환자의 경우는 기계환기기를 이탈한 후 의식이 없는 상태에서 활력 징후들이 여러 집중치료로써 일시적 안정된 상태를 보여주고 있어 진행된 말기와 '임종과정'을 구분하기가 쉽지 않다. 담당의사는 그동안의 치료 경과를 고려해 환자가 임종과정으로 진입했다고 판단했다.

이런 사례의 경우, 담당의사 혼자서 결정하지 말고 동료 의사의 자문을 구하는 것이 좋고 연명의료결정법에도 2인 이상의 판단이 있어야 한다고 명시되어 있다. 이 환자도 중환자실의 동료 의사에게 임종기 판단을 자문했고 임종과정으로 판단을 받았다.

임종과정으로 판단했으면 가족들의 요청에 따라 기관지 내 발관을 하는 것이 맞다. 연명의료결정법에서도 "임종과정에 있는 환자의 자기결정을 존중하고 환자의 최선의 이익을 보장하라"고 그 취지를 밝혔다. 그리고 세브란스병원의 연명의료 중단 사례에 대한 대법원의 판결선고문에서도 "이미 의식의 회복 가능성을 상실해 더 이상 인격체로서의 활동을 기대할 수 없고 자연적으로는 이미 죽음의 과정이 시작됐다고 볼 수 있는 회복 불가능한 사망의 단계에 이른 후에는 의학적으로 무의미한 신체 침해 행위에 해당하는 연명치료를 환자에게 강요하는 것이 오히려 인간의 존엄과 가치를 해하게 되므로, 이 같은 예외적인 상황에서 죽음을 맞이하려는 환자의 의사결정을 존중해 환자의 인간으로서의 존엄과 가치 및 행복추구권을 보호하는 것이 사회상규에 부합되고 헌법정신에도 어긋나지 아니한다"고 했다.

기관지 내 발관을 해 연명의료를 중단해도 의료윤리 문제는 없는지 살펴보자. 임상윤리에서 흔히 적용하는 의료윤리 4원칙으로 판단하면 환자의 자율 결정은 없고(자율성 존중의 원칙), 기관지 내 발관이 환자에게 해악을 주는 결정은 아닌지 혼란스럽다(해악 금지의 원칙). 반면 기저질환들의 회복 가능성이 없고 연명의료가 환자 및 가족들에게 고통의 시간만을 연장하고 있는 것이면 연명치료를 중단하는 것이 환자의 삶의 마무리에 도움이 된다고 판단된다(선행의 원칙).

이 환자에게 소요되는 의료 재원이나 의료 비용 등이 의료재원을 정당하게 지역사회의 구성원들에게 분배해야 하는 것에 합당한지도 고려해야 한다(정의의 원칙). 이 환자 같은 사례에서 특정 의료 결정(본 사례의 경우 기관절개술)의 의료윤리 정당성을 판단할 때 사분획접근법(4 quadrant approach)이 판단에 도움이 된다. 사분획접근법의 4가지 요소는 특정 결정의 의학적 필요성 및 정당성, 환자의 뜻, 삶의 질, 그리고 여러 관련 상황들과 맥락이다.

이 환자에서 기관절개술은 기도 유지를 위한 의학적 필요성은 인정되나 환자의 최선의 이익을 위한 의학적 결정인지는 판단이 어렵다. 환자의 선호도는 환자가 알려준 바가 없으므로 알 수가 없고, 환자의 삶의 질은 기관절개술을 하더라도 지금까지의 임상 경과를 고려했을 때 설령 어느 기간 동안 병원에서 돌봄을 받는다 하더라도 매우 나쁘다. 부차적 상황 요소는 생명의 존엄성, 환자 고통의 연장, 의료 재원 사용의 정당성, 가족들의 간호의 어려움과 심적 고통 등 여러 가지가 복합돼 있다. 의료 비용의 부담도 우리 의료 현장에서는 여전히 힘든 장벽이다.

임종과정의 돌봄으로 전환하면 환자가 객담 배출 등이 곤란해 호흡부전이 발생해도 기관지 내 삽관이나 기관절개술 같은 침습적 시술은 하지 말아야 한다. 더구나 환자의 가족들이 환자의 삶의 질 등을 고려해 반대하는 기관절개술을 의료진이 시술해서는 안 된다. 이 환자 분은 의식이 분명함에도 연명의료에 대해 자신의 뜻을 밝히지 않았는데 환자의 바람을 밝히기에 여러 요인이 얽혀 있는 경우에는 흔히 그렇다. 스스로 더 생존하고 싶다는 바람과 또 다른 집중 치료의 부담에 대한 갈등도 있을 수 있고, 가족들에게 주는 부담에 대한 걱정도 있을 것이다.

이같이 환자의 자율성은 그 상황에 따라 구현되는 수준이 달라질 수 있다(자율성과 자기결정권 장 참조). 이런 경우에는 시간을 두고 환자를 격려하며 환자의 바람을 확인하는 것이 좋다. 결국 환자의 뜻을 확인하지 못하는 경우에 환자의 최선의 이익을 바탕으로 돌봄에 참여하고 있는 가족들과 협의하고 합의하면서 임종돌봄을 하는 것이 타당하다.

> **사례 2 : 연명의료결정법 대상**
>
> 76세 남성이 15년 전 한 병원에서 폐암으로 항암 및 방사선 치료를 받았고 우측 기관지확장증 및 폐 파괴가 있어 4년 전과 3년 전에 폐렴으로 B대학병원에서 입원치료를 받았다. 2년 전에는 폐렴에 의한 호흡부전으로 B대학병원 중환자실 치료를 받았다. 이후 재택 산소치료가 필요했다. 3년 전 폐렴으로 입원 당시 흉부영상촬영에서 폐암의 재발 소견이 나타났으나 만성 호흡부전이 있는 환자여서 담당의사는 보호자와 협의 후 더 이상 폐암에 대한 검사나 치료를 하지 않고 완화 돌봄 치료를 했다. 1개월 후 상태가 악화돼 가족들과 협의해 심폐소생술을 시행하지 않기로 하고 임종기 돌봄을 받던 중 사망했다.
>
> 당시 연명의료결정법에 따라서 가족관계증명서를 가져오라고 했지만 보호자가 가져오지 않았다. 3년이 경과한 후 치료 당시에는 알지 못했고 환자 사망 후 나타난 전처의 자녀들이 가족관계를 확인하지 않고 연명치료를 중단했다는 이유로 계속 민원을 제기하다 후처를 유기치사 혐의로 고소했다. 당시 진료했던 담당의사는 참고인 조사를 받게 됐는데 경찰에서는 이 사례가 연명의료 중단에 해당하는지, 그렇다면 왜 가족관계증명서를 확인하지 않았는지 담당의사에게 소명하라고 요청했다.

질문 1. 이 환자가 마지막 입원했을 때의 상태가 기계환기기 등 같은 집중치료의 도움이 될 수 있다고 생각하는가?

질문 2. 의료기관에서 발생하는 모든 사망 사례는 연명의료결정법의 절차에 따라야 하는가?

질문 3. 의료기관에서 일어나는 자연사의 경우와 연명의료결정법의 절차에 따라 연명의료 중단을 결정해야 하는 임종 사례를 어떻게 구분해야 하는가?

해설

환자의 예후를 정확하게 예측하기는 어렵다. 1항의 질문에 대해서는 환자의 그간 임상 경과를 우선 고려해야 한다. 그리고 허약한 상태에서의 집중 치료로 얻을 수 있는 효과와 그 치료에 따른 환자와 환자 가족의 부담을 고려해야 한다. 부담에는 비용뿐 아니라 환자가 겪어야 하는 고통과 생존 후 환자의 삶의 질 등이 포함된다. 의료기관에서의 사망은 대부분이 어떤 수준이던 행해지던 치료가 무익하다고 판단해 그 치료를 중단하거나 새로운 치료를 유보하면서 일어난다. 이 사례도 그동안의 환자의 임상 경과를 미루어 볼 때 더 이상의 집중치료는 무익하다고 판단한 담당의사가 환자 돌봄에 참여한 가족들과 협의하고 합의해 자연스러운 사망에 이르는 임종돌봄을 한 것이라고 볼 수 있다.

이 사례는 자연법적 관점에서 보면 자연사로 문제가 될 여지가 없다. 그러나 실정법적 관점으로 보면 이 사례에서처럼 분쟁의 소지가 생길 수 있다. 연명의료결정법을 기준으로 보면 제18조(환자의 의사를 확인할 수 없는 경우의 연명의료 중단 등 결정)의 상황에 해당될 수 있기 때문이다. 연명의료결정법에는 의료기관에서 임종과정을 맞이하는 환자들 모두에게 이 법이 적용돼야 한다는 구체적 조항이 없고, 국가생명정책원의 홈페이지의 질의응답에서는 연명의료 중단에 대한 판단을 하는 경우에 이 법의 절차를 따를 것으로 모호하게 기술돼 있다.

그러나 한 해 거의 23만 명에 가까운 환자가 의료기관에서 사망하는데 모든 경우에서 이 법의 절차를 따른다면 사망환자들이 법에 정한 절차를 준수하거나 때로는 마지막 순간까지 모든 치료 행위를 지속해야 하는 등 오히려 부당한 어려움을 초래할 수 있다. 이는 환자의 자기 결정과 최선의 이익을 보장하라는 이 법의 취지에도 맞지 않는다. 실제 전 세계의 임종돌봄 과정은 대부분 환자 측과 의료진과의 협의와 합의에 의해 진행된다.

그러므로 환자의 질병 상태가 자연스러운 임종과정으로 진입된 경우는 이 법이 시행되기 이전과 같이 환자 측과 의료진이 협의해 임종돌봄을 하도록 하는 것이 연명의료결정법의 취지와 더 부합된다. 다만 진행된 말기나 임종돌봄 중에 진료에 관여한 의료인들 사이에서나 의료인과 가족 사이에, 혹은 가족과 가족 사이에 환자의 상태나 치료의 수준에 대해 상당한 이견이 있을 때 연명의료결정법의 절차를 따르는 것이 이 법의 취지에 보다 합당하다고 할 수 있다. 연명의료결정법에서는 환자나 환자의 가족이 끝까지 모든 치료를 원하는 경우 의료인이 그 치료가 무익하다고 판단해 치료를 중단하면 처벌을 받게 돼 있다.

이 사례는 연명의료 중단 절차 준수 여부가 쟁점으로 나타났지만 실제는 완화돌봄을 받고 있던 환자의 질병 상태가 악화돼 임종과정에 들어선 자연사 과정의 임종돌봄을 한 경우다. 환자의 자율적 의사를 판단할 수 없는 경우에는 환자의 최선의 이익에 바탕을 두고 돌봄에 참여한 가족들과 합의와 협의에 의해 임종돌봄을 진행하는 것이 타당하다. 그러므로 이 사례의 경우 심폐소생술 등의 연명의료 기술을 적용하는 것이 환자의 최선의 이익에 부합하지 않다고 판단한 것은 타당하다.

연명의료결정법에는 임종과정에 대한 판단을 전문의 1인이 포함된 2명의 의사가 하도록 규정했다. 이 사례에서 담당의사가 가족관계증명서를 요청했으나 가져오지 않아 전처의 자식들이 있는지를 사전에 인지할 수 없어서 전체 가족들과 협의를 못한 셈이 됐다. 명확히 무익하다고 판단되는 치료를 유보하거나 중단하는 모든 경우에서 가족들이 반드시 가족증명서를 가져와 전 가족의 동의를 받아야 한다면 의료현장에서의 어려움과 갈등은 매우 커진다.

연명의료결정법에는 환자가 가족들에게 연명의료에 대한 자신의 의사를 충분히 전달했던 경우에는 '환자가족 2명 이상의 일치하는 진술'로 환자 의사를 대신 확인하는 것으로 돼 있다.

사례 3: 연명의료의 유보와 중단

여러 집중 치료에도 치료 효과가 나타나지 않고 사망의 가능성이 높은 환자에서 흔히 더 이상의 치료는 하지 말자고 한다. 이는 새로운 치료의 유보다. 그러나 이미 시행되고 있지만 치료 효과가 미미하거나 없다고 판단되는 치료도 의사들은 잘 중단하지 않는다. 이는 임종과정에 있는 환자에서 조차도 치료의 유보와 중단을 다르게 판단하기 때문이다. 사례를 보자.

확장성 심근염을 가진 83세 여성이 심부전이 진행돼 한 대학병원 심중환자실에서 두 달간 집중치료를 받고 있다. 의식소실 상태가 지속됐고 기계환기기 치료는 이탈했으나 투석 및 체외막산소화(extracorporeal membrane oxygenation, ECMO) 치료는 받고 있다. 환자의 연명의료에 대한 평소 생각은 확인할 수 없었으며 환자 가족들은 치료 비용의 어려움은 없지만 환자가 두 달의 집중치료에도 상태가 호전되지 않으니 환자의 고통을 멈추기 위해 모든 연명치료를 중단해 줄 것을 요청했다. 담당의료진은 해당 의료기관의 윤리위원회에 상기 사례를 의뢰했고 의료기관윤리위원회는 투석은 중단하되 ECMO 중단은 상태가 더 악화되면 중단하라고 했다. 환자는 의료기관윤리회 권고 후 7일 뒤 사망했다.

질문 1. 이 환자에서 ECMO중단을 결정하지 못한 의료기관윤리위원회의 판단은 타당한가?

질문 2. 임종과정에서 연명의료의 유보와 중단 사이에 윤리적 차이는 있는가?

질문 3. 치료의 무익성 판단은 어떻게 하는가?

해설

　이 사례는 치료의 무익성 판단과 연명의료의 유보와 중단의 의료 윤리적 차이가 쟁점 사항이다. 임상에서는 연명의료 유보 결정보다 중단 결정이 어렵다. 담당의사들도 흔히 '너무 적극적으로 치료를 중단하지 말고 소극적으로 새로운 치료를 추가하지 않는 것이 낫지 않나'라고 생각한다. 아시아 여러 국가의 설문조사에서 회복이 불가능한 환자에서 평균 91%의 의사들은 연명의료의 유보는 찬성했지만 이미 시행하고 있는 연명의료의 중단은 평균 11%만이 찬성했다. 그러나 싱가폴, 말레이지아, 홍콩 같은 국가에서는 중단에 찬성하는 비율도 40%를 넘었다.

　임종과정에 있는 환자에서 특정 치료의 유보와 중단은 윤리적 차이가 없다는 것이 의료윤리학계의 주류적 판단이다. 임종기 환자에서 특정 치료를 중단하지 않거나 중단을 하거나 사망에 이르는 결과는 같으며, 무익한 치료를 중단하지 않을 경우에 임종에 이르는 시간만 연장돼 환자의 고통의 시간도 연장된다. 가족들이 연명의료 유보는 찬성하나 중단을 원하지 않을 경우는 가족들이 환자의 임종을 받아들이기 힘든 경우이므로 가족들과 협의해 결정하도록 한다.

　이런 측면에서 상기 사례의 경우, 투석을 중단하면 사망이 예견되는 상황에서 진료비의 부담이 크고 환자에게도 신체적 고통이 있을 수 있는 ECMO는 유지하기로 한 의료기관윤리위원회의 권고는 납득하기 어렵다. 연명의료의 유보와 중단에는 흔히 치료의 무익성에 대한 쟁점이 있는데 이에 대해서는 '환자의 치료 거절' 장을 참고하기 바란다.

　이상 세 가지 사례를 요약하면 환자의 생명과 직결되는 사안인 연명의료 중단은 환자의 상태와 치료의 의미를 잘 아는 담당의사가 환자 및 가족과 지속적으로 협의하고 합의하며 진행해야 한다. 그리고 의료윤리 원칙들은 여러 쟁점에 대한 판단의 기초가 되며 환자의 여러 상황을 고려해 유연하게 적용해야 한다. 말기와 임종과정의 판단은 한 순간의 환자의 활력 징후로만 판단하지 말고 임상의학의 속성인 질병 이행 과정에 대한 포괄적 해석으로 접근해야 한다.

연명의료결정법을 따를 때는 법의 취지와 절차에 맞게 수행해야 하되 환자의 자율성이 제대로 구현될 수 있도록 의료진들이 노력해야 한다(자율성과 자기결정권 장 참조).

부록
appendix

호스피스・완화의료 및 임종과정에 있는 환자의 연명의료결정에 관한 법률

호스피스 · 완화의료 및 임종과정에 있는 환자의 연명의료결정에 관한 법률
(약칭: 연명의료결정법)

[시행 2022. 3. 22.] [법률 제18627호, 2021. 12. 21., 일부개정]
보건복지부(생명윤리정책과 – 연명의료결정제도), 044-202-2615
보건복지부(질병정책과-호스피스 완화의료), 044-202-2517

제1장 총칙

제1조(목적) 이 법은 호스피스 · 완화의료와 임종과정에 있는 환자의 연명의료와 연명의료중단등결정 및 그 이행에 필요한 사항을 규정함으로써 환자의 최선의 이익을 보장하고 자기결정을 존중하여 인간으로서의 존엄과 가치를 보호하는 것을 목적으로 한다.

제2조(정의) 이 법에서 사용하는 용어의 뜻은 다음과 같다. 〈개정 2018. 3. 27.〉
1. "임종과정"이란 회생의 가능성이 없고, 치료에도 불구하고 회복되지 아니하며, 급속도로 증상이 악화되어 사망에 임박한 상태를 말한다.
2. "임종과정에 있는 환자"란 제16조에 따라 담당의사와 해당 분야의 전문의 1명으로부터 임종과정에 있다는 의학적 판단을 받은 자를 말한다.
3. "말기환자(末期患者)"란 적극적인 치료에도 불구하고 근원적인 회복의 가능성이 없고 점차 증상이 악화되어 보건복지부령으로 정하는 절차와 기준에 따라 담당의사와 해당 분야의 전문의 1명으로부터 수개월 이내에 사망할 것으로 예상되는 진단을 받은 환자를 말한다.
4. "연명의료"란 임종과정에 있는 환자에게 하는 심폐소생술, 혈액 투석, 항암제 투여, 인공호흡기 착용 및 그 밖에 대통령령으로 정하는 의학적 시술로서 치료효과 없이 임종과정의 기간만을 연장하는 것을 말한다.
5. "연명의료중단등결정"이란 임종과정에 있는 환자에 대한 연명의료를 시행하지 아니하거나 중단하기로 하는 결정을 말한다.
6. "호스피스 · 완화의료"(이하 "호스피스"라 한다)란 다음 각 목의 어느 하나에 해당하는 질환으로 말기환자로 진단을 받은 환자 또는 임종과정에 있는 환자(이하 "호스피스대상환자"라 한다)와 그 가족에게 통증과 증상의 완화 등을 포함한 신체적, 심리사회적, 영적 영역에 대한 종합적인 평가와 치료를 목적으로 하는 의료를 말한다.
가. 암
나. 후천성면역결핍증
다. 만성 폐쇄성 호흡기질환
라. 만성 간경화
마. 그 밖에 보건복지부령으로 정하는 질환
7. "담당의사"란「의료법」에 따른 의사로서 말기환자 또는 임종과정에 있는 환자(이하 "말기환자등"이라 한다)를 직접 진료하는 의사를 말한다.
8. "연명의료계획서"란 말기환자등의 의사에 따라 담당의사가 환자에 대한 연명의료중단등결정 및 호스피스에 관한 사항을 계획하여 문서(전자문서를 포함한다)로 작성한 것을 말한다.
9. "사전연명의료의향서"란 19세 이상인 사람이 자신의 연명의료중단등결정 및 호스피스에 관한 의사를

직접 문서(전자문서를 포함한다)로 작성한 것을 말한다.

제3조(기본 원칙) ① 호스피스와 연명의료 및 연명의료중단등결정에 관한 모든 행위는 환자의 인간으로서의 존엄과 가치를 침해하여서는 아니 된다.
② 모든 환자는 최선의 치료를 받으며, 자신이 앓고 있는 상병(傷病)의 상태와 예후 및 향후 본인에게 시행될 의료행위에 대하여 분명히 알고 스스로 결정할 권리가 있다.
③「의료법」에 따른 의료인(이하 "의료인"이라 한다)은 환자에게 최선의 치료를 제공하고, 호스피스와 연명의료 및 연명의료중단등결정에 관하여 정확하고 자세하게 설명하며, 그에 따른 환자의 결정을 존중하여야 한다.

제4조(다른 법률과의 관계) 이 법은 호스피스와 연명의료, 연명의료중단등결정 및 그 이행에 관하여 다른 법률에 우선하여 적용한다.

제5조(국가 및 지방자치단체의 책무) ① 국가와 지방자치단체는 환자의 인간으로서의 존엄과 가치를 보호하는 사회적·문화적 토대를 구축하기 위하여 노력하여야 한다.
② 국가와 지방자치단체는 환자의 최선의 이익을 보장하기 위하여 호스피스 이용의 기반 조성에 필요한 시책을 우선적으로 마련하여야 한다.

제6조(호스피스의 날 지정) ① 삶과 죽음의 의미와 가치를 널리 알리고 범국민적 공감대를 형성하며 호스피스를 적극적으로 이용하고 연명의료에 관한 환자의 의사를 존중하는 사회 분위기를 조성하기 위하여 매년 10월 둘째 주 토요일을 "호스피스의 날"로 한다.
② 국가와 지방자치단체는 호스피스의 날의 취지에 부합하는 행사와 교육·홍보를 실시하도록 노력하여야 한다.

제7조(종합계획의 시행·수립) ① 보건복지부장관은 호스피스와 연명의료 및 연명의료중단등결정의 제도적 확립을 위하여 관계 중앙행정기관의 장과 협의하고, 제8조에 따른 국가호스피스연명의료위원회의 심의를 거쳐 호스피스와 연명의료 및 연명의료중단등결정에 관한 종합계획(이하 "종합계획"이라 한다)을 5년마다 수립·추진하여야 한다.〈개정 2020. 4. 7.〉
② 종합계획에는 다음 각 호의 사항이 포함되어야 한다.
1. 호스피스와 연명의료 및 연명의료중단등결정의 제도적 확립을 위한 추진방향 및 기반조성
2. 호스피스와 연명의료 및 연명의료중단등결정 관련 정보제공 및 교육의 시행·지원
3. 제14조에 따른 의료기관윤리위원회의 설치·운영에 필요한 지원
4. 말기환자등과 그 가족의 삶의 질 향상을 위한 교육프로그램 및 지침의 개발·보급
5. 제25조에 따른 호스피스전문기관의 육성 및 전문 인력의 양성
6. 다양한 호스피스 사업의 개발
7. 호스피스와 연명의료 및 연명의료중단등결정에 관한 조사·연구에 관한 사항
8. 그 밖에 호스피스와 연명의료 및 연명의료중단등결정의 제도적 확립을 위하여 필요한 사항
③ 보건복지부장관은 종합계획을 수립할 때 생명윤리 및 안전에 관하여 사회적으로 심각한 영향을 미칠 수 있는 사항에 대하여는 미리「생명윤리 및 안전에 관한 법률」제7조에 따른 국가생명윤리심의위원회와 협의

하여야 한다.
④ 보건복지부장관은 종합계획에 따라 매년 시행계획을 수립·시행하고 그 추진실적을 평가하여야 한다.
⑤ 보건복지부장관은 종합계획을 수립하거나 주요 사항을 변경한 경우 지체 없이 국회에 보고하여야 한다.

제8조(국가호스피스연명의료위원회) ① 보건복지부는 종합계획 및 시행계획을 심의하기 위하여 보건복지부장관 소속으로 국가호스피스연명의료위원회(이하 "위원회"라 한다)를 둔다.
② 위원회는 위원장을 포함한 15인 이내의 위원으로 구성한다.
③ 위원장은 보건복지부차관이 된다.
④ 위원은 말기환자 진료, 호스피스 및 임종과정에 관한 학식과 경험이 풍부한 다양한 분야의 전문가들 중에서 보건복지부장관이 임명 또는 위촉한다.
⑤ 그 밖에 위원회의 조직 및 운영에 필요한 사항은 대통령령으로 정한다.

제2장 연명의료중단등결정의 관리체계

제9조(국립연명의료관리기관) ① 보건복지부장관은 연명의료, 연명의료중단등결정 및 그 이행에 관한 사항을 적정하게 관리하기 위하여 국립연명의료관리기관(이하 "관리기관"이라 한다)을 둔다.
② 관리기관의 업무는 다음 각 호와 같다.
1. 제10조에 따라 등록된 연명의료계획서 및 제12조에 따라 등록된 사전연명의료의향서에 대한 데이터베이스의 구축 및 관리
2. 제11조에 따른 사전연명의료의향서 등록기관에 대한 관리 및 지도·감독
3. 제17조제2항에 따른 연명의료계획서 및 사전연명의료의향서 확인 조회 요청에 대한 회답
4. 연명의료, 연명의료중단등결정 및 그 이행의 현황에 대한 조사·연구, 정보수집 및 관련 통계의 산출
5. 그 밖에 연명의료, 연명의료중단등결정 및 그 이행과 관련하여 대통령령으로 정하는 업무
③ 관리기관의 운영 등에 필요한 사항은 대통령령으로 정한다.

제10조(연명의료계획서의 작성·등록 등) ① 담당의사는 말기환자등에게 연명의료중단등결정, 연명의료계획서 및 호스피스에 관한 정보를 제공할 수 있다.
② 말기환자등은 의료기관(「의료법」제3조에 따른 의료기관 중 의원·한의원·병원·한방병원·요양병원 및 종합병원을 말한다. 이하 같다)에서 담당의사에게 연명의료계획서의 작성을 요청할 수 있다.
③ 제2항에 따른 요청을 받은 담당의사는 해당 환자에게 연명의료계획서를 작성하기 전에 다음 각 호의 사항에 관하여 설명하고, 환자로부터 내용을 이해하였음을 확인받아야 한다. 이 경우 해당 환자가 미성년자인 때에는 환자 및 그 법정대리인에게 설명하고 확인을 받아야 한다.
1. 환자의 질병 상태와 치료방법에 관한 사항
2. 연명의료의 시행방법 및 연명의료중단등결정에 관한 사항
3. 호스피스의 선택 및 이용에 관한 사항
4. 연명의료계획서의 작성·등록·보관 및 통보에 관한 사항
5. 연명의료계획서의 변경·철회 및 그에 따른 조치에 관한 사항
6. 그 밖에 보건복지부령으로 정하는 사항

④ 연명의료계획서는 다음 각 호의 사항을 포함하여야 한다.
1. 환자의 연명의료중단등결정 및 호스피스의 이용에 관한 사항
2. 제3항 각 호의 설명을 이해하였다는 환자의 서명, 기명날인, 녹취, 그 밖에 이에 준하는 대통령령으로 정하는 방법으로의 확인
3. 담당의사의 서명 날인
4. 작성 연월일
5. 그 밖에 보건복지부령으로 정하는 사항
⑤ 환자는 연명의료계획서의 변경 또는 철회를 언제든지 요청할 수 있다. 이 경우 담당의사는 이를 반영한다.
⑥ 의료기관의 장은 작성된 연명의료계획서를 등록·보관하여야 하며, 연명의료계획서가 등록·변경 또는 철회된 경우 그 결과를 관리기관의 장에게 통보하여야 한다.
⑦ 연명의료계획서의 서식 및 연명의료계획서의 작성·등록·통보 등에 필요한 사항은 보건복지부령으로 정한다.

제11조(사전연명의료의향서 등록기관) ① 보건복지부장관은 대통령령으로 정하는 시설·인력 등 요건을 갖춘 다음 각 호의 기관 중에서 사전연명의료의향서 등록기관(이하 "등록기관"이라 한다)을 지정할 수 있다. 〈개정 2021. 12. 21.〉
1. 「지역보건법」제2조에 따른 지역보건의료기관
2. 의료기관
3. 사전연명의료의향서에 관한 사업을 수행하는 비영리법인 또는 비영리단체(「비영리민간단체 지원법」제4조에 따라 등록된 비영리민간단체를 말한다)
4. 「공공기관의 운영에 관한 법률」제4조에 따른 공공기관
5. 「노인복지법」제36조제1항제1호에 따른 노인복지관
② 등록기관의 업무는 다음 각 호와 같다.
1. 사전연명의료의향서 등록에 관한 업무
2. 사전연명의료의향서에 관한 설명 및 작성 지원
3. 사전연명의료의향서에 관한 상담, 정보제공 및 홍보
4. 관리기관에 대한 사전연명의료의향서의 등록·변경·철회 등의 결과 통보
5. 그 밖에 사전연명의료의향서에 관하여 보건복지부령으로 정하는 업무
③ 등록기관의 장은 제2항에 따른 업무 수행의 결과를 기록·보관하고, 관리기관의 장에게 보고하여야 한다.
④ 국가와 지방자치단체는 등록기관의 운영 및 업무 수행에 필요한 행정적·재정적 지원을 할 수 있다.
⑤ 등록기관의 장은 등록기관의 업무를 폐업 또는 1개월 이상 휴업하거나 운영을 재개하는 경우 보건복지부장관에게 신고하여야 한다.
⑥ 등록기관의 장은 등록기관의 업무를 폐업 또는 1개월 이상 휴업하는 경우 보건복지부령으로 정하는 바에 따라 관련 기록을 관리기관의 장에게 이관하여야 한다. 다만, 휴업하려는 등록기관의 장이 휴업 예정일 전일까지 관리기관의 장의 허가를 받은 경우에는 관련 기록을 직접 보관할 수 있다.
⑦ 등록기관의 지정 절차, 업무 수행 결과 기록·보관 및 보고, 폐업 등의 신고절차에 관하여 필요한 사항은 보건복지부령으로 정한다.

제12조(사전연명의료의향서의 작성·등록 등) ① 사전연명의료의향서를 작성하고자 하는 사람(이하 "작성자"라 한다)은 이 조에 따라서 직접 작성하여야 한다.
② 등록기관은 작성자에게 그 작성 전에 다음 각 호의 사항을 충분히 설명하고, 작성자로부터 내용을 이해하였음을 확인받아야 한다.
1. 연명의료의 시행방법 및 연명의료중단등결정에 대한 사항
2. 호스피스의 선택 및 이용에 관한 사항
3. 사전연명의료의향서의 효력 및 효력 상실에 관한 사항
4. 사전연명의료의향서의 작성·등록·보관 및 통보에 관한 사항
5. 사전연명의료의향서의 변경·철회 및 그에 따른 조치에 관한 사항
6. 그 밖에 보건복지부령으로 정하는 사항
③ 사전연명의료의향서는 다음 각 호의 사항을 포함하여야 한다. 〈개정 2018. 3. 27.〉
1. 연명의료중단등결정
2. 호스피스의 이용
3. 작성 연월일
4. 그 밖에 보건복지부령으로 정하는 사항
④ 등록기관의 장은 사전연명의료의향서를 제출받을 때 본인의 작성 여부를 확인한 후 작성된 사전연명의료의향서를 등록·보관하여야 한다.
⑤ 등록기관의 장은 제4항에 따른 등록 결과를 관리기관의 장에게 통보하여야 한다.
⑥ 사전연명의료의향서를 작성한 사람은 언제든지 그 의사를 변경하거나 철회할 수 있다. 이 경우 등록기관의 장은 지체 없이 사전연명의료의향서를 변경하거나 등록을 말소하여야 한다.
⑦ 등록기관의 장은 제6항에 따라 사전연명의료의향서가 변경 또는 철회된 경우 그 결과를 관리기관의 장에게 통보하여야 한다.
⑧ 사전연명의료의향서는 다음 각 호의 어느 하나에 해당하는 경우 그 효력이 없다. 다만, 제4호의 경우에는 그 때부터 효력을 잃는다.
1. 본인이 직접 작성하지 아니한 경우
2. 본인의 자발적 의사에 따라 작성되지 아니한 경우
3. 제2항 각 호의 사항에 관한 설명이 제공되지 아니하거나 작성자의 확인을 받지 아니한 경우
4. 사전연명의료의향서 작성·등록 후에 연명의료계획서가 다시 작성된 경우
⑨ 사전연명의료의향서의 서식 및 사전연명의료의향서의 작성·등록·보관·통보 등에 필요한 사항은 보건복지부령으로 정한다.

제13조(등록기관의 지정 취소) ① 보건복지부장관은 등록기관이 다음 각 호의 어느 하나에 해당하는 경우 그 지정을 취소할 수 있다. 다만, 제1호에 해당하는 경우에는 그 지정을 취소하여야 한다.
1. 거짓이나 그 밖의 부정한 방법으로 지정을 받은 경우
2. 제11조제1항에 따른 지정기준에 미달하는 경우
3. 제11조제2항 각 호의 업무를 정당한 사유 없이 이행하지 아니한 경우
4. 정당한 사유 없이 제34조제3항에 따른 명령·조사에 응하지 아니한 자
② 제1항에 따라 지정이 취소된 등록기관은 지정이 취소된 날부터 2년 이내에 등록기관으로 지정받을 수 없다.

③ 등록기관의 장은 제1항에 따라 지정이 취소된 경우 대통령령으로 정하는 바에 따라 보관하고 있는 기록을 관리기관의 장에게 이관하여야 한다.

제14조(의료기관윤리위원회의 설치 및 운영 등) ① 연명의료중단등결정 및 그 이행에 관한 업무를 수행하려는 의료기관은 보건복지부령으로 정하는 바에 따라 해당 의료기관에 의료기관윤리위원회(이하 "윤리위원회"라 한다)를 설치하고 이를 보건복지부장관에게 등록하여야 한다.
② 윤리위원회는 다음 각 호의 활동을 수행한다.
1. 연명의료중단등결정 및 그 이행에 관하여 임종과정에 있는 환자와 그 환자가족 또는 의료인이 요청한 사항에 관한 심의
2. 제19조제3항에 따른 담당의사의 교체에 관한 심의
3. 환자와 환자가족에 대한 연명의료중단등결정 관련 상담
4. 해당 의료기관의 의료인에 대한 의료윤리교육
5. 그 밖에 보건복지부령으로 정하는 사항
③ 윤리위원회의 위원은 위원장 1명을 포함하여 5명 이상으로 구성하되, 해당 의료기관에 종사하는 사람으로만 구성할 수 없으며, 의료인이 아닌 사람으로서 종교계·법조계·윤리학계·시민단체 등의 추천을 받은 사람 2명 이상을 포함하여야 한다.
④ 윤리위원회 위원은 해당 의료기관의 장이 위촉하고, 위원장은 위원 중에서 호선한다.
⑤ 제1항에도 불구하고 보건복지부령으로 정하는 바에 따라 다른 의료기관의 윤리위원회 또는 제6항에 따른 공용윤리위원회와 제2항 각 호의 업무의 수행을 위탁하기로 협약을 맺은 의료기관은 윤리위원회를 설치한 것으로 본다.
⑥ 보건복지부장관은 의료기관이 제2항 각 호의 업무의 수행을 위탁할 수 있도록 공용윤리위원회를 지정할 수 있다.
⑦ 그 밖에 윤리위원회 및 공용윤리위원회의 구성 및 운영 등에 필요한 사항은 보건복지부령으로 정한다.

제3장 연명의료중단등결정의 이행

제15조(연명의료중단등결정 이행의 대상) 담당의사는 임종과정에 있는 환자가 다음 각 호의 어느 하나에 해당하는 경우에만 연명의료중단등결정을 이행할 수 있다.
1. 제17조에 따라 연명의료계획서, 사전연명의료의향서 또는 환자가족의 진술을 통하여 환자의 의사로 보는 의사가 연명의료중단등결정을 원하는 것이고, 임종과정에 있는 환자의 의사에도 반하지 아니하는 경우
2. 제18조에 따라 연명의료중단등결정이 있는 것으로 보는 경우

제16조(환자가 임종과정에 있는지 여부에 대한 판단) ① 담당의사는 환자에 대한 연명의료중단등결정을 이행하기 전에 해당 환자가 임종과정에 있는지 여부를 해당 분야의 전문의 1명과 함께 판단하고 그 결과를 보건복지부령으로 정하는 바에 따라 기록(전자문서로 된 기록을 포함한다)하여야 한다. 〈개정 2018. 3. 27.〉
② 제1항에도 불구하고 제25조에 따른 호스피스전문기관에서 호스피스를 이용하는 말기환자가 임종과정에 있는지 여부에 대한 판단은 담당의사의 판단으로 갈음할 수 있다. 〈신설 2018. 3. 27.〉

제17조(환자의 의사 확인) ① 연명의료중단등결정을 원하는 환자의 의사는 다음 각 호의 어느 하나의 방법으로 확인한다.
1. 의료기관에서 작성된 연명의료계획서가 있는 경우 이를 환자의 의사로 본다.
2. 담당의사가 사전연명의료의향서의 내용을 환자에게 확인하는 경우 이를 환자의 의사로 본다. 담당의사 및 해당 분야의 전문의 1명이 다음 각 목을 모두 확인한 경우에도 같다.
가. 환자가 사전연명의료의향서의 내용을 확인하기에 충분한 의사능력이 없다는 의학적 판단
나. 사전연명의료의향서가 제2조제4호의 범위에서 제12조에 따라 작성되었다는 사실
3. 제1호 또는 제2호에 해당하지 아니하고 19세 이상의 환자가 의사를 표현할 수 없는 의학적 상태인 경우 환자의 연명의료중단등결정에 관한 의사로 보기에 충분한 기간 동안 일관하여 표시된 연명의료중단등에 관한 의사에 대하여 환자가족(19세 이상인 자로서 다음 각 목의 어느 하나에 해당하는 사람을 말한다) 2명 이상의 일치하는 진술(환자가족이 1명인 경우에는 그 1명의 진술을 말한다)이 있으면 담당의사와 해당 분야의 전문의 1명의 확인을 거쳐 이를 환자의 의사로 본다. 다만, 그 진술과 배치되는 내용의 다른 환자가족의 진술 또는 보건복지부령으로 정하는 객관적인 증거가 있는 경우에는 그러하지 아니하다.
가. 배우자
나. 직계비속
다. 직계존속
라. 가목부터 다목까지에 해당하는 사람이 없는 경우 형제자매
② 담당의사는 제1항제1호 및 제2호에 따른 연명의료계획서 또는 사전연명의료의향서 확인을 위하여 관리기관에 등록 조회를 요청할 수 있다.
③ 제1항제2호나 제3호에 따라 환자의 의사를 확인한 담당의사 및 해당 분야의 전문의는 보건복지부령으로 정하는 바에 따라 확인 결과를 기록(전자문서로 된 기록을 포함한다)하여야 한다.〈개정 2018. 3. 27.〉

제18조(환자의 의사를 확인할 수 없는 경우의 연명의료중단등결정) ① 제17조에 해당하지 아니하여 환자의 의사를 확인할 수 없고 환자가 의사표현을 할 수 없는 의학적 상태인 경우 다음 각 호의 어느 하나에 해당할 때에는 해당 환자를 위한 연명의료중단등결정이 있는 것으로 본다. 다만, 담당의사 또는 해당 분야 전문의 1명이 환자가 연명의료중단등결정을 원하지 아니하였다는 사실을 확인한 경우는 제외한다.〈개정 2018. 12. 11.〉
1. 미성년자인 환자의 법정대리인(친권자에 한정한다)이 연명의료중단등결정의 의사표시를 하고 담당의사와 해당 분야 전문의 1명이 확인한 경우
2. 환자가족 중 다음 각 목에 해당하는 사람(19세 이상인 사람에 한정하며, 행방불명자 등 대통령령으로 정하는 사유에 해당하는 사람은 제외한다) 전원의 합의로 연명의료중단등결정의 의사표시를 하고 담당의사와 해당 분야 전문의 1명이 확인한 경우
가. 배우자
나. 1촌 이내의 직계 존속 · 비속
다. 가목 및 나목에 해당하는 사람이 없는 경우 2촌 이내의 직계 존속 · 비속
라. 가목부터 다목까지에 해당하는 사람이 없는 경우 형제자매
② 제1항제1호 · 제2호에 따라 연명의료중단등결정을 확인한 담당의사 및 해당 분야의 전문의는 보건복지부령으로 정하는 바에 따라 확인 결과를 기록(전자문서로 된 기록을 포함한다)하여야 한다.〈개정 2018. 3. 27.〉

제19조(연명의료중단등결정의 이행 등) ① 담당의사는 제15조 각 호의 어느 하나에 해당하는 환자에 대하여 즉시 연명의료중단등결정을 이행하여야 한다.
② 연명의료중단등결정 이행 시 통증 완화를 위한 의료행위와 영양분 공급, 물 공급, 산소의 단순 공급은 시행하지 아니하거나 중단되어서는 아니 된다.
③ 담당의사가 연명의료중단등결정의 이행을 거부할 때에는 해당 의료기관의 장은 윤리위원회의 심의를 거쳐 담당의사를 교체하여야 한다. 이 경우 의료기관의 장은 연명의료중단등결정의 이행 거부를 이유로 담당의사에게 해고나 그 밖에 불리한 처우를 하여서는 아니 된다.
④ 담당의사는 연명의료중단등결정을 이행하는 경우 그 과정 및 결과를 기록(전자문서로 된 기록을 포함한다)하여야 한다. 〈개정 2018. 3. 27.〉
⑤ 의료기관의 장은 제1항에 따라 연명의료중단등결정을 이행하는 경우 그 결과를 지체 없이 보건복지부령으로 정하는 바에 따라 관리기관의 장에게 통보하여야 한다.

제20조(기록의 보존) 의료기관의 장은 연명의료중단등결정 및 그 이행에 관한 다음 각 호의 기록을 연명의료중단등결정 이행 후 10년 동안 보존하여야 한다.
1. 제10조에 따라 작성된 연명의료계획서
2. 제16조에 따라 기록된 임종과정에 있는 환자 여부에 대한 담당의사와 해당 분야 전문의 1명의 판단 결과
3. 제17조제1항제1호 및 제2호에 따른 연명의료계획서 또는 사전연명의료의향서에 대한 담당의사 및 해당 분야 전문의의 확인 결과
4. 제17조제1항제3호에 따른 환자가족의 진술에 대한 자료·문서 및 그에 대한 담당의사와 해당 분야 전문의의 확인 결과
5. 제18조제1항제1호·제2호에 따른 의사표시에 대한 자료·문서 및 그에 대한 담당의사와 해당 분야 전문의의 확인 결과
6. 제19조제4항에 따라 기록된 연명의료중단등결정 이행의 결과
7. 그 밖에 연명의료중단등결정 및 그 이행에 관한 중요한 기록으로서 대통령령으로 정하는 사항

제4장 호스피스·완화의료

제21조(호스피스사업) ① 보건복지부장관은 호스피스를 위하여 다음 각 호의 사업을 실시하여야 한다.
1. 말기환자등의 적정한 통증관리 등 증상 조절을 위한 지침 개발 및 보급
2. 입원형, 자문형, 가정형 호스피스의 설치 및 운영, 그 밖에 다양한 호스피스 유형의 정책개발 및 보급
3. 호스피스의 발전을 위한 연구·개발 사업
4. 제25조에 따른 호스피스전문기관의 육성 및 호스피스 전문 인력의 양성
5. 말기환자등과 그 가족을 위한 호스피스 교육프로그램의 개발 및 보급
6. 호스피스 이용 환자의 경제적 부담능력 등을 고려한 의료비 지원사업
7. 말기환자, 호스피스의 현황과 관리실태에 관한 자료를 지속적이고 체계적으로 수집·분석하여 통계를 산출하기 위한 등록·관리·조사 사업(이하 "등록통계사업"이라 한다)
8. 호스피스에 관한 홍보
9. 그 밖에 보건복지부장관이 필요하다고 인정하는 사업

② 보건복지부장관은 제1항 각 호에 따른 사업을 대통령령으로 정하는 바에 따라 관계 전문기관 및 단체에 위탁할 수 있다.

제22조(자료제공의 협조 등) 보건복지부장관은 제21조제1항제7호에 따른 등록통계사업에 필요한 경우 관계 기관 또는 단체에 자료의 제출이나 의견의 진술 등을 요구할 수 있다. 이 경우 자료의 제출 등을 요구받은 자는 정당한 사유가 없으면 이에 따라야 한다.

제23조(중앙호스피스센터의 지정 등) ① 보건복지부장관은 다음 각 호의 업무를 수행하게 하기 위하여 보건복지부령으로 정하는 기준을 충족하는 「의료법」 제3조제2항제3호마목에 따른 종합병원(이하 "종합병원"이라 한다)을 중앙호스피스센터(이하 "중앙센터"라 한다)로 지정할 수 있다. 이 경우 국공립 의료기관을 우선하여 지정한다. 〈개정 2018. 3. 27.〉
1. 말기환자의 현황 및 진단·치료·관리 등에 관한 연구
2. 호스피스사업에 대한 정보·통계의 수집·분석 및 제공
3. 호스피스사업 계획의 작성
4. 호스피스에 관한 신기술의 개발 및 보급
5. 호스피스대상환자에 대한 호스피스 제공
6. 호스피스사업 결과의 평가 및 활용
7. 그 밖에 말기환자 관리에 필요한 사업으로서 보건복지부령으로 정하는 사업
② 보건복지부장관은 중앙센터가 제1항 각 호의 사업을 하지 아니하거나 잘못 수행한 경우에는 시정을 명할 수 있다.
③ 보건복지부장관은 중앙센터가 다음 각 호의 어느 하나에 해당하는 경우에는 그 지정을 취소할 수 있다.
1. 제1항에 따른 지정 기준에 미달한 경우
2. 제1항 각 호의 사업을 하지 아니하거나 잘못 수행한 경우
3. 제2항에 따른 시정명령을 따르지 아니한 경우
④ 제1항 및 제3항에 따른 중앙센터 지정 및 지정취소의 기준·방법·절차 및 운영에 관하여 필요한 사항은 보건복지부령으로 정한다.

제24조(권역별호스피스센터의 지정 등) ① 보건복지부장관은 다음 각 호의 업무를 수행하게 하기 위하여 보건복지부령으로 정하는 기준을 충족하는 종합병원을 권역별호스피스센터(이하 "권역별센터"라 한다)로 지정할 수 있다. 이 경우 국공립 의료기관을 우선하여 지정한다. 〈개정 2018. 3. 27.〉
1. 말기환자의 현황 및 진단·치료·관리 등에 관한 연구
2. 해당 권역의 호스피스사업의 지원
3. 해당 권역의 호스피스전문기관들에 관한 의료 지원 및 평가
4. 호스피스대상환자의 호스피스 제공
5. 해당 권역의 호스피스사업에 관련된 교육·훈련 및 지원 업무
6. 해당 권역의 호스피스에 관한 홍보
7. 말기환자 등록통계자료의 수집·분석 및 제공
8. 그 밖에 말기환자 관리에 필요한 사업으로서 보건복지부령으로 정하는 사업
② 보건복지부장관은 권역별센터가 제1항 각 호의 사업을 하지 아니하거나 잘못 수행한 경우에는 시정을

명할 수 있다.
③ 보건복지부장관은 권역별센터가 다음 각 호의 어느 하나에 해당하는 경우에는 그 지정을 취소할 수 있다.
1. 제1항에 따른 지정 기준에 미달한 경우
2. 제1항 각 호의 사업을 하지 아니하거나 잘못 수행한 경우
3. 제2항에 따른 시정명령을 따르지 아니한 경우
④ 제1항 및 제3항에 따른 권역별센터 지정 및 지정취소의 기준·방법·절차 및 운영에 관하여 필요한 사항은 보건복지부령으로 정한다.

제25조(호스피스전문기관의 지정 등) ① 보건복지부장관은 호스피스대상환자를 대상으로 호스피스전문기관을 설치·운영하려는 의료기관 중 보건복지부령으로 정하는 시설·인력·장비 등의 기준을 충족하는 의료기관을 입원형, 자문형, 가정형으로 구분하여 호스피스전문기관으로 지정할 수 있다. 〈개정 2018. 3. 27.〉
② 제1항에 따라 지정을 받으려는 의료기관은 보건복지부령으로 정하는 바에 따라 보건복지부장관에게 신청하여야 한다.
③ 보건복지부장관은 제1항에 따라 지정받은 호스피스전문기관(이하 "호스피스전문기관"이라 한다)에 대하여 제29조에 따른 평가결과를 반영하여 호스피스사업에 드는 비용의 전부 또는 일부를 차등 지원할 수 있다.
④ 제1항 및 제2항에서 규정한 사항 외에 호스피스전문기관의 지정에 필요한 사항은 보건복지부령으로 정한다.

제26조(변경·폐업 등 신고) ① 호스피스전문기관의 장은 보건복지부령으로 정하는 인력·시설·장비 등 중요한 사항을 변경하려는 경우 보건복지부장관에게 그 변경사항을 신고하여야 한다.
② 호스피스전문기관의 장은 호스피스사업을 폐업 또는 휴업하려는 경우 보건복지부장관에게 미리 신고하여야 한다.
③ 제1항 및 제2항에 따른 신고의 절차 등에 필요한 사항은 보건복지부령으로 정한다.

제27조(의료인의 설명의무) ① 호스피스전문기관의 의료인은 호스피스대상환자나 그 가족 등에게 호스피스의 선택과 이용 절차에 관하여 설명하여야 한다. 〈개정 2018. 3. 27.〉
② 호스피스전문기관의 의사 또는 한의사는 호스피스를 시행하기 전에 치료 방침을 호스피스대상환자나 그 가족에게 설명하여야 하며, 호스피스대상환자나 그 가족이 질병의 상태에 대하여 알고자 할 때에는 이를 설명하여야 한다. 〈개정 2018. 3. 27.〉

제28조(호스피스의 신청) ① 호스피스대상환자가 호스피스전문기관에서 호스피스를 이용하려는 경우에는 호스피스 이용동의서(전자문서로 된 동의서를 포함한다)와 의사가 발급하는 호스피스대상환자임을 나타내는 의사소견서(전자문서로 된 소견서를 포함한다)를 첨부하여 호스피스전문기관에 신청하여야 한다. 〈개정 2018. 3. 27.〉
② 호스피스대상환자가 의사결정능력이 없을 때에는 미리 지정한 지정대리인이 신청할 수 있고 지정대리인이 없을 때에는 제17조제1항제3호 각 목의 순서대로 신청할 수 있다. 〈개정 2018. 3. 27.〉

③ 호스피스대상환자는 언제든지 직접 또는 대리인을 통하여 호스피스의 신청을 철회할 수 있다. 〈개정 2018. 3. 27.〉
④ 호스피스의 신청 및 철회 등에 필요한 사항은 보건복지부령으로 정한다.

제28조의2(호스피스종합정보시스템의 구축·운영) ① 보건복지부장관은 호스피스전문기관의 정보 및 호스피스의 신청 등 호스피스에 관한 업무를 전자적으로 처리할 수 있도록 호스피스종합정보시스템(이하 "종합정보시스템"이라 한다)을 구축·운영할 수 있다.
② 보건복지부장관은 종합정보시스템의 구축·운영에 관한 사무를 수행하기 위하여 불가피한 경우 「개인정보 보호법」 제24조에 따른 고유식별정보가 포함된 자료를 처리할 수 있다. 이 경우 보건복지부장관은 「개인정보 보호법」에 따라 해당 정보를 보호하여야 한다.
③ 보건복지부장관은 기관 간 정보 공유 및 협력체계 구축을 위하여 중앙센터, 권역별센터 및 호스피스전문기관과 필요한 정보연계를 위한 조치를 할 수 있다. 이 경우 정보연계 목적의 범위에서 해당 센터 및 기관은 종합정보시스템을 통하여 연계된 정보를 이용할 수 있다.
④ 종합정보시스템의 구축·운영, 종합정보시스템을 통한 호스피스의 이용 신청 등에 필요한 사항은 보건복지부령으로 정한다.
〔본조신설 2023. 6. 13.〕
〔시행일: 2024. 6. 14.〕 제28조의2

제29조(호스피스전문기관의 평가) ① 보건복지부장관은 호스피스의 질을 향상시키기 위하여 호스피스전문기관에 대하여 다음 각 호의 사항을 평가할 수 있다.
1. 시설·인력 및 장비 등의 질과 수준
2. 호스피스 질 관리 현황
3. 그 밖에 보건복지부령으로 정하는 사항
② 호스피스전문기관의 평가 시기·범위·방법·절차 등에 필요한 사항은 보건복지부령으로 정한다.
③ 보건복지부장관은 제1항에 따른 평가결과를 보건복지부령으로 정하는 바에 따라 공개할 수 있으며, 지원 및 감독에 반영할 수 있다.
④ 보건복지부장관은 제1항에 따른 평가업무를 대통령령으로 정하는 바에 따라 관계 전문기관 또는 단체에 위탁할 수 있다.

제30조(호스피스전문기관의 지정 취소 등) ① 보건복지부장관은 호스피스전문기관이 다음 각 호의 어느 하나에 해당하는 경우 그 지정을 취소하거나, 6개월 이내의 기간을 정하여 호스피스 업무의 정지를 명할 수 있다. 다만, 제1호에 해당하는 경우에는 그 지정을 취소하여야 한다.
1. 거짓이나 그 밖의 부정한 방법으로 지정을 받은 경우
2. 제25조제1항에 따른 지정 기준에 미달한 경우
3. 정당한 사유 없이 제29조에 따른 평가를 거부한 경우
② 제1항에 따른 호스피스전문기관 지정 취소의 기준·방법·절차 및 운영에 필요한 사항은 보건복지부령으로 정한다.
③ 제1항에 따라 지정이 취소된 호스피스전문기관은 지정이 취소된 날부터 2년 이내에는 호스피스전문기관으로 지정받을 수 없다.

제5장 보칙

제31조(민감정보 및 고유식별정보의 처리) 관리기관, 등록기관, 의료기관, 중앙센터, 권역별센터, 호스피스전문기관, 담당의사 및 해당 분야 전문의는 이 법에서 정한 연명의료의 결정 및 호스피스에 관한 사무를 수행하기 위하여 불가피한 경우「개인정보 보호법」제23조에 따른 건강에 관한 정보 및 같은 법 제24조에 따른 고유식별정보가 포함된 자료를 처리할 수 있다. 〈개정 2018. 3. 27.〉〔제목개정 2018. 3. 27.〕

제32조(정보 유출 금지) 관리기관, 등록기관, 의료기관, 중앙센터, 권역별센터 및 호스피스전문기관에 종사하거나 종사하였던 사람은 연명의료중단등결정 및 그 이행 또는 호스피스 업무상 알게 된 정보를 유출하여서는 아니 된다. 〈개정 2018. 3. 27.〉

제33조(기록 열람 등) ① 환자가족(이 조에서는 연령을 제한하지 아니한다)은 보건복지부령으로 정하는 바에 따라 관리기관의 장 또는 해당 의료기관의 장에게 환자의 연명의료중단등결정 또는 그 이행에 관한 기록의 열람을 요청할 수 있으며, 이 경우 요청을 받은 자는 정당한 사유가 없으면 사본을 교부하거나 그 내용을 확인할 수 있도록 하여야 한다.
② 제1항에 따른 기록 열람의 범위와 절차 및 열람 거부 등에 관하여 필요한 사항은 보건복지부령으로 정한다.

제34조(보고 · 조사 등) ① 보건복지부장관 또는 관리기관의 장은 연명의료중단등결정의 이행 또는 호스피스 등과 관련하여 필요하다고 인정하는 경우 등록기관 또는 의료기관의 장 및 그 종사자에게 그 업무에 관하여 필요한 명령을 하거나, 보고 또는 관련 서류의 제출을 명할 수 있다.
② 보건복지부장관 또는 관리기관의 장은 제1항에 따른 관련 서류 등을 관계 공무원에게 조사하게 할 수 있다. 이 경우 조사를 담당하는 관계 공무원은 그 권한을 표시하는 증표를 지니고 이를 내보여야 한다.
③ 등록기관 또는 의료기관의 장 및 그 종사자는 제1항 및 제2항에 따른 명령 · 조사에 정당한 사유가 없으면 응하여야 한다.

제35조(청문) 보건복지부장관은 다음 각 호의 어느 하나에 해당하는 처분을 하고자 하는 경우에는 청문을 하여야 한다.
1. 제13조에 따른 등록기관의 지정 취소
2. 제30조에 따른 호스피스전문기관의 지정 취소

제36조(유사명칭의 사용금지) 이 법에 따른 관리기관, 등록기관, 중앙센터, 권역별센터 또는 호스피스전문기관이 아니면 국립연명의료관리기관, 사전연명의료의향서 등록기관, 중앙호스피스센터, 권역별호스피스센터, 호스피스전문기관 또는 이와 유사한 명칭을 사용하지 못한다. 〈개정 2018. 3. 27.〉

제37조(보험 등의 불이익 금지) 이 법에 따른 연명의료중단등결정 및 그 이행으로 사망한 사람과 보험금수령인 또는 연금수급자를 보험금 또는 연금급여 지급 시 불리하게 대우하여서는 아니 된다.

제38조(연명의료 결정 등 비용의 부담) 제10조에 따른 연명의료계획서 작성, 제16조에 따른 임종과정에

있는 환자인지 여부에 대한 판단 및 제28조에 따른 호스피스의 신청을 위한 의사소견서 발급 및 호스피스의 이용 등에 따른 비용은 「국민건강보험법」에서 정하는 바에 따른다. 다만, 「국민건강보험법」에서 규정하지 아니한 비용은 보건복지부령으로 정하는 바에 따른다.

제6장 벌칙

제39조(벌칙) 다음 각 호의 어느 하나에 해당하는 자는 3년 이하의 징역 또는 3천만원 이하의 벌금에 처한다.
1. 삭제 〈2018. 3. 27.〉
2. 제20조 각 호에 따른 기록을 허위로 기록한 자
3. 제32조를 위반하여 정보를 유출한 자

제40조(벌칙) ① 다음 각 호의 어느 하나에 해당하는 자는 1년 이하의 징역 또는 1천만원 이하의 벌금에 처한다. 〈개정 2018. 3. 27.〉
1. 제11조제1항을 위반하여 보건복지부장관으로부터 지정받지 아니하고 사전연명의료의향서의 등록에 관한 업무를 한 자
2. 임종과정에 있는 환자에 대하여 제17조에 따른 환자의 의사 또는 제18조에 따른 연명의료중단등결정에 반하여 연명의료를 시행하지 아니하거나 중단한 자
② 제20조 각 호에 따른 기록을 보존하지 아니한 자는 300만원 이하의 벌금에 처한다.

제41조(자격정지의 병과) 이 법을 위반한 자를 유기징역에 처할 경우에는 7년 이하의 자격정지를 병과할 수 있다.

제42조(양벌규정) 법인의 대표자나 법인 또는 개인의 대리인, 사용인, 그 밖의 종업원이 그 법인 또는 개인의 업무에 관하여 제39조 또는 제40조의 어느 하나에 해당하는 위반행위를 하면 그 행위자를 벌하는 외에 그 법인 또는 개인에게도 해당 조문의 벌금형을 과(科)한다. 다만, 법인 또는 개인이 그 위반행위를 방지하기 위하여 해당 업무에 관하여 상당한 주의와 감독을 게을리하지 아니한 경우에는 그러하지 아니하다.

제43조(과태료) ① 다음 각 호의 어느 하나에 해당하는 자에게는 500만원 이하의 과태료를 부과한다.
1. 제14조제1항을 위반하여 윤리위원회를 설치하지 아니한 자
2. 제19조제5항을 위반하여 연명의료중단등결정의 이행 결과를 관리기관의 장에게 알리지 아니한 자
② 다음 각 호의 어느 하나에 해당하는 자에게는 300만원 이하의 과태료를 부과한다.
1. 제11조제3항을 위반하여 업무 수행 결과를 기록·보관 또는 보고하지 아니한 자
2. 제34조제3항에 따른 명령에 정당한 사유 없이 응하지 아니한 자
③ 다음 각 호의 어느 하나에 해당하는 자에게는 200만원 이하의 과태료를 부과한다. 〈개정 2018. 3. 27.〉
1. 제11조제5항 및 제26조를 위반하여 폐업 또는 휴업 등의 변경 사항을 신고하지 아니한 자
2. 제11조제6항 및 제13조제3항에 따른 기록이관 의무를 하지 아니한 자
3. 제36조를 위반하여 국립연명의료관리기관, 사전연명의료의향서 등록기관, 중앙호스피스센터, 권역별

호스피스센터, 호스피스전문기관 또는 이와 유사한 명칭을 사용한 자
④ 제1항부터 제3항까지의 규정에 따른 과태료는 대통령령으로 정하는 바에 따라 보건복지부장관이 부과·징수한다.

부칙〈법률 제14013호, 2016. 2. 3.〉

제1조(시행일) 이 법은 공포 후 1년 6개월이 경과한 날부터 시행한다. 다만, 제9조부터 제20조까지, 제25조제1항(의료기관 중 요양병원에 관한 사항에 한정한다), 제31조, 제33조, 제36조, 제37조, 제39조제1호·제2호, 제40조, 제43조제1항 및 같은 조 제2항제1호·제3항제2호는 공포 후 2년이 경과한 날부터 시행한다.

제2조(다른 법률의 개정) 암관리법 일부를 다음과 같이 개정한다.
제2장제4절(제20조부터 제26조까지)을 삭제한다.
제48조 중 "제19조제4항 및 제26조제1항"을 "제19조제4항"으로 한다.

제3조(다른 법률의 개정에 따른 경과조치) 이 법 시행 당시 종전의 「암관리법」에 따라 완화의료전문기관으로 지정을 받은 자는 이 법에 따라 호스피스전문기관으로 지정을 받은 것으로 본다. 다만, 이 법 시행일부터 1년 이내에 이 법에 따른 요건을 갖추어 제25조제1항에 따라 지정을 받아야 한다.
부칙〈법률 제15542호, 2018. 3. 27.〉
이 법은 공포한 날부터 시행한다. 다만, 제2조제3호·제4호·제6호·제7호, 제16조제2항, 제23조제1항제5호, 제24조제1항제4호, 제25조제1항, 제27조제1항 및 제2항, 제28조[제1항의 개정규정 중 "이용동의서(전자문서로 된 동의서를 포함한다)" 및 "의사소견서(전자문서로 된 소견서를 포함한다)"에 관한 부분은 제외한다]의 개정규정은 공포 후 1년이 경과한 날부터 시행한다.
부칙〈법률 제15912호, 2018. 12. 11.〉
이 법은 2019년 3월 28일부터 시행한다.
부칙〈법률 제17218호, 2020. 4. 7.〉
이 법은 공포한 날부터 시행한다.
부칙〈법률 제18627호, 2021. 12. 21.〉
이 법은 공포 후 3개월이 경과한 날부터 시행한다.

색인
Index

ㄱ

가정형 호스피스 139
가족 돌봄 97, 139, 146, 147
가족 회의 147
갈바리의원 141, 299
개신교 25, 46, 276-280, 299
거절 69, 113, 116, 119, 122-126, 128, 160, 176, 178
건강염려증(hypochondriasis) 57
고통완화 139
공모 208
공황장애(panic disorder) 58, 256
과시적 도덕주의 50
관계적 자율성 115, 116
국내 뇌사 판정 기준 189, 190
극기복례 48
근사체험(near death experience, NDE) 196-201
근사체험자 196-198
기독교(그리스도교) 24-27, 29, 31, 36, 37, 40, 46, 49, 63, 273, 276, 277, 279
기본의학교육 학습성 304
김 할머니 사건 154, 155, 186

ㄴ

나쁜 소식 전하기 206, 300, 308, 314
나쁜 죽음 203, 210, 214
노인의학 298, 299
노인 자살률 88
노출장(露出葬) 274
뇌간사(brainstem death) 183, 184, 187

뇌사(brain death) 41, 43, 44, 126, 182, -187, 189-195, 320, 321
뇌사 기준 183
뇌사 후 장기 공여(donation after brain death, DBD) 189, 191-193

ㄷ

단기 정신 치료 254
대뇌사(higher brain death) 183, 184, 187
대리 결정 109, 120, 157, 158, 160, 161
대리인 116, 118, 126, 160, 161, 209, 221
대상 의료행위 158
대인관계-심리이론 90
덕킷 리스트 217
데켄(Deeken) 53, 296, 304, 305, 310, 370
도피적 수용(avoidance acceptance) 65, 66
돌발성 통증(breakthrough pain) 236
돌봄 20-22, 32, 33, 36, 73, 77, 97, 102, 103, 131, 137, 138, 143, 146, 171, 219, 228, 245, 246, 251, 281, 294, 297, 304, 307, 308, 316, 317, 345, 348
돌봄 비용 102, 103
디스트레스(distress) 145, 253, 257, 259

ㄹ

레이먼드 무디 주니어 196
리스터(Lister) 38

ㅁ

마약성 진통제 143, 236-242, 250, 258
마운트(Mount) 53
마지막 선물(final gift) 199
만성중증질환(chronically critical illness) 174
만성형 애도 290
말기 17, 19, 67, 114, 119, 123, 124, 126, 146, 156, 157, 160-162, 164, 165, 169, 171, 173, 177, 178, 180, 187, 234, 235, 251, 256, 258
말기 불안(terminal agitation) 259
말기 섬망(terminal delirium) 234
말기암 98, 142, 172, 195, 252
말기환자 21, 50, 59, 60, 67, 70, 107, 115, 116, 120, 131, 133, 137, 139, 140, 143-148, 150, 156, 160, 162, 172-174, 234-238, 240-243, 249, 252-258, 269, 285, 291, 294, 304
매리 아이켄헤드(Mary Aikenhead) 140
매장 39, 50, 54, 63, 245, 269-277, 279, 280, 322
메치니코프(Metchnikoff) 294
무당 46, 47
무디(Raymond A. Moody) 196, 295
무속(샤머니즘) 45
무익(futility) 178
무익성 44, 123, 125

ㅂ

버킷 리스트 216

베노리얼(Benoliel) 297
베살리우스(Vesalius) 37
변비(constipation) 165, 234, 235, 237, 240-242, 251
병원질병(hospitalism) 38
보라매병원 사건 154, 155, 202
보조 진통제 237
복합성 애도 289-292
복합애도장애(complicated grief disorder) 84
부모의 재량권 268
부정(denial) 67
부정 단계 67
분노(anger) 67
분노의 단계 67, 68
불교 24, 25, 28-31, 38-40, 45-49, 271, 273-278, 280
불교 사찰 39
불멸 추구의 네 가지 방식 62
불안장애 57, 58, 254, 256, 257
블라디미르 장 켈레비치 20, 22
비루효(Virchow) 38
비마약성 진통제 236, 237
비보풍수(裨補風水) 50
비탄(mourning) 285

ㅅ

사고사 73, 79-86, 133, 323
사고사의 심리사회적 특성 82
사기 저하(demoralization) 252
사망시각 320, 321

사망원인 71, 73, 75, 78, 80, 86, 88, 95, 100, 105, 167, 200, 322-326
사망원인 통계 80, 86, 95, 322
사망의 기준 43, 44, 320
사망의 종류 191, 322, 323, 325, 326
사망진단서 44, 320, 321, 322, 323, 325, 326
사망 징후 247
사별(bereavement) 89, 100, 137, 201, 245, 284-292, 297, 304
사별과 관련된 요소 287
사별돌봄 284, 285, 291
사별 위험도 248
사분획접근법(4 quadrant approach) 345
사생학 22, 296, 303
사자공여자규칙(the dead donor rule) 182
사전돌봄계획 116, 119, 126, 173-175, 178, 180, 209, 220, 227-230, 314
사전돌봄계획의 목표 227
사전돌봄계획의 정의 227
사전연명의료의향서 101, 104, 113, 116, 157, 158, 161, 173, 218, 221, 228, 229, 245, 266
사회적 돌봄 144, 145, 150
사회적인 죽음 103
삼귀의례(三歸儀禮) 280
삶의 종말체험(deathbed vision) 195, 199
상실을 극복하는 과정 83
생사불이(生死不二) 40
생사일여(生死一如), 40
생사학 42, 296, 299, 301, 303, 310

생애말기돌봄(end-of-life care) 21, 171, 173, 227, 228, 298
생애말기 의료 결정 106
서식 116, 117, 157, 158, 162, 173, 228, 322-324
섬망 99, 164-166, 199, 234, 241, 246, 250, 254, 257-259
성리학 39, 40, 45, 48
성 버나드 140
세골장(洗骨葬) 275
세균론(germ theory) 38
세네카 18, 225
셸리 케이건 33, 34
손더스(Cicely Saunders) 140, 297
쇼펜하우어 18
수용(acceptance) 67
수용의 단계 69, 84
스트레스-취약성모델 90, 91
시작으로 돌아가는 49
시체검안서 322, 323, 325
식물상태 169, 176, 185
신경병증통증(neuropathic pain) 235, 237
신유학(新儒學) 39, 45, 46, 48
신체적 돌봄 146, 150, 234
신체증상장애(somatic symptom disorder) 57
심리 모델 90
심리적 고통 54, 61, 73, 252, 253
심장사 후 장기 공여(donation after cardiac death, or donation after circulatory death, DCD) 191

심폐소생술 99, 108, 126, 158, 177, 186, 191, 196-198, 200, 209, 220, 230, 261, 263, 266, 321

심폐소생술 거절(do not resuscitate, DNR) 116, 160, 264, 314

ㅇ

안락사 36, 53, 109, 119, 130-136, 161, 162, 209, 210, 294, 296, 314

애도(grief) 69, 73, 270-272, 285, 287, 288, 289, 290-292, 294, 304, 316

애도 반응 84, 93, 285-289, 292, 314

애도상담 285, 291-293, 295

애착이론 288

에릭 에릭슨(Erik Erikson) 253

에피쿠로스 18

엘리자베스 퀴블러 로스(Elizabeth Kübler-Ross) 21, 67, 69, 70, 196, 288, 295, 304, 310, 316

연령대별로 흔한 사고사 80

연명의료 41, 49-51, 98-101, 104, 106-116, 118-120, 127, 128, 133, 135, 142, 153-162, 167, 172-176, 178, 179, 186, 187, 192, 209, 210, 220, 221, 228-230, 247, 266, 268, 304

연명의료 거부 209, 210

연명의료결정법 107, 108, 112, 116, 118-120, 127, 128, 133, 152-154, 156, 158-162, 172, 179, 180, 186, 220, 228, 229, 304, 310

연명의료계획서 157, 158, 160, 176, 221, 228, 245, 266

연명의료 중단 등 결정 101, 108, 127, 156, 158, 159

영가천도(靈駕薦度) 47

영성(spirituality) 31-34, 148

영원불멸의 자아 196, 201

영적 돌봄(spiritual care) 32, 33, 143, 144, 148-150, 173

예(禮) 48

오심, 구토(nausea, vomiting) 165, 234, 240, 241

온정주의 118

옵트아웃 192

옵트인 192

완화의료 21, 32, 41, 59, 60, 107, 130, 131, 134, 136-139, 141, 142, 149, 150, 153, 156, 160, 167, 172, 177, 226, 228, 230, 245, 248, 251, 257, 259, 285, 291, 294, 297-301, 304, 309, 310, 312, 314, 315

완화적 진정(말기 진정, palliative sedation) 234, 244, 245, 259

외상 후 스트레스 장애(PTSD) 57, 58, 100, 256, 290

요가(yoga) 28

요양병원 97, 101-104, 261

우울(depression) 21, 56, 57, 61, 67, 69, 84, 88-90, 92-94, 128, 130, 135, 165, 228, 235, 237, 241, 244, 253-256, 257, 261, 288-292

우울의 단계 69

우울장애 57, 58, 254, 255-257
우울증 스크리닝 255
운수사고 71, 72, 80, 81
워든 291-293
유교 41, 42, 45, 46, 48-51, 270, 272, 276-280
유니팩스 297
유대교 24-27, 29, 31
유보와 중단의 의료 윤리적 차이 350
유언장 218, 223
유의(儒醫) 40
응용죽음학 294
의료기관 사망 96
의료기관윤리위원회 120, 128, 135, 159, 161, 172, 178-180
의료대리인 218, 219
의료윤리 4원칙 344
의료행위 51, 108, 131, 154, 156, 158, 159, 162, 175, 178, 247, 323, 325
의료화(medicalization) 97, 104, 211, 281, 307
의무(醫巫) 39
의미중심적 심리치료(meaning-centered psychotherapy) 59, 61
의사결정 능력 118, 128, 134, 176, 209, 210, 220, 221, 229
의식의 비국지성에 대한 선언문 200
이슬람교 24-27, 29, 31, 273
인지-실존적 집단치료(cognitive-existential group therapy) 61
인지행동치료(cognitive behavior therapy) 58, 59, 256
일반죽음학 294
임종 21, 33, 37, 39, 49, 76, 77, 96, 97, 99, 100-102, 137, 139, 140, 144, 146-148, 150, 154, 158, 166, 171, 173-175, 178, 195, 196, 199, 200, 205, 206, 230, 234, 244-251, 254, 256, 257, 259, 269, 277, 278, 281-283, 294, 304, 318
임종과정 49, 77, 99-101, 107-110, 113, 118, 119, 123, 127, 133, 142, 147, 153-159, 164, 167, 169, 171-177, 180, 186, 199, 209, 220-224, 226, 228, 229, 246, 248-250, 304
임종과정의 정의 167
임종과정 판단 172, 174, 175, 180
임종기 17, 50, 59, 117, 119, 126, 155, 156, 160-166, 168, 169, 171, 172, 175, 177, 199, 200, 203, 207, 228, 234, 245, 246, 248, 251, 255-258
임종돌봄 114, 115, 117, 119, 126, 127, 139, 145, 173, 174, 176, 180, 259, 288
임종의학 41, 301, 303
임종이 임박한 상태 166
임종 장소 96, 245
임종 전 신체적 변화와 돌봄 (care during the last hours) 245
임종 천명음(death rattle) 164, 166, 246, 247, 249
입원형 호스피스 139

ㅈ

자기결정권 91, 113, 114, 116, 117, 119, 120, 124-126, 156, 157, 160, 162, 173, 214, 218

자비의 수녀회(Irish Sister of Charity) 140

자살 방법 88, 89, 92, 93

자살 예방사업 92, 93

자살 위험 척도 91

자살유가족 93, 94

자살자 88

자연사 348

자율성 51, 110, 111, 113-120, 124, 125, 173, 178, 184, 193, 208, 214

자율성 존중 110, 111

장기기증서약서 218

장례 50, 51, 73, 218, 223, 245, 269-280, 282, 285, 297, 306

장례식(장) (39), 52, 218, (245), 248, 261, 271, 272, 276, (279), (281)

장례문화 270, 272-277

장애인의 안전사고 80

저산소증 169, 238, 239, 258

전뇌사(whole brain death) 183, 185, 187, 189

접근적 수용(approach acceptance) 65, 66

조언자 118

조장(鳥葬) 274, 275

존엄 114, 117, 219, 225, 296

존엄사(death with dignity) 53, 106-108

존엄성 53, 59, 118, 135, 137-139, 180, 205

존엄치료(dignity therapy) 59, 60, 254

종교 23-25, 28, 30-34, 39, 45, 46, 49, 50, 55, 63, 148, 149, 150, 196, 270, 274, 276, 278, 280, 282, 283, 268, 288, 290, 295, 305, 309, 310, 314

종교학 294, 295, 299, 311, 317

좋은 임종돌봄 117

좋은 죽음 17, 78, 108, 117, 173, 180, 202-211, 213, 216-220, 223-225, 295, 310

죽을 권리(right to die) 106, 109, 111

죽음 경험 135, 217, 311, 312, 314, 318

죽음공포(death fear) 53, 65, 66, 317

죽음교육 41, 56, 294-301, 303-318

죽음교육 교과과정 298

죽음교육 및 상담협회 297

죽음불안(death anxiety) 52-59, 61, 62, 64, 65, 312

죽음의 기술(ars moriendi) 37

죽음의 의료화 97, 104, 211, 281

죽음의 인칭 20

죽음 준비 37, 204, 213-215, 219, 224, 225, 299

죽음준비 교육 299, 310

죽음태도(death attitude) 55, 64

죽음태도척도(death attitude profile) 64

죽음학 198, 217, 294-296, 300, 301, 303, 310, 311

죽음회피(death avoidance) 65

중립적 수용(neutral acceptance) 65, 66

중환자실 79, 99, 100, 106, 113, 135, 155, 163, 171, 174, 175, 180, 191, 203, 209,

265, 268, 288
지속성 복합애도장애 84, 290
지속식물상태(persistent vegetative state) 155, 160, 182, 183, 185-187
진실 말하기 208
진실성(integrity) 178
질병불안장애(illness anxiety disorder) 57

ㅊ
차단된 도피모델 90
천장(天葬) 275, 276
천장효과(ceiling effect) 237
천주교 25, 46, 276, 278
체외막 산소 공급 168, 169
체인-스톡스 호흡(Cheyne-Stokes breathing) 246
초치노프(Chochinov) 59
최선의 이익 108, 114, 119, 120, 124, 125, 127, 160, 162, 173, 175, 176, 180, 209
'최종 진료'의 시점 323
충분한 정보에 의한 동의(informed consent) 109
최선의 이익(benefit) 178
치료거부권 106, 109-111
침해수용통증(nociceptive pain) 235

ㅋ
카렌 퀸란 사건 186
카스텐바움 295
케나인(Canine) 53
케이브(Cave) 62

코르와 크르(Corr and Corr) 304
키르케고르 18

ㅌ
테리 시아보 186
통과의례(通過儀禮) 270, 271
통증(pain) 57, 58, 87, 108, 132, 135, 138-140, 143, 160, 165, 205, 234- 237, 239, 241, 244, 248, 250-253, 255, 257, 258, 298
통증 강도 236
통증 조절 77, 139, 150, 204, 235, 236, 297, 300
통증 치료 236, 237

ㅍ
파리임상학파 38
파스퇴르(Pasteur) 38
파이펠(Herman Feifel) 295
파크스(Parkes) 288
포괄적 통증 평가 236
푸웨이쉰(傅偉勳) 296, 304
플라톤 18
피로와 전신 쇠약감(fatigue, weakness) 243
피터 펜웍 199
필리프 아리에스 20, 22

ㅎ
하이데거 19, 22
하지 않을 권리(a negative right) 178

함께하는 의사결정(shared decision making) 179, 209, 227
항구토제 240, 249
항우울제 237, 241, 249, 256
항정신병 약물 258
해야 할 의무(positive obligations) 178
현세주의 49, 50
협상(bargaining) 67
협상 단계 68
호스피스(hospice) 23, 30, 32, 34, 41, 100, 107, 131, 136-142, 149, 150, 153, 156, 160, 167, 168, 172, 177, 199, 217, 226, 228, 230, 245, 248, 251, 269, 283, 294, 295, 297, 299-301, 304, 309, 314-316
호흡곤란(dyspnea) 106, 139, 165, 177, 234, 237-239, 244, 249-251, 257, 265, 266
화장(火葬) 39, 50, 52, 54, 269, 273-276, 279, -281, 322
환경 재배치 145
효(孝) 40, 48-50, 277
히포크라테스(Hippocrates) 36
힌두교 24, 25, 27-31, 271, 273, 274, 280

S
SPIKES 206, 230, 231

U
Uniform Determination of Death Act 43, 44

죽음학 교실
- 삶의 마무리에 대한 의료 이야기 -

1쇄 펴낸날 | 2022년 4월 25일
2쇄 펴낸날 | 2024년 3월 30일
지은이 | 고윤석, 고수진, 공혜정, 권복규, 권석만, 김도경, 김민선, 김범석 , 김선영 , 김옥주, 김재명, 김정아,
         김현아, 문재영, 박혜윤, 유상호, 유성호, 유신혜, 유은실, 이명아, 이일학, 정현채, 허대석, 홍진표(가나다순)
펴낸이 | 유은실
펴낸곳 | 허원미디어
주소 | 서울시 종로구 필운대로7길 19(옥인동)
대표전화 | (02) 766-9273
팩시밀리 | (02) 766-9272
홈페이지 | https://blog.naver.com/herwonmedia
출판등록 | 2005년 12월 2일 제300-2005-204호

ⓒ 고윤석, 고수진, 공혜정, 권복규, 권석만, 김도경, 김민선, 김범석 , 김선영 , 김옥주, 김재명, 김정아, 김현아, 문재영,
박혜윤, 유상호, 유성호, 유신혜, 유은실, 이명아, 이일학, 정현채, 허대석, 홍진표(가나다순)

ISBN 978-89-92162-94-4   93510

값 33,000원

* 잘못 만들어진 책은 구입하신 서점에서 교환해 드립니다.
* 이 책 내용의 일부 또는 전부를 재사용하려면
  반드시 도서출판 허원미디어의 동의를 얻어야 하며 무단복제와 전재를 금합니다.